REPENSANDO A
DEMÊNCIA

Copyright© 2019 by Tia Powell Licença exclusiva para publicação em português brasileiro cedida à nVersos Editora. Todos os direitos reservados. Publicado originalmente na língua inglesa sob o título: *Dementia Reimagined Building a Life of Joy and Dignity from Beginning to End* e publicado pela Editora Avery, divisão da Penguin Random House LLC, New York.

Diretor Editorial e de Arte: _____
Julio César Batista

Produção Editorial e Capa: _____
Carlos Renato

Preparação: _____
Mariana Silvestre de Souza

Revisão: _____
Maria Dolores Delfina Sierra e Richard Sanches

Editoração Eletrônica: _____
Hégon Henrique

Ilustração da capa: _____
Matheus Pfeifer

Dados Internacionais de Catalogação na Publicação (CIP)
(Câmara Brasileira do Livro, SP, Brasil)

Powell, Tia
Repensando a demência: construa uma vida de alegria e dignidade do começo ao fim / Tia Powell; tradução Thaïs Costa. -- São Paulo: nVersos Editora, 2020.
Título original: *Dementia reimagined : building a life of joy and dignity from beginning*
ISBN 978-65-87638-06-5
1. Demência - Obras de divulgação 2. Demência - Pacientes - Cuidados 3. Doença de Alzheimer - Obras
de divulgação 4. Doença de Alzheimer - Pacientes -Cuidados - Obras de divulgação I. Título.
20-42132   CDD-616.831

Índices para catálogo sistemático:
1. Doença de Alzheimer: Neurologia: Medicina: Obras de divulgação
Cibele Maria Dias - Bibliotecária - CRB-8/9427

1ª edição – 2020
Esta obra contempla o Acordo Ortográfico da Língua Portuguesa
Impresso no Brasil - *Printed in Brazil*
nVersos Editora: Rua Cabo Eduardo Alegre, 36 – CEP: 01257060 – São Paulo – SP
Tel.: 11 3995-5617
www.nversos.com.br
nversos@nversos.com.br

Nota: Nem a editora nem a autora têm o intuito de prestar aconselhamento ou serviços profissionais ao leitor. As ideias, procedimentos e sugestões contidos neste livro não substituem consultas com um médico. Todas as questões relacionadas à sua saúde requerem supervisão médica. Nem a autora nem a editora podem ser responsabilizadas por qualquer perda ou dano supostamente resultante de qualquer informação ou sugestão contida neste livro. A editora não tem qualquer controle sobre e não assume qualquer responsabilidade pelos sites da autora ou de terceiras partes nem por seu conteúdo.

TIA POWELL, M.D.

REPENSANDO A
DEMÊNCIA

Construa uma Vida Alegre
e Digna do Começo ao Fim

Tradução: Thaïs Costa

nVersos

Para minha mãe e a minha avó, para minha família e para todos cujas famílias são afetadas pela demência..

Prefácio

Este é um livro sobre demência escrito por uma mulher que tem a medicina como profissão, mas não é um livro escrito por uma médica para médicos. Desde o início a autora deixa claro que, à parte seu contato profissional, começando como estudante de Medicina, houve um outro, como filha e neta de mulheres com doença de Alzheimer. Neste sentido vemos duas jornadas paralelas, a da profissional e a da filha, mostrando como ambas ocorreram ao longo do tempo.

Como profissional, relata como as concepções sobre demência mudaram ao longo do tempo. O reconhecimento da demência como tal é recente – como descrito neste livro, pessoas com demência eram consideradas "loucas", insanas", quando não recebendo o merecido por sua conduta desregrada. Compreensivelmente o recomendado poderia ser a prisão ou acabar preso a correntes em uma instituição para doentes mentais (algumas vezes com açoitamento como parte da "terapia"). Foi necessário entrar no século XIX para que o "tratamento moral" trouxesse uma abordagem mais humana, mas até um período bem avançado do século passado a esterilização dos "doentes mentais", o que poderia incluir dementes, ainda era entusiasticamente preconizada. Mais um século foi necessário, e um ex-presidente americano revelar publicamente seu diagnóstico, para que o tabu sobre a demência fosse encarado, talvez até por falta de opção – com o envelhecimento global da população dificilmente haveria outra opção. A revelação chegou num momento em que as tentativas para entender como e por que as demências acontecem estavam tomando impulso, o que levou à percepção de que a doença de Alzheimer é a principal causa de demência, mas não a única. Na sequência foi possível também constatar que uma coisa é encontrar no cérebro as alterações patológicas compatíveis com, por exemplo, a doença de Alzheimer, e. outra aquela pessoa em particular apresentar as manifestações clínicas da doença, isto é, constatou-se que como uma pessoa vive muda o início e a maneira como a demência vai se manifestar. No livro as dificuldades e a, ainda titubeante, maneira como os serviços de saúde abordam o problema é apresentando por histórias individuais, como a da Sra. S de Nova Iorque.

No final de tudo é esta impressão, a autora, familiares, pesquisadores, profissionais de saúde em geral estão levando adiante uma caminhada que começou lá atrás, e que tem um longo caminho pela frente. Uma caminhada conjunta poderá tornar esta jornada mais fácil.

Professor Doutor Paulo Henrique Ferreira Bertolucci

Graduado em Medicina pela Universidade Federal do Rio Grande do Sul (1978), doutorado em Medicina (Neurologia) pela Universidade Federal de São Paulo (1986) e pós-doutorado pela Universidade de Londres (1989-90). Atualmente é professor titular na Disciplina de Neurologia da Universidade Federal de São Paulo. Sua experiência na Neurologia é longeva e com ênfase em Neurologia do Comportamento, atuando principalmente nos seguintes temas: comprometimento cognitivo leve; biomarcadores nas demências; prevenção nas demências; linguagem e função executiva na fase inicial das demências.

1. Introdução à demência, 9

2. Invisível, 23

3. A ascensão e queda da casa grande, 37

4. *Exitus letalis*, 47

5. Da obscuridade para a luz, 57

6. Princesas e presidentes: a divulgação da demência, 73

7. A progressão da demência, 91

8. A hipótese da amiloide é refutada, 107

9. Dinheiro, sempre o dinheiro, 131

10. Operários do amor, 153

11. Tenha um pouco de ternura, 171

12. Um bom fim, 199

Agradecimentos, 219

Notas, 221

1
INTRODUÇÃO À DEMÊNCIA

Em uma tarde gélida de primavera, fui ao Upper East Side, em Manhattan, para ver um concerto em uma igreja. Precisei de alguns minutos para achar o salão certo, onde pessoas em filas iam ocupando assentos e cumprimentando membros da família e amigos. A multidão era bem diversificada, com alguns idosos, crianças pequenas, *hipsters*, uma elegante família latina e um homem um tanto desmazelado com sacolas de compras. Estávamos ali reunidos para ouvir o Unforgettables, um coral de pessoas com demência e seus cuidadores. Esse grupo foi uma inspiração de Mary Mittelman, pesquisadora da Universidade de Nova York, que se empenhou para montá-lo com a intenção explícita de melhorar a qualidade de vida dos afetados pela demência e de seus cuidadores. Na hora marcada, a igreja estava repleta de pessoas com uma expectativa prazerosa.

O coral foi desfiando velhos clássicos do cancioneiro norte-americano, animadamente liderado por Tania Papayannopoulou e Dale Lamb. Nós aclamamos o "Chattanooga Choo Choo" e deixamos nossos corações em San Francisco. Batíamos palmas com grande entusiasmo. Então, uma pessoa do coral foi à frente para cantar um solo em "My Funny Valentine". Era uma loura alta, imponente, bonita e que certamente havia sido devastadora cinquenta anos atrás. Como cantora, deixava a desejar; segurava o microfone com dificuldade e desafinou em algumas notas altas. A impressão era de que seu solo havia sido mal orientado, mas, ao mesmo tempo, foi brilhante. Sem que ela percebesse, um casal sentado na fileira de trás do coral se levantou e começou a dançar junto na lateral, com deleite e dignidade. Talvez aquela fosse sua canção. Era fácil imaginá-los dançando ao som de "My Funny

Valentine" quando ela foi lançada e ambos ainda eram jovens. Ele era alto, e ela, baixinha; ambos pareciam felizes e à vontade juntos. Era impossível saber qual deles tinha demência, não que isso tivesse a menor importância. Meus olhos ficaram marejados, e eu não fui a única a me emocionar.

A grande questão é que a demência se arrasta durante anos. Na maior parte desse tempo, as pessoas com demência retêm suas habilidades, recordações e paixões, o que lhes permite ter alegria e inclusão no mundo social mais amplo, caso deixemos que isso aconteça.

Uma história de família me levou a pensar sobre demência alguns anos antes. Em um dia de outono, duas mulheres estão sentadas juntas em uma varanda telada em Washington, D.C. Bem parecidas, elas são mãe e filha. Ambas têm cabelos grisalhos e são miúdas, não tendo sequer 1,5 metro de altura. Uma está na faixa dos 60 anos, e a outra, na dos 90. A mais nova irradia energia e afobação, sempre uma boa filha. Ela conseguiu acomodar a mãe débil e muda em uma cadeira confortável para usufruir o dia ameno e encantador; depois, ajeitou uma manta com as cores do arco-íris em volta da mãe, a qual tinha feito essa peça de crochê havia muitos anos. "Aí está, mãe! Que tal assim?", diz ela sorrindo. A anciã se esforça para falar, o que não fazia há meses. A filha aguarda. O silêncio é tremendo. A anciã solta uma só palavra, uma palavra que deve exprimir tudo o que ela não consegue dizer. Seus olhos estão ardentes em razão do esforço. Ela murmura, "horrível".

Essa foi a última palavra que minha avó disse alguns meses antes de morrer de demência e bem antes de minha mãe também desenvolver a mesma doença, cujas consequências também iriam matá-la.[1] Eu não soube disso na época, mas quando minha mãe me contou essa história houve uma mudança no meu entendimento sobre a demência, a qual ainda está em andamento. Assim como outras doenças graves, a demência afeta não só a pessoa doente, mas todas aquelas cujas vidas se entrelaçam com a dela.

Minha família certamente sentiu o ferrão da demência. Eu sou médica, no entanto, a formação nessa área nunca me preparou para lidar com os desafios da demência que enfrentei como filha e neta. Ter demência ou ver um ente querido sofrer disso pode ser horrível, como diria minha avó. Milhões de pessoas pelo mundo podem confirmar isso, porém, a demência nem sempre é repulsiva. Embora não possam ser eliminados, os aspectos ruins podem ser reduzidos e comprimidos, tornando a experiência *menos* desagradável para todos.

Minha educação formal relativa à demência começou na faculdade de medicina, embora o aprendizado sobre o assunto na época, nos anos 1980, não tenha sido de grande utilidade. Nós estudamos os diversos tipos de demência, com base nos sintomas iniciais ou no tipo de patologia cerebral. Como basicamente não havia tratamentos, o foco era mais em taxonomia do que em assistência. Éramos como biólogos do século XVIII, identificando diversas espécies de caracóis ou borboletas, com o único intuito de descrevê--las. Aprendi sobre demência senil tipo Alzheimer e síndrome cerebral orgânica. Atualmente, muitas dessas categorias foram renomeadas, redefinidas, combinadas ou até eliminadas.

Nós também aprendemos as noções básicas de anatomia cerebral. No primeiro ano da faculdade, um professor projetou um slide de uma bolha polpuda do tamanho de um camarão grande e pediu à turma que o identificasse. Não me recordo se algum de nós tinha a resposta – eu certamente não tinha. A bolha era, afinal, o hipocampo, que se localiza em ambos os lados do cérebro e perto de sua base. O nome em latim sugere que ele parece um cavalo-marinho, contudo, eu nunca enxerguei tal semelhança. Aprendi que o hipocampo é crucial no funcionamento do processo de rememorar. Isso permanece verdadeiro, embora várias outras coisas que aprendi já estejam defasadas. Naturalmente, isso acontece em todas as áreas da medicina. Nosso conhecimento atual sobre câncer, fibrose cística e HIV é radicalmente diferente e melhor em comparação com décadas anteriores. Além disso, em relação a outros campos da medicina, nosso conhecimento sobre como o cérebro funciona, o que acontece nos neurônios e redes cerebrais – e como eles se rompem – teve um avanço explosivo nos últimos 25 anos.

No entanto, não é só o entendimento científico e técnico da demência que está mudando rapidamente. A mudança mais importante é nossa noção de onde ela se situa na arena dos problemas médicos. Há poucas décadas, a demência era relegada às últimas fileiras. Não havia muito a se fazer com relação a ela. Além do mais, de que adiantaria? Ela era algo que acontecia com pessoas idosas e um punhado de outras sem sorte. Com certeza, fazia mais sentido atacar doenças que, se erradicadas, renderiam anos de vida saudável aos sobreviventes. Se você resolve algo que afeta apenas pessoas de 90 anos, seu paciente tem uma expectativa de vida correspondentemente breve.

A visão da medicina sobre a demência passou por uma revisão radical. Afinal, agora há muito mais pessoas idosas do que antigamente e, como o risco aumenta com a idade, o comprometimento cognitivo é uma preocupação para todas elas. Atualmente, há mais de 5 milhões de pessoas com demência nos Estados Unidos. Esse número continuará aumentando à medida que a população envelhece; nos Estados Unidos, 10 mil *baby boomers* completam 65 anos a cada dia. Quando uma pessoa chega aos 85 anos, as chances de ter demência se aproximam de 40%.[2] Em razão do custo de atendimento e cuidados específicos, ela também é uma das nossas doenças de maior custo, superando até o câncer e as doenças cardíacas. A demência custa cerca de US$ 200 bilhões por ano aos Estados Unidos, um número que inclui tanto o pagamento formal pelos cuidados quanto um montante extraordinário de cuidados não remunerados.[3]

E aqui estão mais notícias ruins: não há cura ou prevenção efetiva, nem tampouco probabilidade de que uma ou outra surja no futuro imediato. Essa é uma das razões pelas quais a demência é a doença mais temida pelos norte-americanos.[4] Testes recentes de pesquisas importantes podem ser justificadamente descritos como uma série de fracassos. Leva cerca de 12 anos para um novo medicamento passar da inspiração inicial a testes na *Food and Drug Administration* (ou FDA, que é a agência federal responsável pela regulação e aprovação de alimentos e medicamentos) e ser aprovado para o mercado. Somente uma porcentagem ínfima de medicamentos completa esse processo com êxito, seja porque a maioria não funciona ou porque eles têm efeitos colaterais que tornam seus riscos maiores do que os benefícios. Sem *cura* à vista, nossos esforços de pesquisa precisam incluir como *cuidar* daqueles que já têm ou terão demência. Não podemos negligenciar os milhões cujo conforto aumentaria por meio de um tratamento paliativo melhor.

A medicina é um campo hierárquico e apegado a um senso de masculinidade, seja isso apropriado ou não. Anos atrás, meus dois filhos pequenos estavam aguardando em uma fila em um acampamento de verão. Dois meninos um pouco mais velhos na frente deles estavam usando toalhas sobre os calções de banho. Um menino disse ao outro, "cara, sua toalha é cor-de-rosa!". Confuso, o outro menino respondeu, "cara! Ela é *vermelha desbotada!*". A réplica: "Meu, ela é cor-de-rosa". "CARA – É VERMELHA DESBOTADA!" O segundo menino sentiu sua masculinidade sob ataque e estava disposto a negar a realidade para se defender. A medicina, essencialmente, faz a mesma negação. Ela se vê acima de tudo como oferecendo curas heroicas. Porém, grande parte do que a medicina oferece aos pacientes é *cuidado* incremental, prestativo, feminino, conforme a metáfora antiquada. Mesmo assim, a medicina fica extremamente constrangida de admitir isso. O cuidado parece algo um tanto supérfluo e sem base científica; por isso, é preferível apostar em uma cura repleta de lances arriscados e empolgantes.

A medicina poderia ter levado mais a sério a instrução hipocrática de curar algumas vezes, aliviar quase sempre, e consolar sempre. O sonho da cura pode empurrar o cuidado para o degrau mais baixo da escada médica. Mas, embora ainda tenhamos de descobrir a cura para muitas doenças, incluindo a demência, definir cura como êxito significa enxergar o cuidado como fracasso.

Precisamos fazer melhor e, especialmente, com relação a demência. Definir a cura como a única meta, particularmente se isso tem a ver com poupar dinheiro, é algo fadado ao fracasso. Nós não precisamos de ciência *ou* compaixão, mas sempre de ambas. Deveríamos financiar a ciência para tentar deter a trajetória da demência e nos importar com aqueles que hoje estão doentes e não têm cura. Precisamos cuidar *e* curar.

Nossa visão sobre a demência está mudando, mas precisa mudar ainda mais. Como tratamos os outros, sobretudo os mais vulneráveis, é parte do que nos define como uma sociedade. Quando escondemos idosos dementes porque parecem esquisitos, ou agem de maneira estranha, e deixamos de prover meios e lugares adequados para abrigar quem tem demência, estamos nos esquivando de responsabilidades importantes. Ainda assim, as pessoas lutam para cumprir suas obrigações, mas encontram pouca orientação disponível. Devo mentir para fazer meu pai tomar o medicamento? Para fazê-lo se mudar da casa onde morou por décadas, mas que deixou de ser segura? Podemos evitar que aqueles com comprometimento cognitivo dirijam e, caso isso seja possível, como vamos melhorar o transporte público para acomodar melhor os idosos?

A certa altura da vida, achava que sabia algo sobre demência, pois conseguia reconhecer seus sintomas e identificar o hipocampo. Mas, mesmo como médica, eu não estava preparada quando minha mãe desenvolveu a doença. Eu não entendia as opções. Tive de aprender junto com meus irmãos que tipo de cuidado ela poderia precisar em um determinado estágio e tentar obtê-lo. Acho que não cometemos erros terríveis, mas certamente erramos algumas vezes. Nossas escolhas eram difíceis e era impossível saber de antemão quais seriam as consequências.

Especialistas em demência apontam alguns fatores que fazem com que os cuidados com a demência, especialmente no final da vida, tenham má qualidade e sejam dispendiosos sem trazer benefícios. Quando reflito sobre o tratamento da minha mãe, vejo indicadores muito aquém dos ideais: barreiras para o controle das dores, transferências desgastantes do hospital para a casa de repouso e o pronto-socorro. Sua jornada pela demência foi, de muitas maneiras, típica, e ilustra o quanto estamos distantes de um sistema que respeite quem tem demência e suas famílias. Por todo o país, famílias estão diante de escolhas semelhantes e lutando para descobrir a coisa certa a fazer.

Minha mãe teve sorte em vários aspectos. Cresceu em uma grande família católica irlandesa nos subúrbios de Washington, D.C. Era tímida, adorava ler livros e sempre se destacou na escola, pulando um ano e sendo a primeira em sua turma a terminar a faculdade. Casou-se com um homem bom que havia frequentado a mesma escola paroquial. (Uma edição de 1935 de um periódico da igreja homenageava as crianças com notas mais altas em cada série, citando meu pai na oitava série e minha mãe na quarta.) Ela teve seis filhos saudáveis que hoje são adultos saudáveis. Tinha uma misteriosa fonte renovável de energia pessoal. Comandava os filhos nas tarefas escolares, nos passeios com o cachorro, nas aulas de piano, nas práticas esportivas e nos ensaios de peças escolares, e depois pintava os móveis e consertava o que fosse preciso no banheiro.

Nem tudo era fácil. O final dos anos 1960 foi duro para qualquer boa mulher católica, já que os garotos adolescentes tinham cabelos longos como neandertais e as garotas saíam sem sutiã, parecendo se lixar para a moralidade. Esses jovens falavam gírias, palavrões e questionavam a autoridade. Desnorteada, minha mãe foi fazer uma pós-graduação em estudos das mulheres para tentar entender o que estava acontecendo. Ela lia, entre outras, a feminista Shulamith Firestone, que defendia a abolição da gravidez e da família nuclear. Minha mãe ficava apavorada, mas gradualmente as coisas se acalmaram. Seus filhos cresceram, passaram a ser mais criteriosos em termos de cortes de cabelo e lingerie, arrumaram empregos e se casaram; e assim o caos deixou de reinar.

Décadas se passaram. A demência da minha mãe se instalou aos poucos quando ela já estava bem mais velha. Por volta dos 75 anos, tinha lapsos de memória perceptíveis.

Meu pai ainda estava vivo e o casal era razoavelmente funcional, vivendo a maior parte do ano na Flórida. Meu pai tinha câncer e continuava lúcido, embora cada vez mais fraco. Em contraste, à medida que as habilidades cognitivas da minha mãe iam declinando, ela se mantinha ágil, graças à atividade física praticada a vida toda. Ela podia andar de bicicleta em sua comunidade segura de aposentados, pois as trilhas circulares sempre a conduziam de volta a seu apartamento. Quando o casal ia à mercearia, minha mãe dirigia. Meu pai dizia onde ela devia fazer uma curva e estacionar. Ele ficava com o carrinho de compras e ela ia pegando os itens seguindo as orientações do marido. Às vezes, ele tinha de esperar ansiosamente com o carrinho enquanto ela ia buscar o carro, mas geralmente eles administravam a vida cotidiana sem grandes percalços.

Esse sistema deles, contudo, começou a falhar. À medida que ia enfraquecendo, meu pai nem sempre podia acompanhar minha mãe, cujos déficits cognitivos estavam aumentando. Ela se perdeu no caminho para uma consulta médica, chegou bem atrasada e tomada pela ansiedade. Após esse incidente, ficou muito abalada durante dias. As coisas estavam desmoronando. Então sugerimos que era hora de mudar de casa, mas eles ficaram irados conosco. Nós estávamos apavorados, pois não podíamos mantê-los seguros a uma distância de mais de 1.600 quilômetros do filho mais próximo. Nós seis pressionamos fortemente pelo retorno de nossos pais a Maryland, onde eles nos criaram e ainda tinham um apartamento, médicos e amigos, além do fato de que dois dos meus irmãos ainda moravam lá.

Com certa resistência e muita ajuda, meus pais voltaram a morar em Maryland. Meu pai ficou mais doente, passou a receber cuidados paliativos em casa e, após algum tempo, sucumbiu ao câncer. Uma enfermeira domiciliar mudou-se para lá durante a fase final da doença de meu pai e, após sua morte, continuou por lá para cuidar da minha mãe. As coisas não estavam indo bem. Minha mãe estava sofrendo e seus sintomas pioraram. Certa vez, ela foi parar na esquina da casa da minha irmã, no centro de Washington, e perguntou a um estranho plantando tulipas se minha irmã morava por ali. Minha mãe não conseguia se lembrar do sobrenome de casada da própria filha, mas o vizinho percebeu e lhe mostrou a direção certa. O vizinho também contou para minha irmã o que ocorrera. Nós começamos a nos preocupar com o fato de ela dirigir e, finalmente, a convencemos a parar. Ela ficou com muita raiva de ter de entregar as chaves do carro. Negociações hostis lhe garantiram um novo apelido: PGH, ou Princesinha Guerreira Hibérnica.

Minha mãe se tornou paranoica. Perdia pequenos objetos e punha a culpa na enfermeira. Começou a estocar lápis, pois acreditava que a auxiliar os escondia para impedi-la de fazer palavras cruzadas. Havia lápis sob o colchão, nas gavetas, no banheiro. Nos bons tempos, minha mãe preparava o jantar no Dia de Ação de Graças para 25 pessoas, com a habilidade tática de um general indo para a batalha. Agora, era arriscado ela ficar na cozinha, pois volta e meia esquecia uma panela no fogo ou juntava sobras até elas ficarem azuladas e peludas de tanto mofo. Ingerir os medicamentos da maneira correta se tornou um problema. Sabendo que sua memória andava falhando, minha mãe, que adorava regras, fez uma ficha na qual escreveu "Tome seus remédios" e a pregou no espelho do banheiro. Então, passou a tomar os remédios obsessivamente, até passar a delirar de medo de uma overdose. Sob protesto, a ficha foi tirada do espelho.

Ela não tinha quase nada para fazer o dia inteiro. As horas pareciam não passar. Sempre ativa, minha mãe não tinha mais afazeres nem tarefas que estruturassem sua produtividade. A enfermeira queria ver televisão; minha mãe, não. Elas não estavam se dando bem. Minha irmã descobriu grupos de atividades que ajudaram um pouco, mas não resolveram o problema. Em um episódio de alívio cômico, minha mãe católica foi com minha irmã ao porão de uma sinagoga local que promovia atividades para pessoas com demência. Minha mãe deu uma olhada nas senhoras simpáticas com nomes hebraicos, esboçou um sorriso e falou lentamente para elas, "algumas das minhas melhores amigas... são sinagogas". Cair na risada ou sair correndo dali? Minha irmã ficou indecisa. Mas as senhoras não ligaram muito para o que ela disse e continuaram jogando bingo. No decorrer do tempo, as teorias da minha mãe sobre os lápis ficaram mais elaboradas, e a atmosfera em casa, mais tensa. Algo precisava mudar.

Fiquei surpresa ao saber que continuar na própria casa nem sempre é a melhor opção para alguém doente. Para minha mãe, a casa havia se tornado uma prisão. Minha irmã levou-a para visitar uma casa de repouso bem estruturada, ligada a uma igreja e a uma escola paroquial. Minha mãe adorou ver a criançada passando por ali a caminho da escola. Ela teria mais o que fazer e pessoas com quem conversar. Poderia comer todas as noites com um grupo de senhoras grisalhas em volta de uma mesa redonda bem posta com uma toalha e uma flor no centro. Poderia levar alguns móveis para decorar seu quarto individual. Ela não lamentava muito abandonar seu apartamento, sua última morada independente. Como ainda gostava de caminhar, poderia andar facilmente mais de 1,6 quilômetro. Ela gostava de passear por seu novo bairro, sempre acompanhada, olhando a escola, as árvores antigas e as hortas.

A vida nesse lugar tinha seus prós e contras. Minha mãe foi reprovada pelo primeiro grupo com o qual deveria jantar, pois se apresentava novamente para todas as mulheres em cada refeição. Elas reclamaram e ela foi para outro grupo, obviamente mais comprometido mentalmente. A equipe não era rude, mas era muito ocupada. Minha mãe sempre preferiu banheiras a duchas e tinha paixão por um "banho de imersão" relaxante. Embora houvesse uma banheira disponível, isso requeria a presença de alguma funcionária para garantir sua segurança. Portanto, era mais fácil para a equipe minha mãe tomar duchas no próprio banheiro e renunciar ao prazer de longos banhos de banheira. Mudar-se para uma instituição, mesmo que essa tente ser amistosa, implica levar em conta as necessidades daqueles que administram o lugar. O que é divertido ou agradável para os residentes pode não estar no topo da lista de prioridades.

As coisas foram se desenrolando por cerca de um ano, até a crise seguinte. Aparentando dificuldades para respirar, minha mãe foi levada de ambulância para o hospital. Um médico do pronto-socorro me telefonou e perguntou se eles deveriam tentar uma reanimação cardíaca caso o coração dela parasse. Perguntei se ela estava dando sinais de que isso fosse acontecer. Ele disse que não. Perguntei se ele sabia por que ela estava respirando mal, motivo pelo qual ela foi parar no hospital. Ele respondeu que não. Observei que enquanto o problema dela não fosse identificado, não havia como saber se era facilmente tratável. Ele concordou. Eu disse que nossa família estaria disposta a discutir a reanimação quando houvesse necessidade, mas que seu telefonema parecia prematuro. Queria saber o que os exames iniciais mostraram e a opinião dos médicos a esse respeito. Ele pareceu um tanto constrangido, o que também foi uma revelação para mim. Para esse médico jovem, minha mãe era uma idosa com demência e, portanto, não deveria receber uma avaliação de praxe para um problema médico comum. Como ele poderia saber que nós a víamos como alguém que aproveitava bem a vida, caminhava quilômetros por semana, não tinha determinadas enfermidades físicas e era uma força da natureza? Ele estava sendo relapso? Ou eu era um daqueles membros irrealistas da família que exigem tratamento inútil, aumentando os fardos sem o menor benefício?

A internação dela foi assustadora. Minha mãe foi para a UTI em virtude de um distúrbio hematológico raro com o nome sinistro de púrpura trombocitopênica trombótica (PTT). Passei a noite ali e ela foi ficando cada vez mais confusa e agitada, tentando constantemente sair da cama e remover as sondas. Eu mal dormia segurando sua mão e mantendo a cabeça firme sobre nossas mãos para ela não escapar. Durante a madrugada ela teve uma convulsão. É horrível ver uma convulsão forte, mesmo que você já tenha visto isso antes. Ver sua mãe ter uma não é uma experiência que eu recomende a ninguém.

Mais fraca em termos físicos e cognitivos, ela voltou para a casa de repouso, mas logo teve de ser levada novamente para o hospital. Desta vez, tinha coágulos bloqueando as artérias principais ligadas aos pulmões, em consequência de seu distúrbio hematológico. Nós optamos por um procedimento simples, a inserção de um filtro para impedir os coágulos de atingirem o cérebro e causarem um derrame cerebral. Um médico gentil, que parecia um garotão do ensino médio, foi ao quarto dela e desenhou um diagrama no quadro branco para explicar o procedimento. Como ela tinha demência e estava se recuperando do delírio – um estado de confusão agudo comum em idosos gravemente doentes –, seria impossível obter seu consentimento lúcido. Todavia, Doogie Howser* disse as palavras apropriadas, então ela sorriu e assinou o papel sem pestanejar. Embora eu fosse a pessoa incumbida de tomar as decisões, achei que o procedimento era apropriado e não insisti que ela assinasse o formulário. Mas, em hospitais por todo o país, pacientes com discernimento limitado concordam com procedimentos que podem não ser os mais adequados.

---

* Alusão a um jovem médico brilhante no seriado televisivo *Tal pai, tal filho*. (N. T.)

Posteriormente naquele dia, minha mãe apontou orgulhosamente o diagrama do médico. Havia muitas setas esquisitas que pareciam as orelhas longas de um *basset hound*. Ela me disse que a figura mostrava que ela havia parido um cachorrinho e, por isso, precisava ficar no hospital. Eu lhe disse delicadamente que ela tinha um problema com coágulos sanguíneos. Ela ficou desconcertada e passamos a conversar sobre acontecimentos de sua infância. E o procedimento foi feito sem atropelo.

Essa estada no hospital marcou o ponto de virada de uma pessoa demente saudável para uma idosa frágil, em risco de cair, tanto literal quanto metaforicamente. Minha mãe quase nunca havia entrado em um hospital, exceto para ter bebês, e agora havia tido duas internações hospitalares graves em um curto espaço de tempo. Entusiasta de caminhadas até há poucos meses, ela não conseguia mais ir da cama para a cadeira. Embora fosse pequenina, tornou-se minúscula, um duende encrenqueiro que quase caberia na palma de sua mão. Ela foi para uma instituição de reabilitação, onde a vi se esforçando como um *terrier* na bicicleta de guidão alto, pedalando por todo o mundo. Seus braços e pernas se fortaleceram, mas não sua cognição. Isso é típico em uma pessoa com demência. Um cérebro débil facilita que uma doença grave prejudique ainda mais a cognição. E isso desencadeou a transição seguinte. Ela não era mais bem-vinda na casa de repouso e precisaria de um lugar com mais amplo atendimento profissional de saúde.

Meus irmãos que moravam em Washington se encarregaram de procurar casas de repouso com esse perfil. Algumas tinham bela aparência, mas pareciam frias. Outras eram muito longínquas para podermos visitar nossa mãe regularmente. Uma era pequena e suficientemente atrativa, mas só permitia visitantes durante poucas horas por dia e, após chegarem, eles tinham de ficar bastante tempo em uma sala de espera sem janelas. Isso sugeria falta de transparência sobre o que acontecia lá dentro, o que para nós foi um empecilho.

Meu pai fora um advogado bem-sucedido e, como o casal havia poupado bastante, minha mãe tinha condição de morar em uma casa de repouso com boa assistência médica. Mas até começarmos a pesquisar, eu não tinha ideia de que os custos eram tão desconcertantes. Se pesquisar o custo médio de uma casa de repouso, você pode achar estimativas de cerca de US$ 85 mil por ano, mas esse é um número enganoso que tipicamente reflete o custo pago pelo Medicaid. Caso não se qualifique para o Medicaid ou more em uma área com custo de vida mais alto – Anchorage, no Alasca, é especialmente cara –, você pode encarar custos anuais que são quase o dobro dessa quantia.[5] Um número surpreendente de pessoas acham que o Medicare arca com cuidados de longo prazo, o que não é verdade. O Medicaid cobre custos para aqueles sem recursos, porém, nem toda casa de repouso aceita as remunerações mais baixas do Medicaid. Pessoas em situação intermediária, com alguns recursos, mesmo que insuficientes para arcar com o fardo financeiro esmagador de cuidados de longo prazo, podem "esgotar" suas economias até se qualificarem para o Medicaid. Não sobrará herança para a família e o cônjuge sobrevivente também pode ficar com problemas financeiros. Os custos da minha mãe foram cobertos por economias, mas esse nível de gasto é inviável para a maioria dos norte-americanos. Não há um plano nacional adequado para cobrir os custos de saúde dos milhões que terão demência nas décadas vindouras. O que aprendi na faculdade de medicina e em minha formação como psiquiatra nunca me preparou para isso.

Minha mãe foi para um lugar que cuida de pessoas com problemas de memória. Esse lugar dispõe de uma área de estar e de refeições agradável, e os aposentos principais têm vista para um pequeno jardim. Inexoravelmente, ela foi ficando mais debilitada. Não conseguia mais andar, tomar banho ou ir ao banheiro sem ajuda. Conseguia se alimentar, mas com muita ajuda e dificuldade crescente. Isso é demência grave, aproximando-se do estágio final de uma doença fatal. Ela falava cada vez menos, embora sorrisse feliz para os membros da família que iam visitá-la. Certa vez, enquanto servia colheradas de pudim para ela, lembrei-me de quando dava comida a meus filhos ainda pequenos e pensei em minha mãe me alimentando. Isso era bem básico e, ao mesmo tempo, muito triste.

Minha mãe estava mais feliz do que quando era menos demente. Por falta de amplitude mental, parou de elaborar teorias paranoides complexas sobre as pessoas escondendo seus lápis. Ficava contente por ser cuidada e, na maior parte do tempo, era alegre. Começou então a ter acessos esquisitos, fixando o olhar no espaço e se sacudindo sem conseguir falar. Avaliaram-na para derrames cerebrais e convulsões, mas nada se confirmou. Após um desses episódios, e de volta ao pronto-socorro, um monitor mostrou bloqueio cardíaco – o sistema elétrico que controla a pulsação cardíaca estava falhando, causando pausas ameaçadoras, o que causou um problema, porém algo que tinha solução. Minha mãe precisava de um marca-passo.[6]

Mas não tão rápido. Minha avó viveu 12 anos com um marca-passo, e seus seis filhos lamentavam profundamente ter concordado com isso. A demência da minha avó culminou com imobilidade, confinamento ao leito, mutismo e uma aparente falta de alegria. Minha mãe havia nos dito que nunca iria querer um marca-passo, e todos os seus irmãos tinham a mesma opinião. Minha mãe havia feito tudo corretamente em suas diretivas antecipadas de cuidados de saúde. Ela formou uma opinião bem embasada sobre um tratamento específico em um contexto específico e expressou essa opinião em termos claros em mais de uma ocasião. Ela tinha uma filha médica e bioética, e a nomeou como procuradora para questões de saúde.

Todavia, o cardiologista entrou em cena e disse a meus irmãos que "ninguém tem permissão para morrer de bloqueio cardíaco". Além disso, nenhum cuidado paliativo poderia ser oferecido, já que qualquer sintoma viria sem aviso e seria intratável. Ele afirmou que morrer de bloqueio cardíaco dava a sensação de "estar se afogando", além de dizer que a maioria dos cardiologistas se recusaria a desligar um marca-passo. Ele só cogitaria fazer isso se todos nós, os seis irmãos, concordássemos por escrito. Além de podermos perder a opção de cessar o tratamento se o cardiologista mudasse de ideia ou fosse substituído por outro, essa última condição de unanimidade era uma maneira de passar por cima da procuradora escolhida por minha mãe. Nossa família seria obrigada a manter seu marca-passo se qualquer um de nós quisesse isso.

Até hoje tenho raiva desse médico. Em vez de ajudar, ele piorou as coisas. Foi incapaz de dizer, "pensem nesse problema médico como um entre muitos. O que faremos com o coração dela se encaixa nas metas gerais de seu tratamento?". Ele não teve a intenção de ser cruel, mas médicos, muitas vezes, encolhem suas responsabilidades para que caibam em sua *expertise*. Isso é um desastre para pacientes mais velhos, que provavelmente têm muitas coisas indo mal ao mesmo tempo. Ele mirou apenas uma árvore e não viu a floresta de problemas médicos graves da minha mãe.

Embora relutante, minha mãe disse apenas, "concordo com o que o médico achar melhor". Deveríamos nos ater a seus desejos originais ou acatar sua neutralidade passiva? Nós tínhamos conversas agoniantes e cheias de ansiedade, temperadas com um humor mórbido. Meu irmão disse: "Seja lá o que aconteça, estou dizendo a vocês que não quero um marca-passo". Houve um breve silêncio. Então, vários de nós falamos ao mesmo tempo: "Ah, com certeza, você vai ter um marca-passo!", "Você vai ter um se eu tiver que ter também!", "Vou atrás disso *agora mesmo*".

Nós estávamos brincando, embora estivéssemos levando tudo muito a sério. A maioria dos meus irmãos achava um erro terrível considerar um marca-passo, mesmo que minha mãe não tivesse objeção a isso, mas não havia unanimidade entre nós. Eu achava que conseguiria desativar o marca-passo posteriormente, contudo, sabia que não seria nada fácil; o médico deixara bem claro que se recusaria a isso. Certamente, toda minha formação profissional deveria permitir que eu fizesse esse pequeno favor para minha mãe. Ambivalentemente, concordei com o procedimento, prometendo achar um meio de revertê-lo no momento certo.

Alguns dias depois, o cardiologista, usando uma touca hospitalar, foi até o leito de minha mãe. Dois irmãos meus também estavam lá. "O que você está fazendo aqui?", perguntou minha mãe. "Vim lhe buscar para colocar o marca-passo." "Eu não quero um marca-passo. Vocês médicos fazem um exagero de coisas com os velhos." Meus irmãos fizeram a mesma pergunta à minha mãe de todas as maneiras possíveis. "Você entende que não vai viver por muito tempo sem o marca-passo?" "Sim, mas já tive uma vida longa e boa." E ela continuou nessa toada. O marca-passo foi cancelado.

Minha mãe foi posta sob cuidados paliativos na casa de repouso, para não ficar sujeita a idas ao pronto-socorro a cada episódio de bloqueio cardíaco. Os episódios duravam alguns segundos, com perda total de consciência e sem deixar lembranças do que ocorrera. Ela não tinha medo nenhum antecipadamente, nenhuma dor durante e nenhuma lembrança depois. Ao contrário da previsão do cardiologista, ela não sofria.

Então, em uma noite, minha mãe começou a ter batimentos cardíacos lentos, sudorese e falta de ar. Os cuidados paliativos na casa de repouso eram bem intencionados, mas mal organizados. Esses clínicos deveriam ter à mão a morfina e, talvez, o oxigênio necessário para minha mãe, mas não tinham. Suprimentos só chegariam muitas horas depois, na manhã seguinte, e provavelmente tarde demais para minha mãe. Meu irmão correu para ficar a seu lado. Ela foi levada para o pronto-socorro pela última vez, onde recebeu o oxigênio e a morfina de que precisava, embora deitada em uma maca desconfortável, não em sua cama. Ela deveria ter sido poupada dessa última transferência desnecessária. Ela dormiu por boa parte do tempo, então faleceu. Ao contrário da mãe dela, minha mãe não morreu por causa da demência, e sim *com* demência, mas em consequência de uma doença cardíaca.

Se houvesse recebido aquele marca-passo, ela poderia ter vivido mais tempo e morrido por causa da demência, o que era justamente o que ela não queria. A tecnologia médica é ligada a um mecanismo que a impulsiona na direção dos pacientes. Diferentemente da ampla maioria dos idosos nos Estados Unidos, minha mãe tinha seis filhos adultos para ajudá-la, e nós ainda nos empenhávamos em fazer o máximo por ela, embora cometendo erros. Portanto, ela estava entre os idosos afortunados. Minha família aprendeu da maneira mais dura como cuidar de alguém com demência. Nós nos deparamos com escolhas difíceis, grandes e pequenas, sobre que cuidados queremos para nós e como devemos tratar os outros.

Este livro é para todos aqueles que se confrontam com a demência. Vocês verão a doença mais claramente, e esse conhecimento a tornará menos apavorante. Este livro é sobre o quanto é difícil fazer com que tudo funcione bem

– planejar, obter os cuidados certos no momento certo, pagar por esses cuidados e atuar conjuntamente para descobrir tratamentos melhores e mais apoio. Ele orienta sobre o que pode ser feito para tornar a experiência da demência um pouco menos repulsiva e um pouco mais alegre. Essa doença não tem a ver apenas com perda, mas também com a preservação da afeição, da dignidade e da esperança. Vocês aprenderão como tornar a demência menos assustadora para um ente querido e para si mesmos.

2

Invisível

Eis aqui um paradoxo: no passado a demência era invisível e, ao mesmo tempo, estava diante dos olhos de todos. Como é possível? Havia pessoas com todos os sintomas de demência, os quais são reações a tipos específicos de dano cerebral, porém, não existia categoria alguma para captar essas mudanças e apontá-las como uma doença. A medicina ainda precisava reunir esses sintomas em um conceito de uma doença específica, com mudanças esperadas e uma trajetória previsível.

Se o vovô se perdia na própria fazenda ou ameaçava um neto querido, a família e os amigos obviamente notavam, mas não tinham noções claras da causa ou da resposta a essas mudanças perturbadoras. Durante muito tempo a demência foi considerada apenas loucura, uma desintegração caótica – não uma doença específica. Um exemplo é o do escritor irlandês Jonathan Swift, que viveu de 1667 até 1745 e morreu por causa da demência. Tanto seus amigos quanto os inimigos concordavam que ele era um dos autores mais brilhantes e prolíficos daquela época. Então, sua mente aguçada se deteriorou de maneira chocante. Ele mesmo previu isso olhando para um grande carvalho e dizendo, "serei como essa árvore e devo morrer no topo".[1] Relatos antigos sobre o final de sua vida o descrevem como "insano" ou "louco".[2] Mas o que era essa loucura?

Observador ágil, agudo e impiedoso da condição humana, ele não se poupava do escrutínio, conforme Leo Damrosch documenta em sua excelente biografia.[3] Em 1738, Swift escreveu: "Há muitos meses tenho sido a sombra da sombra da sombra ou etc. etc. etc. do dr. Swift – velhice, vertigens, surdez, perda de memória, raiva e rancor contra pessoas e procedimentos...".

Ele reunia os sintomas de demência e até os ligava à surdez, reconhecida apenas recentemente como um fator significativo de risco para declínio cognitivo. Swift omitiu a depressão, mas ela também o afetava:

> Fiquei muito indisposto a noite inteira e hoje estou extremamente surdo e cheio de dores. Estou tão embotado e confuso que não consigo expressar a mortificação sob a qual estão meu corpo e minha mente [...] mal entendo uma palavra que eu escreva. Tenho certeza de que me restam poucos dias e eles serão parcos e infelizes.[4]

Apesar da própria previsão, Swift viveu mais cinco anos. Embora tivesse recursos financeiros, amigos e criados que cuidavam dele, perdeu a capacidade de lembrar seus nomes e não conseguia se alimentar e nem se vestir sozinho. Ele parou de falar e tinha de ser "posto na cama como se fosse um bebê".[5] Quando tinha 75 anos, um comitê designado o interditou, argumentando que "sua mente e memória estavam tão insanas que ele era incapaz de fazer qualquer negócio ou de administrar, conduzir ou tomar conta de seu patrimônio ou de sua própria pessoa".[6] Os contemporâneos de Swift olhavam para ele e viam loucura. Hoje, reconhecemos que ele tinha demência.

Aqueles com a mesma enfermidade de Swift, mas sem família, dinheiro e boas conexões, não recebiam os mesmos cuidados. Na época de Swift, não existia a noção de que toda pessoa doente tinha direito a tratamento médico. Esse conforto tinha de ser comprado. A demência dos pobres e sem família não era tratada nem digna de atenção.

Atualmente, a sociedade, as famílias, as pessoas com demência, os médicos, os cientistas e formuladores de políticas olham as pessoas com uma constelação semelhante de problemas e veem um grande desafio de saúde pública. O modo de definir a demência, sua natureza e tratamento mudou radicalmente no decorrer do tempo. Porém, como temos de cuidar daqueles com a doença e o que devemos a todos esses sofredores que continuam sendo questões em aberto.

A história de nossa resposta cultural à demência não é nada edificante. Fazendo uma retrospectiva ao longo dos séculos, encontramos pessoas com demência na cadeia, agrilhoadas em casas de correção e em instituições psiquiátricas. Elas eram punidas, não tratadas. Aqueles que precisavam de ajuda eram vistos como uma amolação, um incômodo. A ajuda oferecida nos séculos passados visava punir, controlar e minimizar o problema para os carcereiros ou guardiões, enquanto os reclusos aguardavam a morte. Até os dias atuais há pessoas com demência em prisões e abrigos para os sem-teto. A maneira como uma sociedade trata as pessoas com demência retrata fielmente como ela é. Ao olhar como reagimos a eles, vemos nós mesmos.

Mas há séculos uma resposta radicalmente diferente ocorre em paralelo à crueldade e à indiferença, pois muitos que cuidam e confortam as pessoas com demência reconhecem seu sofrimento e sentem compaixão. Embora não possam oferecer uma cura, eles respeitam essas pessoas. Eles não as punem, espancam ou as fazem passar fome. Não algemam e nem agrilhoam os dementes. Sejam membros da família ou profissionais de saúde, eles seguem o aforismo hipocrático: curar algumas vezes, aliviar quase sempre, consolar sempre. Crueldade e ajuda confortante são elementos concorrentes na resposta à demência, tanto no passado quanto hoje, embora de maneira menos óbvia. Elas vão se alternando de vez em quando, mas quase sempre ambas estão presentes.

Atualmente, a demência é enfrentada com uma superabundância de políticas e programas de saúde, dólares e famílias aguerridas, mas muito tempo foi perdido. Seguimos estratégias vãs e ficamos obstinadamente presos a elas mesmo depois de constatar que fracassaram. Discutimos se a demência se deve a fatores biológicos ou sociais, quando a pura verdade é que, como a maioria das doenças, ela é resultado de ambos. Ainda não temos boas respostas no sentido de preveni-la, tratá-la ou curá-la. Estamos começando a aprender como cuidar melhor de pessoas com demência, mas são raras as que têm acesso a bons tratamentos. Foi preciso um longo tempo para vermos a demência claramente, mas ainda temos um longo caminho pela frente.

Como vamos examinar o passado, é preciso concordar sobre o que estamos buscando, o que é mais difícil do que parece. Demência não é uma só doença, e sim um conjunto de doenças, como o câncer. Hoje, reconhecemos múltiplos tipos de demência com diversas causas e mudanças no cérebro. A doença de Alzheimer é uma de suas formas, assim como a demência frontotemporal (DFT), a demência vascular e a demência associada à doença de Parkinson ou à de Huntington ou à Aids. Todas levam ao declínio cognitivo irreversível, embora variem na proeminência de sintomas, como perda de memória e alucinações.

A referência é a definição médica e técnica dada na quinta edição do *Diagnostic and Statistical Manual of Mental Disorders* (*DSM5*), a bíblia da psiquiatria sobre doenças que afetam o cérebro. Aqui está uma sinopse de Transtornos Neurocognitivos Maiores:[7]

> Declínio cognitivo significativo em relação ao desempenho anterior em termos de atenção, função executiva, aprendizagem e memória, linguagem, percepção motora ou cognição social, baseado em:
> - relato preocupado do próprio indivíduo, de um informante que o conhece bem ou observação clínica;

- comprometimento substancial documentado por exame neuropsicológico;
- déficits cognitivos que interferem na independência em atividades cotidianas, como pagar contas ou tomar medicamentos da forma correta.

Isso nos dá os rudimentos e mostra por que é difícil rastrear a demência na história. Em princípio, a história não usa sequer a palavra *demência*, mas se refere a *transtornos neurocognitivos*, um termo desconhecido para a maioria dos leigos. Se um médico disse que você tinha um transtorno neurocognitivo maior, uma reação razoável seria perguntar, "que diabo é isso?". Encontramos o mesmo problema no passado; cada época usa um termo diferente para isso. Os especialistas atuais ao menos concordam sobre o que *eles* chamam de demência, mesmo que essa não seja a palavra usada pelo público em geral. Durante muito tempo, os médicos usavam uma variedade atordoante de termos para o que eles viam, que podia ser ou não o que chamamos de demência.

O segundo problema com a definição dada pelo *DSM5* é sua insensibilidade, pois não capta nada da experiência de se ter demência ou de cuidar de alguém com essa doença. Logo depois da definição, o *DSM5* observa que depressão, ansiedade, agitação, alucinações, paranoia e ficar perdido podem fazer parte da demência. São esses os problemas que causaram tanto pesar a Jonathan Swift e à minha mãe. Se você cuida de alguém com demência, são essas as características que dificultam sua vida e abrem a possibilidade de que seu ente querido não possa mais permanecer em casa ou em uma casa de repouso comum. Para você, essas características não são uma dedução tardia.

Vejamos, então, como reconhecer a demência: uma síndrome de declínio da função cognitiva que assume a forma de problemas de memória, aprendizagem, fala, planejamento e até para se movimentar. A maioria das pessoas com demência é idosa, mas nem todas. Ansiedade, depressão, agitação e paranoia são comuns. A progressão é irreversível; o prognóstico, fatal.

Suponha que emprestamos um dispositivo para viajar no tempo, algo como a máquina WABAC do senhor Peabody e de Sherman, a fim de investigar o que as pessoas no passado viam ao olhar para alguém com demência. Vamos então nos deparar com diversos nomes, como senilidade, caduquice e fatuidade. Precisaremos ficar atentos a outras doenças outrora chamadas de demência, mas que não são o que estamos procurando. Esquizofrenia, uma doença totalmente diferente, era chamada de demência precoce, vagamente relacionada à demência em jovens.

Tampouco será fácil achar no passado idosos com demência. A expectativa média de vida nos Estados Unidos só aumentou acima da faixa de 50 anos após 1900,[8] embora o termo *expectativa média de vida* seja enganoso. As taxas de mortalidade infantil eram altíssimas e ajudaram a reduzir a duração média de vida. Mas, se uma criança conseguia superar o desafio de doenças genéticas e infecciosas ameaçadoras, sua chance de sobreviver até a fase adulta aumentava muito. Infelizmente, ainda havia muitas outras maneiras de morrer. Um ataque cardíaco, um derrame cerebral, câncer, um parto ou cair de um cavalo tinham muito mais probabilidade de matar as pessoas do que hoje em dia, e tudo isso também reduzia o tempo médio de vida. Entre os relativamente poucos que conseguiam chegar até uma idade avançada, alguns tinham demência.

Há referências antigas ao que podemos chamar de demência. O antigo médico grego Areteu rotulava a "caduquice" como "a calamidade da velhice, porque é um torpor dos sentidos e um embotamento das faculdades intelectuais. A caduquice que começa com o envelhecimento nunca cessa e acompanha o paciente até a morte".[9] Cícero dava conselhos que fazem sentido até os dias atuais: "É nosso dever resistir à velhice; compensar seus defeitos com um cuidado atento; lutar contra ela como se lutássemos contra uma doença. E muito mais cuidado é preciso ter com a mente e a alma, pois elas também, assim como as lamparinas, ficam fracas com o tempo, a menos que as mantenhamos supridas com óleo".[10] A historiadora Karen Cokayne traz à luz essa citação do poeta romano Juvenal (c. 60 d.C.):

> Mas pior do que todos os males corporais
> É a mente senescente. Os homens se esquecem dos nomes
> Dos próprios criados, não conseguem reconhecer o anfitrião de ontem no jantar,
> Ou, por fim, os filhos que geraram e criaram.[11]

Cokayne salienta que a palavra *demência* é usada de maneira vaga em latim, geralmente sem diferenciar doença mental de uma aflição dos idosos.[12] Na verdade, os blocos de construção da demência estão *fora dela* e da *mente*; a palavra em si não distingue entre diferentes formas de alguém enlouquecer. Como no caso de Jonathan Swift, a demência era frequentemente equiparada à doença mental, uma categoria tão ampla que incluía depressão, epilepsia e até ter um filho fora do casamento.

Portanto, além de procurar a demência sob múltiplos nomes, devemos rastreá-la em esconderijos improváveis, incluindo todos aqueles usados para encurralar os doentes mentais. Mas, alguns de vocês dirão, demência não é uma doença mental. Essa é uma questão complexa, já que as maneiras de agregar diferentes doenças cerebrais também mudaram drasticamente. No tempo remoto em que iniciamos nossa busca, todas as doenças cerebrais eram parte de uma floresta indiferenciada denominada loucura.

Aqueles que eram considerados loucos partilhavam uma sina sombria, mas por quê? Talvez em função dos resquícios da crença medieval de que doença mental significava estar possuído pelo diabo. Como o diabo era um adversário poderoso e astucioso, era preciso usar armas potentes para combatê-lo. "Açoitar" (chicotear), bater, impor privação alimentar, acorrentar e afogar eram "tratamentos" aplicados aos doentes mentais. Ao longo do século XVII, mulheres que se comportavam erraticamente podiam ser condenadas como bruxas e, por isso, ser decapitadas ou queimadas, como forma de punição. Desgraças não eram por culpa do perpetrador, mas, sim, um sinal de que o domínio forte do diabo era incompatível com a vida.

Muitos tratamentos para doença mental utilizavam água, talvez em razão das associações com a lua, as marés e as oscilações dos sintomas psiquiátricos. Às vezes, uma nascente local era renomada por poderes curativos. Suplicantes iam até lá, faziam rituais e dormiam junto à nascente, esperando estar bem na manhã seguinte. Isso até parece agradável, mas variações utilizando água incluíam imersão total, e, às vezes, no sentido de "dar um caldo". Um jornal escocês relatou em 1871 a imersão de lunáticos à meia-noite em Lochmanur duas vezes por ano.[13]

Punição era a norma, não a exceção. Certamente, isso vigorava no Bethlehem Hospital de Londres, ou em Bedlam, a instituição mais antiga na Europa dedicada especificamente a doenças mentais, em funcionamento desde 1400. Atualmente, o hospital é um centro de pesquisa respeitado, mas no século XVI Bedlam era uma grande fonte de escândalos. É difícil avaliar as motivações em séculos passados, mas não é crível que os cuidadores dos doentes mentais entendessem suas intervenções como qualquer outra coisa que não punição, já que espancamentos, afogamentos quase fatais e privação alimentar eram usados frequentemente com essa finalidade. Empolar era outra prática comum e muito dolorosa, e consistia em colocar vidro quente sobre a pele para formar bolhas e extrair substâncias supostamente nocivas. Pessoas com demência eram facilmente dominadas e submetidas a isso.

Vamos focar agora nos Estados Unidos, quando ainda era uma jovem nação, e na Grã-Bretanha, a qual moldou a medicina e a ciência americanas iniciais. Esse período na história norte-americana foi marcado por mudanças radicais em todas as esferas. Ao se libertar do Império Britânico, o país tinha uma enorme energia fermentando em todos os lugares. Seus limites se expandiram. Ondas de colonos foram para o Oeste, criando fazendas e procurando ouro.

Famílias e comunidades inteiras se mudaram com o sonho de ter um pedaço de terra e batalhar por uma vida independente. A demanda por terra desses colonos insuflou conflitos sangrentos e prolongados com os povos indígenas. A destruição desses povos e de sua cultura era vista pelos colonos não como um fato trágico, mas como o triunfo da civilização sobre a selvageria. Os Estados Unidos se formaram e se expandiram, desobstruindo agressivamente a terra de quaisquer obstáculos para progredir, fossem árvores ou pessoas.

Ondas de imigrantes vieram para o Novo Mundo. A Europa enviou protestantes da Inglaterra, católicos da Irlanda e Itália, e judeus da Alemanha e Rússia. O comércio de escravos trouxe africanos capturados, muitos dos quais não sobreviviam às condições desumanas durante a travessia nos navios negreiros. A imigração proveniente da China e do restante da Ásia aumentou no início do século XIX. Ferrovias que atravessavam o Oeste foram construídas por imigrantes chineses, sob condições análogas às impostas aos escravos negros.

Em meio a toda essa fermentação e expansão arrojada, onde se encaixava uma pessoa idosa com demência? Em lugar algum. Seu verdadeiro quadro era ignorado, enquanto a nação alvoroçada criava sua imagem. Não era uma época para pessoas frágeis. Proteger os fracos não era uma prioridade; o objetivo era desobstruir lugares para os fortes. Em vista dos rigores da viagem, os imigrantes eram, em geral, jovens e saudáveis. Os pais e parentes idosos eram abandonados nos países de origem. Famílias em vias de se mudar para a perigosa fronteira já estavam assoberbadas com os preparativos e seria um desgaste levar idosos confusos na viagem. Crianças pequenas morriam rotineiramente em virtude das epidemias fatais de doenças infecciosas. Mulheres morriam durante o trabalho de parto. Esses eram problemas mais importantes do que a deterioração cognitiva em idosos debilitados.

Muitas sociedades, inclusive a norte-americana, gostam de acreditar que tratam os idosos com respeito. No entanto, a história mostra um quadro claramente controverso. Aqueles com riqueza e famílias bem estruturadas sempre se dão melhor, embora não necessariamente bem. Com recursos financeiros e uma família, você pode ficar confortavelmente na própria casa, protegido do olhar de predadores e, talvez, com cuidadores gentis. Famílias com poucas posses têm de fazer malabarismos para incluir um idoso demente fragilizado. O desenvolvimento de comportamentos difíceis pode depauperar esses parcos recursos financeiros, e a família, então, busca outro arranjo para o idoso demente. Tanto no passado como agora, pessoas com demência enfrentam uma espécie de escala móvel. Com apoio amplo e sintomas brandos e discretos, a própria casa continua sendo uma opção. À medida que os recursos financeiros ou humanos minguam, e sintomas como agitação ou agressão sobrecarregam os cuidadores, aumenta a probabilidade de expulsão.

Se alguém com demência chamasse atenção, seria considerado um estorvo, um problema difícil de administrar. Eles desapareciam em uma massa informe de gente que tinha problemas e causava problemas.[14] Idosos, pobres e dementes podiam receber o mesmo tratamento de má vontade reservado aos mutilados, mães solteiras, alcoólatras e desempregados. Os primeiros esforços dos norte-americanos para lidar com pessoas com demência foram no sentido de amontoá-los com outros incapazes de cuidar de si mesmos. Se a família não podia mantê-los em casa, eles iam para o asilo de indigentes ou para a prisão.

Parece estranho jogar pessoas com demência na prisão, mas não é incomum formar lotes de indesejáveis. É por isso que o gueto foi inventado no século XV, em Veneza, então um grande império mercantil que atraía pessoas do mundo inteiro. Entre elas estavam os judeus, que eram obrigados por lei a viver em uma área pequena, lotada e estritamente delineada na cidade. E por que não? Afinal, todos eles eram a mesma coisa, nada mais do que judeus. Obviamente, porém, eles não eram todos iguais. Judeus da Espanha, África, Sicília e Constantinopla, que foram para Veneza, tinham idiomas, vestuários, alimentos e liturgias diferentes. Mas todas essas peculiaridades eram ignoradas; esse grupo era visto como tendo um único traço de identificação e não era preciso saber qualquer outra coisa a seu respeito.[15] É assim que um gueto funciona. Além de ser um lugar restrito, é uma maneira de transformar indivíduos em seres invisíveis. De certa forma, é assim também que funcionam muitas casas de repouso nos tempos atuais.

O asilo de indigentes era um tipo antigo de gueto. No século XIX, a pobreza sobrepujava fatores como idade, doença e deficiência física, e o asilo de indigentes provia uma cota mínima de abrigo e alimentação. A humilhação era uma característica, não um bicho-papão. O fato de haver pobres que davam duro em seus ofícios e viviam fora do asilo de indigentes provava, pelo menos para alguns, que a pobreza era merecida – até escolhida – e um resultado direto de comportamentos pecaminosos. Demonstrar piedade ou oferecer condições limpas e seguras apenas minaria os esforços para corrigir os residentes de pecados como preguiça, apostar em jogos de azar e consumo de álcool. O asilo de indigentes reunia idosos e jovens com deficiências físicas e mentais, e pessoas fisicamente capazes, porém, desempregadas. Isso não era uma rede de segurança, e sim uma imitação malévola de caridade.

Os Estados Unidos montaram asilos de indigentes, cujos números foram minguando no século XX. Uma pessoa idosa, pobre e com demência também podia ficar na prisão, embora a justiça criminal recomendasse menos o encarceramento nos anos iniciais da nação. Os considerados culpados por crimes graves iam direto para a forca – o que dispensava mandá-los para a prisão. Para delitos menores, os aldeões ultrajados podiam expulsar o criminoso da cidade ou prendê-lo em um tronco. Essa última punição também funcionava como um entretenimento, pois os vizinhos atiravam legumes podres no vilão publicamente exposto.[16] Em muitos estados, funcionários locais têm autoridade legal para prender quem for considerado insano. Não havia limite para a sentença, e pacientes encarcerados quase não tinham direitos. Eles eram condenados a ficar em celas escuras e úmidas, com alimentação, roupas e aquecimento mínimos.

Os primeiros leitos psiquiátricos dos Estados Unidos foram montados na Pensilvânia na década de 1750, após uma petição à Assembleia Estadual pela "cura e tratamento dos doidos".[17] Os métodos do Bedlam prevaleceram, com empolamento forçado e crânios raspados; o ferreiro era encarregado de produzir "correntes para imobilizar as pernas". Os cofres estaduais ficaram mais ricos, pois o público era convidado a se embasbacar com os doidos internados, mediante o pagamento de uma taxa. E as coisas andavam bem animadas:[18]

> 28 de agosto de 1758, entrada de AD, uma Pessoa Ultrajante... 27 de janeiro de 1759, escapou Jno. Jones, um Lunático; ele forçou as Barras de sua Cela à noite e fugiu sem ser notado... Thomas Dougan, um Doido, foi pego andando nu nas ruas do 20º inst. Dizem que ele veio de East Jerseys.

O Hospital da Cidade de Nova York destinou um espaço para os doentes mentais nos anos 1790, mas sem levar em conta o quesito conforto. As poucas celas sem pintura nem aquecimento, no porão, "ficaram tão imundas que estão sobremaneira repugnantes".[19] Um estudante de medicina mais sensível registra em um diário suas "reflexões sombrias", questionando a validade de tratamentos como "imersão inesperada da cabeça em água fria... sangrias, purgantes, vômitos, jatos de água fria na cabeça, empolamentos".[20]

O tratamento deu um passo adiante graças aos esforços de Benjamin Rush, cujo perfil figura no logotipo da Associação Americana de Psiquiatria. Rush era professor na Universidade da Pensilvânia quando publicou *Medical Inquiries and Observations Upon the Diseases of the Mind*, em 1812.[21] Ele rejeitava teorias que ligavam a loucura a enfermidades no fígado, baço e intestinos, assim como a noções de possessão pelo diabo. Ele argumentava que se tratava de uma doença nos vasos sanguíneos do cérebro – uma teoria com ecos surpreendentes na pesquisa contemporânea. Sendo um homem da ciência, ele buscava acima de tudo as causas físicas. Mas, como muitos ao longo do século XIX, não conseguia separar a moral da biologia. Ele se afligia com as causas morais da insanidade, particularmente com o onanismo, ou masturbação.[22] O uso excessivo da imaginação também pode causar insanidade, escreveu ele, explicando por que há mais poetas e músicos loucos do que químicos e matemáticos. Outras más influências incluíam o clima ruim, infidelidade, ateísmo e, estranhamente, as risadas, "uma doença convulsiva" que, segundo ele, matara um papa de nome desconhecido que "havia visto um macaco domado em uma parte de seus mantos pontificais".[23]

Rush chega perto; porém, jamais capta apropriadamente a demência em suas observações. Ele enumerou muitas causas da perda de memória, incluindo falta de temperança ao comer e beber, "atos sexuais em excesso" (luxúria) e febres. E afirma que um certo sir John Pringle recuperou a memória por deixar de fungar rapé. Em sua longa lista, porém, ele nunca menciona o envelhecimento. Doenças descritas por ele incluem as aflições da "demência", definida como um estouvamento agudo nas ideias, e "fatuidade", um estado de "ausência total de entendimento e memória... babar, deixar a língua de fora e fazer movimentos ridículos com a cabeça e os membros".[24] Nada disso é o que reconhecemos como demência.

Algumas observações de Rush resistiram ao teste do tempo. Seu argumento de que o consumo excessivo de comida e bebidas alcoólicas pode causar problemas de saúde na velhice é uma observação sensata e apoiada por evidências atuais. Mas, apesar dessas sugestões tantalizantes, ele não observou qualquer doença que chegasse perto de nossa noção contemporânea de demência.

De volta à Inglaterra, o *quaker* Edward Wakefield, de mentalidade reformista, visitou Bedlam,[25] onde viu terapias baseadas na teoria humoral do médico grego Galeno do século II d.C. Galeno acreditava que toda doença derivava do desequilíbrio entre os fluidos corporais, ou humores. O tratamento "equilibrava" os fluidos por meio de sangrias, jejuns, purgações e a indução de vômitos. As investigações de Wakefield revelaram que esses tratamentos antigos e as punições constituíam a principal abordagem em Bedlam para doenças mentais. Medidas de contenção, em especial com correntes, eram a norma. Wakefield descobriu uma ala feminina onde cada mulher ficava com um braço acorrentado na parede e tinha apenas uma manta como vestimenta. A ala masculina impunha correntes nas pernas e nos braços.

Seu relatório subsequente inspirou o Parlamento a reformar o tratamento dado aos insanos. Wakefield se baseou nos escritos anteriores do reformista *quaker* William Tuke, o qual afirmava que "os princípios de não resistência da

Society of Friends eram simplesmente aplicados para modificar o governo dos insanos de algo fundado no medo para uma política de bondade".²⁶ Isso marca o início do *tratamento moral*, que deixou de lado as sangrias e correntes para adotar a compaixão. Isso requeria a socialização entre pacientes e atendentes, o melhor caminho para modelar um comportamento racional, respeitoso e tranquilo. O tratamento moral projeta uma visão dos doentes mentais como "seres humanos passando por uma terrível aflição, sendo, portanto, um dever lhes oferecer consolo, compaixão e benevolência".²⁷ Sem dúvida, esse era um ponto de partida radical. É quase impossível imaginar atualmente o quanto essas propostas – com cuidado e compaixão em seu cerne – diferiam de maneira chocante dos padrões daquela época.

Quando decidiu modernizar seus tratamentos de saúde mental em 1811, o Hospital da Cidade de Nova York optou pelo tratamento moral e pediu conselhos a Samuel Tuke, neto de William. A resposta de Tuke foi catalogar tudo o que a abordagem recomenda ou abomina. Oferecer banhos quentes, em especial aos melancólicos; servir uma "ceia farta", principalmente para promover a sonolência nos insones.²⁸ Não prover "bebidas enjoativas", ópio, sangrias, purgantes ou uma "dieta pobre", sem calorias nem proteínas. Tuke pressionou seus colegas para "tratarem os pacientes com igual benevolência e nunca os iludirem". Ele descobriu que caminhadas no campo acalmavam a mente ansiosa, e que o "confinamento rígido é a mais inadequada de todas as coisas". E enfatizava que "nem correntes nem punição corporal jamais seriam permitidas sob qualquer pretexto no Recolhimento".

Um dos maiores defensores dessas ideias nos Estados Unidos era o dr. Thomas Kirkbride. Assim como os Tuke, ele era *quaker*, e um elo importante na cadeia dos *quakers* que insistia no respeito e na não violência no tratamento dos doentes mentais. Kirkbride era adorado por seus colegas, que relembram seu "semblante altamente expressivo de benevolência e coração cálido".²⁹ Ele também era um administrador extremamente eficiente. Ao assumir a liderança clínica no Hospital de Doenças Mentais e Nervosas da Pensilvânia, quando tinha apenas 32 anos, ele implantou amplas mudanças. Instituiu relatórios anuais com estatísticas sobre o número e resultados dos pacientes tratados. Ele acreditava que a transparência era a marca de uma instituição bem gerida e eticamente sadia, e que iria "demolir preconceitos infundados" sobre hospitais psiquiátricos. Proibiu sangrias e outras medidas de "depleção", trocando a teoria dos quatro humores por uma abordagem mais científica e moderna. Ele pressionava os outros a adotarem esses métodos e ajudou a fundar o que viria a ser a Associação Americana de Psiquiatria, a primeira sociedade médica nacional no país. Obteve os recursos necessários para a montagem de equipes de alto nível e a separação criteriosa de pacientes para que os residentes vulneráveis não ficassem sujeitos à violência por parte daqueles fisicamente agressivos. Treinava sua equipe intensivamente e, em troca, lhe exigia altos padrões, pedindo a esses profissionais que refletissem continuamente sobre que tipo de tratamento iam querer para si mesmos ou para um ente querido, e que atuassem com esse nível de bondade e paciência.

Em uma política que representava a marca do tratamento moral, Kirkbride limitava estritamente o uso de instrumentos de contenção física. Ao elaborar as "Regras e Regulamentos" para o Hospital de Doenças Mentais e Nervosas da Pensilvânia, ele salientava que "já que o uso de aparatos restritivos produz tantos males graves e agora está em vias de ser abolido em todas as instituições bem geridas para os insanos, ele não poderá ser aplicado aqui em hipótese nenhuma, exceto mediante a recomendação expressa do médico da instituição".[30] O relatório anual de 1848 destacava orgulhosamente que "não houve motivo para aplicar nem os tipos mais brandos de aparato em nem um caso sequer dos 238 sob nossos cuidados".[31]

Kirkbride adotou o patamar mais alto em um debate que se estende até hoje – na verdade, ainda estamos lutando para refrear o uso de instrumentos de contenção física.

É doloroso estudar os argumentos do século XIX. Nas páginas do *American Journal of Insanity*, um superintendente satirizava perversamente o tratamento moral, com a alegação de que "instala seus loucos e imbecis em casas de campo aconchegantes, com privilégios como uma vista agradável e jardim [... e] emprega apenas santos educados em números suficientes para servir de companhia, professores e confortadores".[32] Ele defendia o infame "berço de Utica", uma espécie de caixão de madeira ou metal cuja tampa tinha orifícios e onde um doente mental ficava confinado por longos períodos, sem poder se sentar nem fazer a maioria dos movimentos. Não surpreendentemente, o dinheiro costumava estar por trás dessas maquinações sádicas das instituições. Na mesma publicação, o dr. Ray do Maine criticou o número maior de atendentes requerido e, consequentemente, o gasto muito maior em uma instituição que não amarra os pacientes.

Quase 150 anos se passaram até que regulações para limitar as coibições físicas ganharam terreno em instituições psiquiátricas, hospitais e casas de repouso nos Estados Unidos. (O Reino Unido já tinha imposto essas restrições havia muito tempo.) Uma mudança mais veloz teria poupado o sofrimento indizível de milhares de pessoas e evitado um elevado número de mortes. Eu não ignoro a questão legítima de como proteger uma pessoa agitada – e seus atendentes –, a qual continua polêmica até hoje. Uma pessoa atemorizada é perigosa, conforme se vê em casos de nadadores que, se afogando, arrastam seu salvador para a morte. Como psiquiatra, conheço bem esse perigo.

Tempos atrás, ainda em meu ano de residência médica, saindo da faculdade de medicina, atuei um tempo no Creedmoor, um hospital psiquiátrico público no estado de Nova York. O terreno era vasto e repleto de unidades de alojamento de alvenaria, em sua maior parte vazias. Isso foi durante o período de desinstitucionalização, quando o máximo de pacientes possível foi forçado a sair do hospital. Restaram pessoas gravemente doentes ou com doenças crônicas que estavam hospitalizadas havia muitos anos e não tinham outras opções. Certa noite em que estava trabalhando no turno das 16 horas até meia-noite, fui chamada para ver um paciente agitado. Quando cheguei, um segurança e um supervisor de enfermagem estavam me aguardando na porta da unidade trancada. Ouvi batidas ritmadas, como se um pistão gigantesco estivesse estraçalhando um pilão em uma rocha. Através da pequena vidraça, espiei o saguão. Ele estava vazio, exceto por um homem enorme. Pelo que me lembro, ele era colossal e seu braço era tão grande quanto eu inteira. Ele estava batendo metodicamente e com tanta força em uma porta de metal pesada que, cada vez que atingia o umbral, pelotas grandes de tinta se despregavam da porta e caíam no chão. Irrefletidamente, passou pela minha cabeça que *eu não sabia que bater tão forte em uma porta fazia a tinta cair*. Então, pensei, *se ele bater em mim desse jeito, vou precisar bem mais do que só uma nova demão de tinta*. O segurança me disse que o paciente estava nesse transe havia já algum tempo, e que as enfermeiras estavam recolhidas em seu posto. Obviamente, no final do corredor havia um *bunker* envidraçado, onde duas mulheres solenes nos observavam com olhos arregalados.

"Entendo a situação", eu disse ao segurança. "O que você quer que eu faça?"

"Entre lá e faça-o parar."

Ele era baixo, atarracado e estava usando uma jaqueta muito acolchoada, um capacete e um cinto do qual pendia um bastão. Enfrentar sozinha o grandalhão não me pareceu uma boa ideia. Todo meu treinamento para subjugar pessoas agitadas se resumia a uma ocasião em que um enfermeiro amistoso no pronto-socorro me mostrou que, se uma pessoa estivesse deitada e você aplicasse todo seu peso em seu ombro, dificilmente ela conseguiria se levantar, mesmo se fosse maior do que você. Essa informação era útil, mas não naquele momento. Enfim, minhas habilidades se limitavam apenas a isso. Perguntei ao segurança o que aconteceria se eu não conseguisse resolver a situação. Ele disse que chamaria a polícia, a qual entraria à força no saguão e faria o que fosse preciso para dominar o paciente, então nós injetaríamos um sedativo nele. Olhei novamente para o homem golpeando a porta no saguão. Pedi ao supervisor para me emprestar seu jaleco branco. Geralmente não gosto de símbolos de autoridade, mas naquele momento estava disposta a usar qualquer coisa que pudesse ser útil. O segurança não estava disposto a entrar na unidade, mas acabou concordando em me seguir. Eu não queria mostrar o quanto era covarde, então usei meus 50,8 quilos e o jaleco branco emprestado como uma fantasia de dignidade inflexível. Esse foi o momento mais apavorante na minha vida.

Entrei no longo corredor e parei a poucos metros do homenzarrão, ficando bem visível para ele. O segurança parou um pouco mais para trás. O homem segurou a porta, me olhou, então eu disse: "As enfermeiras estão presas ali e está na hora de irem para casa. Estou esperando você entrar em seu quarto para que elas possam ir embora". Ele olhou para mim e para as enfermeiras no *bunker* envidraçado. Ele sabia infinitamente melhor do que eu o que aconteceria se não obedecesse – a polícia, a humilhação, contenções físicas, agulhas. Ele abaixou o braço e entrou silenciosamente no quarto. O segurança imediatamente se adiantou para fechar e trancar a porta.

Portanto, às vezes, é preciso considerar medidas de contenção física se um paciente estiver *furiosamente ensandecido*. Durante a semana em que escrevo sobre isso, um paciente psicótico deu um murro forte no rosto de um jovem médico em um pronto-socorro na cidade de Nova York. Mais treinamento e equipes maiores podem ajudar a limitar o uso e o abuso da contenção física. Defensores do tratamento moral usam esses mesmos argumentos, insistindo que o bom tratamento para os doentes mentais poderia quase que inteiramente evitar as contenções. No decorrer do tempo, porém, a persuasão suave de Kirkbride fracassou; e as medidas de contenção se alastraram rapidamente.

Mas o tratamento moral não desapareceu sem deixar rastros. Seu legado persiste nos melhores tratamentos atuais para demência. Naquela época, os defensores fervorosos da reforma não se contentavam meramente em escrever e falar sobre os benefícios da compaixão. Seu idealismo foi posto em prática, pois eles construíram hospitais psiquiátricos em todas as regiões dos Estados Unidos. E é por aí que seguiremos em nossa busca.

3

A ASCENSÃO E QUEDA DA CASA GRANDE

Em 1843, a incendiária reformista Dorothea Dix enviou à Assembleia Legislativa de Massachusetts um relato para ser lido em voz alta por um homem que a representaria, já que as mulheres não podiam votar nem se expressar diretamente na Assembleia. Dix começa se desculpando polidamente pela natureza franca e brutal de seu depoimento. Então, atordoa a audiência com histórias de horror por todo o estado de Massachusetts. Eis aqui seu relato sobre a condição de uma mulher mais velha, talvez com demência e certamente sofrendo como os malditos no inferno:

> Fim de dezembro de 1842; o termômetro marca 4° acima de zero; visitei o asilo de pobres... Pedi para ver a pessoa que estava "do lado de fora"; e, tremendo e entorpecida pelo frio penetrante, seguindo a diretora da casa pela neve profunda, após centenas de metros cheguei aos fundos do celeiro e, então, a um pequeno edifício... no qual não havia lareira, só um cano enferrujado que parecia uma ameaça, por seu grau de deterioração, de asfixia por fumaça, a qual era praticamente imperceptível, ou de um grande incêndio no edifício, junto com a destruição da pobre interna louca... "Ai, tenho tanto frio, tanto frio", dizia uma mulher dentro da jaula em tom queixoso; "ai, que frio, que frio!". E certamente ela poderia estar com frio; o condutor corpulento e valente do trenó havia me dito que era duro demais para um homem aguentar o vento e a neve

naquele dia, e, mesmo assim, aqui estava uma mulher presa em uma jaula sem aquecimento nem roupas, não totalmente nua, pois uma peça de roupa de algodão fino a cobria parcialmente e um pedaço de cobertor estava amarfanhado nos ombros; ali estava ela, tremendo naquele lugar lúgubre; os cachos grisalhos caindo desordenadamente sobre o rosto davam uma expressão selvagem a seus traços pálidos; largada sem atendimento nem o menor conforto, ela podia chamar em voz alta e ninguém a escutaria; podia morrer e não havia ninguém para fechar seus olhos. Mas aqui a morte teria sido uma bênção.[1]

Dix encarava de frente coisas que os outros preferiam ignorar. Ela via pessoas que, além de pobres, eram doentes, e clamava por alguma providência mais decente do que o asilo de indigentes. Educadora em New England, Dix mudou a maneira com que os norte-americanos cuidavam dos "indigentes insanos". Quando morreu em 1887, um sistema florescente de hospitais psiquiátricos era um destino cada vez mais comum para os doentes mentais, pois Dix acreditava que um hospital era um lugar para tratamento com compaixão. Além dos doentes mentais, pessoas com demência também iam para hospitais, e agora nossa busca irá nessa direção.

A visão de Dix – de que os indigentes com doenças mentais mereciam benevolência e tratamento – era polêmica e até radical. À medida que rastreamos a história de respostas com relação aos pobres, aqueles cognitivamente comprometidos e idosos, vemos que o trabalho de Dix marca um ponto importante de inflexão: como ela atacava diretamente o estigma contra os doentes mentais, isso mudou a maneira como os norte-americanos viam pelo menos alguns pobres. Ela demoliu a noção de que a pobreza é uma escolha, ao demonstrar que os doentes mentais não têm voz nessa questão. Dix circulava pelos estados visitando esses enfermos, a fim de ver com os próprios olhos as condições em que eles viviam.

A infância de Dix forjou sua alma para ser reformista. Ela nasceu em 1802 em uma família problemática no Maine. Quando era pequena, seu pai viajava muito como pregador. Sua mãe, que tinha 42 anos quando Dorothea nasceu, era inválida e parecia ter sido uma companhia infeliz. Dix preferia não falar sobre aquela época inóspita, exceto que "nunca soube o que é infância".[2] Aos 12 anos, ela foi morar em Boston com a avó, a qual lhe proporcionou conforto material e posição social, porém, pouco afeto.[3]

Na juventude, Dix entrou para o círculo de luminares de Boston, do qual participava sua avó, além de Ralph Waldo Emerson e William Ellery

Channing, o "pai do Unitarismo", e assumiu uma agenda puxada de trabalho e ensino. Ela sofria de tuberculose e tinha acessos de depressão intensa. Em 1836, saiu de Boston para passar um ano se restabelecendo na Europa, onde conheceu Samuel Tuke e ficou impressionada com suas visões sobre o tratamento dos doentes mentais. Após retornar revigorada aos Estados Unidos, foi à prisão de East Cambridge para oferecer aulas sobre a Bíblia para as detentas e, ali, viu doentes mentais mantidas em celas úmidas e sob outras condições deploráveis. Dix ficou chocada e resolveu adotar a causa do tratamento humanizado dos doentes mentais, embora não fosse nada fácil as mulheres terem atuação política em 1840. Ela não podia concorrer a cargos públicos, não podia votar e nem sequer dar testemunho diante da Assembleia Legislativa.

Naquela época como agora, os vulneráveis acabavam indo parar onde os outros os deixavam cair. Com recursos próprios, Dix realizou um levantamento durante 18 meses sobre os doentes mentais indigentes em cada "asilo de pobres, casa de correção e prisão" em Massachusetts.[4] Naquela época, a norma era uma mulher de sua classe social ter uma vida protegida, sem o menor contato com situações, odores e pensamentos ofensivos. Dix impôs sua presença em ambientes de imundície e degradação, tomando notas em profusão. Ela viu homens e mulheres nus vivendo em meio a seus excrementos, e os ouviu praguejando de maneiras que nunca imaginara. Ela viu suas correntes e escutou seus uivos. E apresentou seu testemunho como um espelho para o público de Massachusetts.

Dix e seus contemporâneos tiveram grande êxito em sua batalha para hospitalizar os doentes mentais. Ela participou ativamente na construção de mais de 30 hospitais psiquiátricos nos Estados Unidos, sendo que muitos incorporaram os princípios do tratamento moral. Quando o Hospital da Cidade de Nova York abriu uma unidade psiquiátrica em 1821, os conselhos do dr. Tuke moldaram sua localização e aparência. O Asilo Bloomingdale para Insanos foi construído em um terreno elevado, com "uma vista ampla e encantadora do rio Hudson, do rio East, da baía e do porto de Nova York".[5] Resta ainda o edifício do Buell Hall da Universidade Columbia, que outrora acolhia homens ricos. Sua arquitetura elegante visava evitar qualquer coisa que pudesse "impressionar as mentes [dos pacientes] por evocar a ideia de uma prisão ou um lugar de punição".[6] Esses novos manicômios eram afastados das cidades, para que os residentes usufruíssem entornos tranquilos, vistas agradáveis e o contato com a natureza. O programa geralmente focava em regras claras e atividades estruturadas, com horários regulares desde o início do dia.[7] Os pacientes desfrutavam refeições simples e saudáveis e faziam trabalhos manuais leves. Os homens trabalhavam na fazenda ordenhando vacas e plantando legumes, ao passo que as mulheres tinham deveres mais leves, como tecer cestos, tudo baseado na fé no poder curativo da simplicidade, do trabalho e da natureza.[8]

Nessas décadas iniciais do século XIX, um otimismo esperançoso reinava entre os especialistas em doenças mentais, os quais não precisariam mais sofrer em cárceres e prisões. Eles passariam a ser curados pelo novo tratamento moral e os estabelecimentos magníficos que os acolhiam.

Foi esse o argumento de Horace Mann em 1832, em um relato à Assembleia Legislativa de Massachusetts, em que pleiteava fundos para a conclusão das obras do Hospício Worcester. Bloomingdale era um estabelecimento privado, mas Worcester seria um hospício público para pacientes menos abastados, no qual janelões e tetos elevados propiciariam "luz e ar puro" curativos. Cada paciente poderia ter um atendente privado para "estar constantemente a seu lado, ocupar sua mente com temas agradáveis" e andar com ele "ao ar livre nos campos e matas, onde as influências revigorantes da natureza podem tocar alguma corda no coração".[9] Nós veremos repetidamente os argumentos de Mann para angariar mais fundos. Primeiro, diz ele, essa é a forma correta de oferecer tratamento humano e científico, abandonando definitivamente os açoites e correntes do passado. E, em segundo plano, o governo *poupará dinheiro* ao erradicar uma doença terrível. Manter os insanos em cárceres, nos quais nunca se recuperarão, implica um gasto enorme, sendo que as doenças mentais podem ser curadas caso sejam tratadas adequadamente desde o início. Conforme diz Mann, "o interesse pecuniário, então, se torna o auxiliar do dever".[10] Seu argumento financeiro era o mais persuasivo e é ecoado por argumentos atuais sobre as grandes economias que se pode obter com a cura da demência. (Infelizmente, isso não funcionou naquela época para doenças mentais nem funcionará hoje para a demência.)

Em última instância, o tratamento psiquiátrico no século XIX não esteve à altura dessa visão idealista na qual todas as partes só tinham a ganhar. O Hospício Worcester foi construído e projetado para 120 pacientes, e foi expandido para comportar 255 quando Dix deu seu testemunho à Assembleia Legislativa. Em 1843, os diretores aspiravam ter 400 leitos. As expansões no Worcester foram um prenúncio da febre de construções que viria. Por todo o país, instituições psiquiátricas públicas não conseguiam acompanhar o ritmo da demanda, então seu número dobrou entre 1870 e 1890.[11] Mesmo assim, muitos hospitais chegavam a espremer 800 ou 1000 pacientes em instalações projetadas para 100. Esse crescimento dependia do forte apoio de legisladores, mas, quanto mais dinheiro fluía para hospitais psiquiátricos, as queixas dos políticos se intensificavam. Ninguém sabia que a necessidade era tão grande. Quem eram todos esses pacientes?

E, mais pertinente para nossa investigação: quantos desses pacientes tinham demência? É difícil saber. Um censo, ou seja, um levantamento estatístico, feito realizado em Worcester apontou "demência" como um diagnóstico comum, mas essa visão difere da nossa. O diretor observou que esses pacientes "muitas vezes melhoram logo e quase sempre se recuperam. Eles são extremamente propensos a esquecer tudo o que passaram enquanto estavam nesse estado entorpecido".[12] Muito provavelmente, isso é o que chamamos de delírio, um embotamento temporário da consciência.

No censo de 1880, pessoas acima de 65 anos perfaziam apenas 3,4% da população geral, mas representavam 17% dos internados em hospitais psiquiátricos. Muitos desses pacientes mais velhos provavelmente tinham demência, embora sua presença esteja mascarada por definições e diagnoses discordantes. Um exemplo típico desses internados era essa mulher mais velha descrita pelo filho: "Ultimamente ela piorou fisicamente, então não achamos seguro as outras mulheres da família ficarem sozinhas com ela durante o dia, e o perigo é ainda maior para o bebê de dois anos que é obrigado a ficar o tempo todo em casa, pois ela afirmou várias vezes nos últimos tempos que ela mesma ou as crianças precisam ser sacrificadas".[13]

Dinheiro e o apoio da família desde sempre fazem toda a diferença. Por volta daquela época, Ralph Waldo Emerson desenvolveu demência, perdendo gradualmente a capacidade de escrever, lembrar, compreender e até falar, exceto por poucas palavras. Adorado por sua família e amplo círculo de amigos, Emerson pôde continuar em casa. Sua filha Ellen cuidava dele, viajava com ele e fazia o possível para poupá-lo de constrangimentos. (Naquela época, o custo desses serviços era entendido de maneira diferente; era normal sua filha adulta cuidar dele, já que inexistiam outras opções de emprego.) Em razão de sua estatura extraordinária na sociedade norte-americana, Emerson continuava dando palestras públicas, embora, à medida que sua demência avançava, elas fossem cada vez menos apreciadas. No decorrer do tempo, ele não conseguia mais ler em voz alta seus trabalhos publicados, pois se confundia.[14]

Famosas ou não, pessoas mais velhas com demência suscitavam pouca discussão nas publicações médicas daqueles tempos. Havia, porém, um grupo de pacientes que despertava grande interesse. A paresia geral importava, pois era uma demência predominantemente de homens jovens. Dezenas de artigos sobre paresia geral pululavam na literatura médica entre os anos 1850 e a década de 1890. Um relatório observa que a paresia difere da "simples insanidade, pois apresenta mudanças anatômicas".[15] Médicos do século XIX não conseguiram achar a patologia nos cérebros dos acometidos por depressão ou mania, porém, viram menos dobras no córtex cerebral. Em virtude dessas lesões, a paresia geral suscitou durante décadas um vigoroso debate sobre se as doenças mentais derivam ou não de mudanças objetivas no cérebro.

Numerosos médicos encamparam o estudo. Em 1863, um estudioso sueco perpassou com colegas pelas fases da doença, começando pelas anormalidades no modo de andar e progredindo até a incontinência. Em sua maioria, as vítimas eram homens entre 25 e 40 anos, e os médicos, muitas vezes, descobriam "hábitos sexuais viciosos", provavelmente um termo codificado para sexo entre homens; pacientes mulheres geralmente eram prostitutas.[16] No estágio final e fatal, o doente fica mudo e acamado; tal "homem morre em vida, pois é apenas o animal que respira e assimila... O paciente é apenas um fardo, uma massa de cacarecos fétidos aqui na Terra".[17] Nos anos 1870, quando instituições psiquiátricas superlotadas geravam preocupação crescente, mais de 10% dos internados eram diagnosticados com paresia geral.[18] No final do século, alguns médicos estimavam que quase metade dos pacientes institucionalizados tinha a doença.[19]

Em 1877, o dr. Alexander E. Macdonald, superintendente do Hospício para Insanos da cidade de Nova York, apresentou suas observações científicas sobre paresia geral.[20] Ele estudou minuciosamente o padrão de propagação na população. A doença começou em homens de uma localidade, se disseminou gradualmente entre os homens e depois apareceu em mulheres. Nos anos 1870, a doença havia se deslocado da Costa Leste para áreas no Sul e no Oeste dos Estados Unidos. Embora capaz de fazer observações tão acuradas sobre o padrão de propagação, o dr. Macdonald não conseguiu reconhecer que essa era uma doença infecciosa e, mais especificamente, uma doença infecciosa sexualmente transmissível. Ele afirmava que ela era hereditária, o que explicaria a inclusão de prostitutas, pois estas eram basicamente corruptas. O debate continuou acirrado durante o restante do século até o advento de avanços científicos como o teste de Wassermann e a identificação da bactéria treponema, que causa sífilis. A negação aos poucos deu lugar a uma admissão pesarosa de que quase todos os casos de paresia geral resultavam de sífilis no estágio final.

Por que psiquiatras relutaram tanto para admitir a conexão? Desde o início havia fortes indícios de um elo. Somente a cegueira proposital impedia a admissão desse fato. Muitos psiquiatras estavam satisfeitos em achar uma doença que tinha sintomas mentais e patologia cerebral – segundo eles, a prova de que sempre existiu esse elo. E, mais importante, talvez a paresia geral, ao contrário das doenças mentais crônicas, pudesse ser curada. Em vez de abarrotar hospitais psiquiátricos com pacientes idosos incuráveis, os psiquiatras esperavam dar uma ajuda crucial que salvaria os jovens. Havia orgulho e dinheiro envolvidos nisso. Muitas comunidades tinham transferido os doentes mentais de asilos de pobres e cárceres para hospitais psiquiátricos imponentes, mas restava a questão de se os "insanos indigentes" de fato mereciam grandes gastos públicos. A conexão entre doença mental e vício poderia ser desastrosa. Para a psiquiatria e para a visão pública sobre os doentes mentais, seria melhor ignorar o elo.

A batalha em torno da paresia era parte de uma guerra maior para a psiquiatria norte-americana. Um número crescente de pacientes ficava hospitalizado durante décadas, e esses casos de longa permanência estavam superlotando os hospitais. Psiquiatras e reformistas haviam prometido que o tratamento aplicado rapidamente no início da doença curaria os doentes mentais, mas era evidente que isso não ocorria. Em 1882, eles não podiam negar o elevado custo dessas instituições e a necessidade contínua e frustrante de haver mais leitos. Um superintendente exasperado bota a culpa naqueles cuja "insanidade é associada a criminalidade, alcoolismo, epilepsia ou defeitos congênitos".[21] Se os hospitais pudessem ao menos se livrar dos pacientes indesejáveis, haveria espaço suficiente para aqueles que podiam ser curados.

O número de pessoas idosas, pobres e com sinais de demência continuava aumentando. Asilos de pobres, geralmente, eram financiados por condados e comunidades locais, e instituições psiquiátricas, pelo Estado. De repente, governos locais com dificuldades financeiras se deram conta de que essas pessoas não eram apenas pobres; elas sofriam sobretudo de doenças mentais, então deram uma guinada para a instituição psiquiátrica mantida pelo Estado. Sem dúvida, esses governantes foram em parte inspirados pela mensagem de compaixão de reformistas como Kirkbride e Dix, mas eles também perceberam que as finanças locais melhoravam quando essa população era encaminhada para o hospital psiquiátrico mantido pelo Estado. Essa foi a primeira vez, porém não a última, que uma alteração na questão dos fundos levou a uma mudança no diagnóstico e domicílio dos vulneráveis.[22]

A mudança dos asilos de pobres para hospitais psiquiátricos públicos foi acelerada por leis, a exemplo da Lei de Cuidados de Saúde do Estado de Nova York, de 1890, que requeria que instituições nos condados transferissem o quanto antes os doentes mentais para hospitais públicos. Os legisladores esperavam que essas instituições maiores provessem cuidados mais econômicos, mais consistentes e mais prontamente supervisionados.[23] Reformas semelhantes em Massachusetts e outros estados aumentaram amplamente o número de pessoas em instituições públicas.

Leis como essas não visavam pessoas com demência. Todavia, idosos dementes sentiram profundamente seu impacto pelos 50 anos seguintes. Aproximadamente, do ano de 1890 até após a Segunda Guerra Mundial, a população em instituições psiquiátricas públicas cresceu rapidamente, em especial o contingente de idosos. Em Massachusetts, o número de homens com mais de 60 anos na primeira internação quadruplicou, ao passo que as taxas de internação de outros grupos etários permaneceram praticamente iguais. Essa mudança é extraordinária. Doenças mentais maiores raramente surgem na velhice – esquizofrenia e transtorno bipolar têm muito mais probabilidade de surgir em pessoas na faixa dos 20 anos. A grande exceção a essa regra é a demência, que geralmente começa a se manifestar a partir dos 60 anos. Outros estados tiveram mudanças demográficas semelhantes. Em meados do século XX, em Nova York, 40% dos pacientes internados pela primeira vez em hospitais psiquiátricos tinham mais de 60 anos.[24] No pico, em 1955, bem mais de 500 mil norte-americanos viviam em instituições públicas.

O movimento para construir hospitais psiquiátricos públicos começou graças ao empenho de reformistas como Dorothea Dix. Porém, tudo o que é perfeito demais não se sustenta; a visão idealista dos reformistas se decompôs em uma realidade muito mais problemática. O hospital do dr. Kirkbride, bem mantido, bem equipado e sem contenções físicas, gradualmente feneceu. Em 1900, as instituições públicas estavam tão superlotadas quanto os cárceres e asilos de indigentes nos séculos passados e não tinham os objetivos elevados e programas inovadores dos anos iniciais – não havia mais homens ordenhando vacas nem mulheres tecendo cestos. As equipes insuficientes e mal treinadas não acalmavam os doentes agitados com a persuasão gentil do tratamento moral. Correias de couro nas camas e camisas de força obrigavam os pacientes indisciplinados a entrar na linha.[25] Mas, embora não curassem doenças mentais, os hospitais psiquiátricos sobreviveram, pois haviam cavado um nicho útil que continha aqueles incapazes de cuidar de si mesmos e sem famílias dispostas a cuidar deles e com possibilidade para tal.

É encantador imaginar um tempo em que a família e a comunidade cuidavam carinhosamente de parentes idosos debilitados, mas há muito tempo os cuidados com idosos doentes recaíram sobre o governo. E, desde então, os governos resmungam por causa dos gastos que isso acarreta. Os Estados Unidos se retesam entre duas respostas. Uma é pragmática e chega ao ponto da crueldade, buscando os meios mais fáceis e baratos para manter as pessoas descartadas fora das vistas de todos. Punição, privação alimentar e humilhação são aceitáveis, caso signifiquem redução dos custos. A segunda resposta é repleta de idealismo, lutando para curar ou pelo menos confortar os mais necessitados. O tratamento moral elevou a arte de cuidar como um aspecto importante do tratamento de doenças mentais. Isso também tem uma base sólida em observações clínicas, estando comprovado que as pessoas floresciam em um ambiente de respeito. O tratamento moral tentava unir uma abordagem científica, moderna e masculina da medicina com a compaixão e carinho vistos como tipicamente femininos e terreno das enfermeiras. O legado de escolher a cura acima dos cuidados ainda nos assombra, já que uma possível cura ainda ilude pessoas com demência e a necessidade de cuidados não para de aumentar.

Hospitais psiquiátricos construídos de acordo com as especificações de Thomas Kirkbride ainda marcam a paisagem norte-americana em Ohio, Geórgia e no norte do estado de Nova York. Esses edifícios fantasmagóricos estão fechados e se deteriorando rapidamente, com vidraças estilhaçadas nos numerosos janelões. O tratamento moral, concretizado por esses edifícios, passou a ser atacado por gerações subsequentes. Alimentação saudável, cuidados respeitosos e entornos confortáveis não curaram doenças mentais; a taxa de doenças graves se manteve sem mudanças. Os críticos tinham razão e a bondade não consegue curar doenças mentais, assim como não cura o câncer e doenças cardíacas. Compaixão, respeito, alimentação e liberdade física não são uma cura, apenas as condições necessárias para qualquer ser humano florescer. E, sem esse contexto humano, nenhum tratamento funciona. Ao rejeitar o tratamento moral, gerações posteriores não preservaram o que havia de melhor nos métodos antigos e deixaram o espírito do dr. Kirkbride se deteriorar junto com seus edifícios.

4

EXITUS LETALIS

Na transição do século XIX para o XX, a demência saiu das sombras rumo à luz, mas apenas momentaneamente. A demência sempre esteve ali, se ocultando da vista alheia, contudo, finalmente recebeu o olhar dos cientistas. Mas, então, voltou para as sombras, aguardando outro momento de reconhecimento.

Não era, porém, impossível enxergar a demência. Famílias cuidavam de parentes idosos cuja função cognitiva se esvaía, às vezes, lenta e constantemente, ou às vezes, veloz e drasticamente. Elas faziam o melhor possível, ao passo que os médicos e cientistas basicamente não prestavam atenção – a demência em idosos não era um tópico de pesquisa, apenas uma parte irreversível, intratável e enfadonha do envelhecimento. Então, algo começou a mudar. Havia mais pessoas velhas e muitas delas com demência. Em alguns casos, essas pessoas eram sozinhas no mundo, mas até aquelas que tinham famílias podiam ser difíceis de cuidar em casa. No início do século XX, um número crescente de idosos com demência havia entrado no vasto sistema de instituições psiquiátricas, de onde raramente saía, a não ser quando morria.

O *American Journal of Insanity* (*AJI*), principal publicação sobre doenças mentais na época, serve de guia para mensurar o interesse das pesquisas sobre demência. (O título foi mudado formalmente em julho de 1921 para *American Journal of Psychiatry*, o qual continua sendo uma fonte importante a respeito de pesquisas psiquiátricas.) Se examinarmos atentamente, não há artigos sobre o tema desde a fundação da publicação, em 1844, até 1897, quando aparece em suas páginas um breve estudo de caso.[1] Poucos anos depois, em 1902, William Russell, do Hospital Estadual Willard, em Nova York, publica o primeiro artigo completo sobre demência em idosos no *American Journal of Insanity*.[2] Russell se preocupa explicitamente com idosos abarrotando o hospital no qual ele trabalha, pois na década anterior, um quarto das internações fora de pacientes acima de 60 anos. Ele tenta distinguir a diferença entre envelhecimento cognitivo normal e demência. Afinal, idosos dementes entram no hospício e permanecem muito tempo, causando problemas. Ele se mostrava muito incomodado com isso.

O artigo de Russell é o primeiro entre muitos que enfocam, com ansiedade crescente, o problema de idosos internados com demência. Com o baque da Grande Depressão, os murmúrios viram um rugido alto como os de um biplano. Richard Hutchings, em seu discurso de 1939 à Associação Americana de Psiquiatria, a qual presidia, lamenta a quintuplicação de idosos com demência nas instituições psiquiátricas do estado de Nova York. Comunidades que "transferem o fardo e os gastos dos idosos e indesejados ameaçam transformar os hospitais públicos em vastas enfermarias para caducos".[3]

Os números atemorizantes de pacientes idosos em hospitais psiquiátricos acendem as primeiras fagulhas de interesse científico pela demência.

Em 1903, Alois Alzheimer procurava colegas para trabalharem em seu laboratório em Munique. Essa oportunidade estava entre as mais cobiçadas no mundo por médicos-cientistas em busca de aperfeiçoamento. Alzheimer selecionou cinco estagiários naquele ano, entre os quais apenas um era americano de origem africana. Como esse jovem, Solomon Carter Fuller, conseguiu ir para a Alemanha? E o que ele fez com seu conhecimento quando voltou aos Estados Unidos?

Fuller teve uma rota tortuosa até o laboratório de ponta de Alzheimer. Seus avós paternos eram escravos americanos que compraram a própria liberdade, saíram da Virgínia e emigraram para a Libéria em 1852, integrando o movimento de negros livres que almejava criar uma nação naquela parte da África ocidental. O filho deles criou uma fazenda cafeeira na Libéria, na qual Solomon nasceu em 1872. Seus avós maternos eram médicos missionários, o que despertou seu interesse pela medicina. Quando Fuller estava na adolescência, os Estados Unidos não eram mais o país que seus avós haviam deixado. A escravidão era coisa do passado, embora seu legado ainda perdurasse.

Então, quando tinha 17 anos, Solomon Fuller foi de navio para os Estados Unidos, em busca de uma boa formação educacional. Ele desembarcou na Carolina do Norte e se formou quatro anos depois no Livingstone College, uma instituição eminentemente negra em seus anos iniciais. Em seguida, estudou na Faculdade de Medicina do Long Island College Hospital e depois na

Universidade de Boston, formando-se em 1897.[4] Fuller conseguiu uma residência de dois anos no Hospício Estadual Westborough. O interesse de Fuller não era apenas em psiquiatria, mas também em patologia cerebral, embora o valor dos patologistas para a psiquiatria não fosse universalmente aceito. A busca por correlações entre anormalidades no cérebro e doenças mentais estava apenas começando, e muitos eram céticos sobre a existência desses elos – assim como gerações vindouras continuariam sendo. A enorme curiosidade e ambição intelectual de Fuller o levaram a fazer necropsias em pacientes que morriam no Westborough. Essa era uma tarefa rejeitada pelos outros, mas Fuller ganhou o conhecimento e a experiência que lhe deram uma dianteira sobre seus pares. Sua genialidade estava na observação meticulosa e correta de fenômenos. Ou seja, ele extraiu valor e oportunidade de uma ocupação desprezada pelos outros.

Apesar de ter chegado como um imigrante africano adolescente, ele conseguiu ter uma boa educação, um emprego e uma formação superior. Quando concluiu o período de residência, Fuller foi nomeado patologista no Westborough, o que rendeu-lhe uma indicação acadêmica como instrutor de patologia na Faculdade de Medicina da Universidade de Boston. Nos três anos seguintes, aperfeiçoou suas técnicas, produzindo slides de seus estudos sobre necropsia e registrando históricos de casos clínicos. Mas Fuller ainda não estava satisfeito com sua formação.

Ele entrou em contato com o célebre patologista Edward K. Dunham e se transferiu para o Hospital Bellevue, em Nova York, onde afiou suas habilidades fazendo necropsias no vasto necrotério interno. Dunham ficou impressionado com o talento de Fuller e lhe apontou o fato de que os melhores médicos norte-americanos, incluindo o próprio Dunham, haviam estudado na Europa. As oportunidades para estudos científicos nos Estados Unidos não eram comparáveis àquelas nos centros acadêmicos da Alemanha, Inglaterra e França. Se estudar na Europa era o melhor a se fazer, Fuller faria isso também. Ele se candidatou ao posto altamente cobiçado no laboratório de Alzheimer e conseguiu o trabalho.

Alzheimer tinha conexões com a nata da ciência alemã. Ele se destacou dominando as técnicas de coloração de células inventadas por seu supervisor, o dr. Franz Nissl, no Hospício Municipal para Doentes Mentais e Epilépticos de Frankfurt.[5] O mentor de Alzheimer, Emil Kraepelin, era uma das grandes mentes da psiquiatria e autor do texto de referência na área. Alzheimer tinha muitas das características dos atuais pesquisadores clínicos, trabalhando com pacientes para entender os sintomas clínicos e depois tentando desvendar os elos entre tais sintomas e a patologia específica no cérebro.

Fuller trabalhou com Alzheimer em Munique de 1903 até 1905. Alemão era o idioma da ciência e do laboratório de Alzheimer, de modo que Fuller aprendeu a língua, assim como as técnicas mais avançadas então existentes para examinar tecidos cerebrais. E absorveu uma atmosfera intelectual de riqueza extraordinária. Tendo Alzheimer como mentor, Fuller atuou no epicentro da ciência. Em 1905, voltou para o Westborough como parte da elite médica com formação na Europa, pois suas habilidades e conhecimento em patologia cerebral rivalizavam com aqueles dos maiores estudiosos norte-americanos da época. Conforme o exemplo de Alzheimer, Fuller continuou seu trabalho em patologia e abriu uma clínica de psiquiatria clínica, a fim de estudar melhor as correlações entre lesões cerebrais e sintomas.

A estreia de Fuller no mundo das publicações científicas foi em abril de 1907. Vejamos suas contribuições para a ciência relativa à demência, pois sua trajetória merece atenção. Fuller começa com um estudo exaustivo sobre neurofibrilas, que são fibrilas delicadas e entrelaçadas que percorrem as células nervosas.[6] Esse trabalho causa sensação em seu campo, pois é um *tour de force* técnico que difere radicalmente da maioria dos artigos nas décadas anteriores e posteriores. Seus padrões para evidências e raciocínio científico são impecáveis, ao contrário de muitas publicações naquela época. Ele também é mais abrangente. A maioria das publicações no *American Journal of Insanity* naquele tempo tinha menos de 10 páginas. O tomo de Fuller tem 67 páginas, incluindo numerosas lâminas com desenhos requintados e fotografias de seus estudos microscópicos de células cerebrais. Trata-se essencialmente de uma dissertação, que usa as técnicas extremamente minuciosas que Fuller havia aperfeiçoado no laboratório de Alzheimer e aplicado ao estudo de pacientes no Hospício Estadual Westborough. Fuller revisa detalhadamente a literatura relevante sobre neurofibrilas dos 70 anos anteriores, desde o primeiro relato de sua descoberta em 1838.[7] Ele se interessa especialmente pela degeneração das neurofibrilas, descrevendo detalhadamente sua "fragmentação, aderência e inchaço" no cérebro dos pacientes que examinou. Oferece uma profusão de detalhes de casos clínicos, relatando o comportamento embaraçoso de um idoso formado em Harvard que se exercitava "correndo quase despido pelas ruas". Ele aborda especificamente os tipos de mudança nas neurofibrilas associados a diversas doenças no cérebro, incluindo demência senil, finalmente apontada com o nome que hoje reconhecemos, e sífilis avançada. Ele se aproxima muito do trabalho que pouco tempo depois levaria Alzheimer à fama, embora não chegue às conclusões de seu par alemão. Comparável a uma sequoia entre arbustos miúdos, o trabalho de Fuller revela o funcionamento de uma mente espetacular, aplicando pacientemente a melhor ciência de laboratório da época ao enigma de sintomas clínicos em diversas doenças, incluindo a demência. Seu esmero, sua busca por evidências objetivas e sua disciplina para avaliar o que os dados demonstram, ou não, reiteram sua maestria não superada por outros pesquisadores da época em termos de metodologia científica.

No entanto, foi o trabalho sobre neurofibrilas de Alzheimer que veio a se tornar famoso. Poucos anos antes de Fuller ir para a Alemanha, em novembro de 1901, Alzheimer examinou uma paciente conhecida nos anais da história da medicina como Auguste D. As descrições publicadas de sua doença e de um pequeno número de outros casos constituem os primeiros relatos do que viria ser a chamada doença de Alzheimer. Quando foi para o hospital, Auguste D tinha 51 anos, um casamento feliz e um filho. Ela era saudável até março de 1901, quando acusou seu marido de estar rondando inapropriadamente uma vizinha. A seguir, tiveram início os lapsos de memória. Dois meses depois, ela "começou a cometer erros ao preparar as refeições, andava neuroticamente, à toa, de um lado para o outro no apartamento, e ficou descuidada com o dinheiro para as despesas domésticas".[8] Auguste D passou a ter medo dos comerciantes locais e de morrer. Em novembro, não conseguia mais se lembrar de seu endereço, do nome de seu marido e tampouco conseguia escrever o próprio nome. Seu estado, que já era ruim, piorou. Como não saía da cama, ela desenvolveu uma escara, a qual infeccionou e gerou uma pneumonia. Auguste D morreu em consequência dessas complicações da demência em 1906.

Nessa época, Alzheimer já havia deixado Frankfurt e ido para Munique, então, pediu que o prontuário médico e o cérebro dela fossem enviados para que ele os examinasse. Algum tempo depois, apresentou o caso dela em uma conferência de psiquiatria, em 1906, e uma publicação de psiquiatria divulgou seu relato em 1907.[9] Alzheimer descreveu os "feixes emaranhados de fibras" presentes em alguns neurônios da mulher, assim como sedimentos espalhados em seu córtex. Alzheimer usou as técnicas mais avançadas disponíveis na época. Embora não fosse o primeiro a descrever placas e neurofibrilas, ele ligou emaranhados neurofibrilares a uma doença que passou a ter seu sobrenome. Tais placas e emaranhados formam o cerne da pesquisa científica atual sobre demência.

O que tornou o caso de Auguste D interessante foi justamente o fato de ela não ser idosa. O surgimento prematuro de sua demência, aliado àquelas estranhas descobertas neuropatológicas, ganhou a denominação de doença de Alzheimer por iniciativa do psiquiatra Emil Kraepelin, que designou a síndrome como uma nova doença em seu livro didático de 1910, embora, até então, poucos casos tivessem sido observados.[10]

O trabalho de Alzheimer não passou despercebido nos Estados Unidos. Estudos de patologia cerebral na demência e outras doenças começaram a aparecer em publicações médicas. Em 1908, C. M. Campbell citou Alzheimer, enquanto tentava distinguir entre demência causada pelo envelhecimento e demência causada por alterações nos vasos sanguíneos.[11] Poucos anos depois, o trabalho de E. E. Southard, de 1910, sobre a anatomia da demência senil se destaca pelas fortes observações clínicas e um bom-senso que parece saltar das páginas.[12] Ele havia trabalhado com um jovem estudante de medicina de Harvard, um certo "senhor N. S. Burns", para preparar históricos de casos e comparar a patologia em 23 casos de demência senil. Southard faz uma observação brilhante: ele não enxerga a necessidade de pacientes com demência morarem em hospícios. Muitos são debilitados, cegos e surdos, mas certamente esses problemas podem ser tratados, talvez até de forma melhor, em outros lugares.

De volta aos Estados Unidos, Fuller continuou também sua pesquisa sobre demência; seus trabalhos escritos se destacam pelo raciocínio claro e erudição honesta que eram sua marca. (Mais interessante ainda é que Fuller chegou a conclusões polêmicas na época, mas que foram validadas cientificamente décadas depois.) Esses trabalhos parecem mais livros curtos e densos do que artigos típicos daquela época, mas, apesar do esforço que requerem, acabam fisgando o leitor. Tipicamente, eles entrelaçam termos em latim, dados médicos e trechos comoventes de conversas entre médico e paciente. Por exemplo, "P: Onde é sua casa? R: Eu não tenho casa, só fico indo o tempo todo de um canto para outro". Muitos sumários desses casos têm um fecho radical: *Exitus letalis*, ou resultado mortal.[13] Tanto naquele tempo como agora, a demência mata.

Em uma obra em coautoria com seu colega Henry Klopp, Fuller questiona se a doença de Alzheimer merece ser considerada uma entidade distinta, definida como uma síndrome com todas as características clínicas e patológicas da demência em pessoas mais velhas, mas que ocorre em pacientes mais jovens.[14] Entre os médicos norte-americanos, Fuller estava em posição privilegiada para entender e avaliar o trabalho de Alzheimer – ao qual tinha reservas. Fuller apresenta o caso de uma mulher na faixa dos 50 anos que havia morrido de demência. O cérebro dela não apresentava sequer um emaranhado neurofibrilar, mas tinha poucas placas pequenas. (Com base na descrição do caso, essa paciente hoje poderia ser enquadrada nos critérios para demência frontotemporal.) Ele não encontra qualquer patologia distintiva em outros pacientes jovens com demência, então pergunta: "O que devemos entender por senilidade em um sentido anatômico ou psiquiátrico? Anatomicamente, ainda não conseguimos traçar uma linha precisa entre o cérebro de alguns considerados idosos normais e certos dementes senis".[15] Ele hesita especificamente em "reduzir a demência senil em termos das placas". Falando claramente, porém com polidez, sobre seu antigo mentor, Fuller acha que não há justificativa suficiente para nomear de Alzheimer uma doença baseada no início pré-senil da demência. Sua conclusão: há diferenças insuficientes na patologia que justificam separar a demência nos jovens da demência nos idosos.

Fuller era presciente. Embora suas observações tenham sido amplamente esquecidas, nos anos 1970 neurocientistas finalmente concordaram que não há duas formas de demência meramente separadas por idade.[16] Sessenta anos após as pesquisas de Fuller, a categoria doença de Alzheimer foi ampliada, incluindo demência em pessoas jovens ou idosas que tenham placas e emaranhados patológicos.

Fuller também produziu um trabalho escrito que investigava o papel das "placas miliares" nos cérebros dos idosos, notando que havia trabalhos insuficientes sobre demência, "em grande parte em razão do resultado fatal comumente esperado de uma doença mental que afeta pessoas já próximas do final da vida".[17] Para preencher essas lacunas nos registros científicos, faz uma revisão exaustiva de tudo o que se sabia, até então, sobre placas no cérebro e apresenta argumentos que sustentam seu ponto de vista com o mesmo cuidado que um engenheiro calcula o apoio para uma ponte. E elabora um estudo justamente para avaliar as relações entre placas, demência e envelhecimento, no qual compara os cérebros de 33 pacientes idosos morrendo "insanos" com aqueles de 50 pacientes jovens que morreram com doença mental e de 6 pacientes idosos que morreram sem doença mental. Ele oferece uma profusão de detalhes clínicos para que o leitor possa avaliar as evidências que corroboram suas conclusões. Fuller descreve, por exemplo, um homem com boa saúde até os 83 anos, que então perdeu a memória, passou a sair de casa de "maneira desproposital e confusa" e, "em certa ocasião, quase matou sua esposa idosa, sufocando-a". E descreve também outro "homem de 80 anos e sem psicose, que tinha placas em abundância".[18] Ele cita o trabalho de outros estudiosos que descobriram placas nos cérebros de somente metade dos pacientes idosos morrendo com sintomas de demência e conclui que as placas não são causadas pela arteriosclerose, ao contrário da crença comum naquela época. E argumenta que, embora sejam comumente encontradas nos cérebros de quem tem demência senil, as placas "não podem ser consideradas características de qualquer forma especial de doença mental". Placas foram encontradas nos cérebros de pessoas idosas sem doença mental e nos cérebros de pessoas jovens com várias doenças, incluindo sífilis.[19] Certas pessoas cujos sintomas pareciam demência senil não tinham nenhuma. Ele conclui que as diferenças patológicas entre o cérebro na demência senil e no envelhecimento são mais de grau do que de tipo.

Surpreendentemente, Fuller acha que placas não são necessárias nem suficientes para causar demência nos idosos. Agora, vou dar uma pausa rápida para recuperar o fôlego. A conclusão de Fuller, ignorada durante cerca de cem anos, é hoje a mesma encampada por muitos neuropatologistas, após décadas de debate acrimonioso. Consideremos o *Nun Study*, um projeto impressionante de longo prazo que gerou publicações a partir de 2000 que cobriam anos de pesquisa. Esse estudo confirma que placas e emaranhados como na doença de Alzheimer nem sempre estão correlacionados com sintomas de demência.[20] Em 2014, mais uma vez grandes testes clínicos fracassaram, levando à descoberta de que um terço dos pacientes citados por especialistas como supostamente tendo demência de Alzheimer tinham placas insuficientes para justificar esse diagnóstico.[21] Fuller *de fato* previu o resultado desses grandes estudos, mas os brilhantes cientistas que estudam a demência haviam tido uma perda de memória coletiva.

É difícil saber com precisão por que Fuller não recebeu mais reconhecimento durante sua vida ou posteriormente. Com certeza, o racismo foi uma das razões disso. Contemporâneos com seu nível de *expertise* assumiram posições de liderança que foram vetadas a ele; e tiveram muito mais oportunidades de apresentar seus trabalhos e teorias para a comunidade científica. Mas, talvez, Fuller também estivesse em desvantagem em virtude da natureza inconveniente de seu ceticismo. Se suas descobertas tivessem coincidido com aquelas de uma nova geração de pesquisadores, se houvesse argumentado a favor de uma relação linear entre placas, emaranhados e demência, talvez ele pudesse ter sido mais famoso. Caso nos ativéssemos às observações de Fuller, poderia haver menos embaraço em trabalhos atuais que questionam os elos que Fuller questionou de maneira semelhante. Se o trabalho de Fuller tivesse recebido a atenção merecida, tanto em seu tempo como nas gerações seguintes, talvez hoje estivéssemos mais avançados no entendimento e tratamento da demência.

A onda de interesse pela demência durou cerca de dez anos. A partir daí, o interesse foi diminuindo e essa linha de pesquisa voltou para a obscuridade, na qual permaneceu por décadas. Há um pequeno número de estudos, mas eles não despertam a atenção. A maior parte dos psiquiatras simplesmente abandona o estudo da anatomia cerebral. Em 1928, Adolf Meyer, em seu discurso presidencial na Associação Americana de Psiquiatria, ridiculariza seu próprio trabalho inicial em patologia por ser de uma época "em que a verdadeira ciência na medicina era identificada com o necrotério e o uso do microscópio".[22] O estudo científico da demência só ressuscitaria nos anos 1970, tempo suficiente para um bebê nascido na época de Fuller viver, envelhecer e desenvolver demência.

Solomon Fuller não viveu para ver o ressurgimento do interesse científico pela demência. Seu trabalho foi reconhecido em sua época pelo pequeno círculo de pesquisadores que tinha capacidade para apreciá-lo. Em razão da importância de suas pesquisas e conexões com prestigiosos pesquisadores europeus, ele foi convidado para a palestra de Freud na Universidade Clark, em 1909, e estava pouco visível na última fila da foto clássica dessa ocasião, embora mereça mais do que um holofote na história da neurociência.

Ele não recebeu o merecido reconhecimento profissional, mas teve alegrias em sua vida pessoal. Em 1906 conheceu a artista Meta Warrick, escultora e poeta que se tornou uma figura célebre no movimento cultural Renascimento do Harlem. Fuller a cortejou com um jantar tão esplêndido, com direito a lagosta à moda Newberg, vinho, galões cor-de-rosa e verdes, flores e samambaias, que Meta conservou o cardápio pelo resto da vida.[23] Eles se casaram em 1909 e foram morar em Framingham, Massachusetts. Embora os vizinhos tentassem impedi-los de se mudar para a bela casa que Fuller havia construído, o casal morou lá durante décadas e teve três filhos.[24] Entre suas cartas afetuosas, havia uma para Meta na qual ele a chama de "querida namoradinha" e envia "todo o amor do meu coração para você e as crianças".[25] Ele era um excelente jardineiro e foi descrito da seguinte forma por uma vizinha branca nos anos 1930: "Seu lindo jardim de flores é a única recreação da pessoa mais interessante em nossa cidade. De porte esbelto, discreto, despretensioso, bondoso, um juiz sagaz da natureza humana, um cavalheiro em todos os aspectos, assim é nosso médico negro".[26]

Após quase 20 anos, Fuller saiu do Hospício Estadual Westborough, em 1919, e foi para a Universidade de Boston, onde era o único afro-americano no corpo docente. Ele recebia um pequeno estipêndio para ensinar patologia e, vergonhosamente, nunca foi incluído na folha oficial de pagamento.[27] Ele prestava consultoria para outras instituições, incluindo o Hospital de Veteranos em Tuskegee, Alabama, para o qual treinou vários psiquiatras afro-americanos. Atuou durante cinco anos como diretor do departamento de neurologia na Universidade de Boston, mas novamente foi injustiçado: era bem-vindo para fazer o trabalho, mas nunca recebeu oficialmente o título de diretor. Ele acabou pedindo demissão do corpo docente quando um jovem médico branco foi promovido a diretor em seu lugar.

Na ciência e na vida, Fuller, o patologista genial que sabia como olhar, reconhecia o que via em se tratando de neuropatologia ou racismo. Era um revolucionário discreto, que fazia seu trabalho notoriamente bem. Apreciava o reconhecimento, mas parecia não esperá-lo. Mesmo em um sistema construído para menosprezar suas visões e estatura, ele tirava suas próprias conclusões. Cem anos depois, olhando em retrospecto, vemos tudo isso tão facilmente. A visão de Fuller era maravilhosamente clara e devíamos ter prestado mais atenção nele.

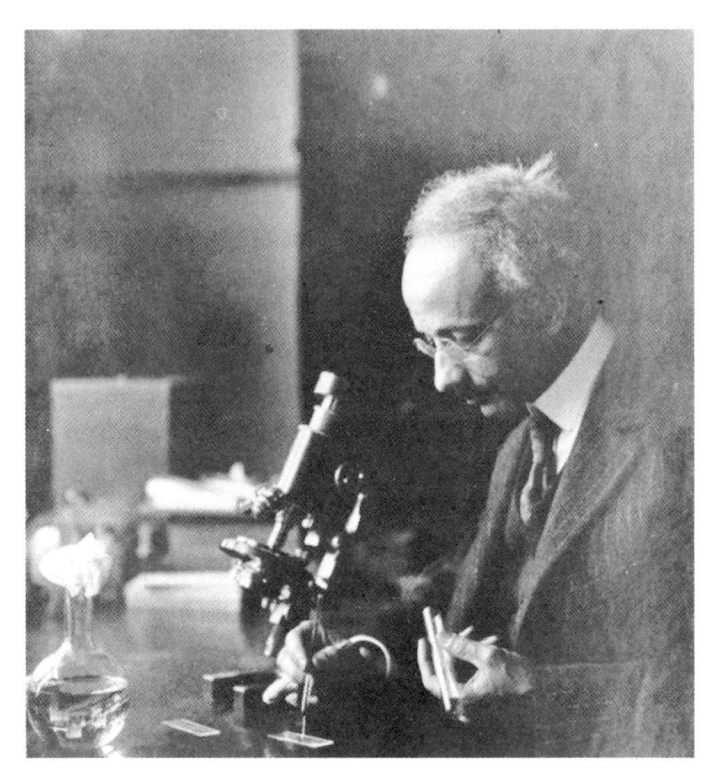

5

DA OBSCURIDADE PARA A LUZ

Nos anos 1970, política, dinheiro e ciência se entrelaçaram para tirar a demência – como um problema político, uma entidade clínica e um tópico de pesquisa – das sombras. Como ocorreu essa transição da obscuridade para a luz?

Para entender essa evolução, vamos examinar a primeira metade do século XX, um período de muitas descobertas na medicina, mas, simultaneamente, uma época sombria. Esses foram os anos em que a medicina deixou de lado um antigo princípio: em princípio, não faça nada prejudicial. Médicos-cientistas tornaram-se ousados, partindo para tratamentos experimentais radicais. Doenças graves em todos os campos da medicina eram atacadas com métodos potentes. Cirurgias radicais de câncer, quimioterapias e diversas intervenções agressivas moldavam a nova guerra contra a doença.[1] A metáfora da guerra é bem apropriada; por exemplo, a batalha contra o câncer de mama deixava muitas mulheres cheias de cicatrizes físicas e emocionais, nem sempre melhorando sua saúde.[2] Alguns esforços experimentais levaram a tratamentos bem-sucedidos, mas a maioria, não. Atualmente é possível tratar mais doenças, o que é um ganho importante, porém, ao custo de numerosos danos e mortes. Pacientes morreram em razão desses experimentos, alguns sofrendo terrivelmente. Os médicos chamavam os tratamentos experimentais invasivos de heroicos, mas quem era o herói nesse caso? Os médicos eram como generais encarapitados no alto de seus cavalos em um promontório, inspecionando o campo abaixo. No papel dos soldados que marchavam a pé estavam os pacientes que faziam o sacrifício máximo. Os médicos achavam que o risco valia a pena por causa dos possíveis ganhos; não se sabe o que os pacientes pensavam.

As normas para obter consentimento eram rudimentares, assim como o eram as exigências para os tratamentos demonstrarem segurança e eficácia antes de sua aplicação em seres humanos.

Os psiquiatras ficavam frustrados com os hospitais lotados e a falta de tratamentos efetivos para doenças mentais graves. Métodos agressivos eram empregados para esvaziar os hospícios. O racismo e o nacionalismo ganharam força; imigrantes e minorias eram visados como vetores de doenças mentais. Um artigo típico aponta uma frequência alta de psicose entre "hebreus" e a ausência de ansiedade nos "negros despreocupados".[3] E por que isso ocorria? Por causa da hereditariedade! Haveria maneira melhor de deter a doença mental do que impedir os doentes mentais de ter filhos? O discurso presidencial de 1908 para a Associação Americana Médico-Psicológica instiga a sociedade a "impedir o casamento dos débeis mentais".[4] Entre 1900 e 1950, programas de esterilização surgiram como a maior arma na campanha contra doenças mentais. Diversos estados no país aprovaram leis permitindo a esterilização de "defeituosos mentais" – a Califórnia e a Virgínia eram especialmente ativas. Embora milhares dessas operações fossem feitas a despeito das objeções dos pacientes, alguns médicos clamavam por mais, pois "essa proteção não está sendo dada a uma grande proporção daqueles que a justificam".[5]

A esterilização poderia eliminar futuras gerações de pacientes tidos como "defeituosos", mas não poderia eliminar os pacientes mais velhos em hospícios. O que fazer? Algumas localidades resolveram enviar "dementes calmos" para viverem com famílias de boa vontade na comunidade. (Até hoje aqueles a favor da "inserção dos doentes mentais em famílias de acolhimento" sempre citam a aldeia belga de Geel como um exemplo excelente. Em sua longa história, Geel, às vezes, também serviu como exemplo de abuso.)[6] Algumas famílias tiveram êxito em integrar a pessoa idosa em suas vidas, formando relacionamentos afetuosos. Outras estavam mais interessadas na ajuda de custo modesta, e idosos frágeis viviam com elas sem receber alimentação, roupas e abrigo adequados, de maneira semelhante ao tratamento vergonhoso dos doentes mentais deplorado por Dorothea Dix.

Após a década inicial do trabalho de Alzheimer, Fuller e outros, houve pouca pesquisa sobre demência, mas a psiquiatria investigava outras doenças com entusiasmo. Muitos psiquiatras zombavam dos esforços de estudiosos anteriores, como o dr. Kirkbride, que promovia o tratamento moral e protegia os pacientes de espancamentos, correntes e privação alimentar, tratando-os com compaixão e respeito. O tratamento moral de fato não provê curas para demência, mania ou psicose, porém, protegia os doentes mentais de vários males.

O mesmo não pode ser dito a respeito da nova abordagem científica. Entre os anos 1920 e a década de 1960, pacientes psiquiátricos eram alvo de tratamentos experimentais invasivos, geralmente, sem o direito de recusarem. Julius Wagner-Jauregg, que chegou a ganhar o prêmio Nobel em 1927, observou que um paciente com paresia geral teve uma leve melhora após um acesso de febre alta.[7] Wagner-Jauregg, então, passou a expor intencionalmente pacientes mentais a infecções, em busca de uma "cura pela febre". Ele inoculava as bactérias potencialmente letais que causam faringite estreptocócica e tuberculose, e depois até malária. Uma taxa colossal de 15% dos pacientes morreu por causa desse tratamento, mas os sintomas psicóticos desapareceram, pelo menos por algum tempo, em alguns deles. Essa época foi um péssimo exemplo na série contínua de cura/cuidados. Os médicos literalmente cometiam assassinatos impunemente.

Um paciente pode entrar em coma induzido por insulina, a exemplo do que foi feito com John Forbes Nash Jr., o matemático de Princeton cuja história é o tema do filme *Uma mente brilhante*.[8] A mais permanente dessas intervenções era a lobotomia. A remoção de tecidos cerebrais dos lobos frontais dos pacientes não só limitava a agitação como deixava os pacientes praticamente incapazes de agir. Superintendentes de hospitais ficavam satisfeitos com o fato de a equipe não ter mais de lidar com pacientes agitados; a lobotomia não era uma cura, mas uma espécie de sedação permanente. Como a agitação era uma razão-chave para uma pessoa ser confinada, havia o argumento de que, após a lobotomia, o paciente podia voltar para sua comunidade, parando de viver às custas do Estado.

A popularidade da lobotomia aumentou constantemente nos anos 1930, tendo seu auge em 1949, com mais de 5 mil intervenções realizadas naquele ano em pacientes mentais nos Estados Unidos. Em 1951, médicos em mais da metade das instituições psiquiátricas do país faziam lobotomias, e mais de 18 mil pessoas haviam sido submetidas ao procedimento. Egas Moniz, o médico português que popularizou a lobotomia, ganhou o prêmio Nobel em 1949 por seu trabalho.[9] No prazo de poucos anos, porém, o entusiasmo por essa intervenção se esvaiu em razão de surgimento de relatos sobre complicações e efeitos colaterais terríveis.[10] Para milhares de pacientes, a novidade chegou tarde demais.

Um tratamento desse período que continua sendo usado é a terapia eletroconvulsiva (ECT), também conhecida como eletrochoque. A princípio, a ECT era comumente associada a membros quebrados, perda substancial de memória e outros efeitos danosos importantes. Atualmente, o tratamento é seguro e efetivo, especialmente para depressão, e utiliza baixas voltagens de eletricidade, sedação apropriada e seleção criteriosa de pacientes. A ECT é facilmente ficcionalizada, sendo tema de muitos filmes, peças e livros. Para o bem ou para o mal, essas representações em veículos culturais moldam muito mais as reações públicas à ECT do que qualquer estudo científico.

Ironicamente, a inferência de que idosos com demência não responderiam ao tratamento teve um efeito protetivo. Líderes nessa área, como Karl e William Menninger, divulgavam a mensagem de que a "psiquiatria havia se dedicado demais no passado aos cuidados de poucas pessoas irremediáveis e desafortunadas".[11] Cientistas que almejavam curar doenças mentais raramente estudavam pacientes mais velhos debilitados, que tinham pouca chance de recuperação – e só atrapalhariam os dados das pesquisas –, de maneira que a maioria dos pacientes que se sujeitava a tratamentos inovadores e invasivos era jovem. Números relativamente baixos de pacientes com demência passaram por lobotomia. A maior parte continuava no hospital psiquiátrico, onde seu número crescente fazia com que a psiquiatria e os governos, que arcavam com seu tratamento, considerassem essas pessoas um fardo, um problema a ser resolvido.

Tratamentos biológicos não eram os únicos em alta. A influência de Freud e do pensamento psicanalítico sobre a psiquiatria durante esse período também era grande. Profissionais dessa área adotavam cada vez mais a perspectiva analítica, com cargos prestigiosos e oportunidades sendo destinados aos que tinham uma abordagem psicodinâmica.

Aqueles anos revelaram antigas tensões na psiquiatria. Havia pesquisadores e clínicos que focavam nas causas e tratamentos biológicos – por exemplo, fazendo uso da lobotomia ou do choque de insulina. Psicanalistas tinham outra abordagem, esperando revisar a estrutura do cérebro por meio da cura universal, ou seja, a terapia. Cada campo tinha percepções importantes para oferecer, assim como era capaz de cometer erros monumentais. Atualmente, é indiscutível que a biologia desempenha um papel nas doenças mentais e nas demais. Os genes claramente influenciam o risco de alguém desenvolver esquizofrenia ou transtorno bipolar. Ao mesmo tempo, experiências individuais e o ambiente também fazem uma enorme diferença para o bem ou para o mal. Medicações podem diminuir muitos sintomas, assim como a psicoterapia e o tratamento cognitivo. A pobreza e a falta de acesso a tratamentos médicos, boa alimentação, educação sólida e lugares seguros onde viver, trabalhar e se divertir aumentam o risco para a maioria das doenças. Esses são os chamados determinantes sociais da saúde, e uma profusão de evidências corrobora seu impacto sobre os problemas de saúde, incluindo doenças cardíacas, asma e demência.

Da obscuridade para a luz

A psiquiatria construiu seu império com base no hospital psiquiátrico. Esses edifícios imponentes encarnavam a missão elevada da psiquiatria: cuidar dos doentes mentais de maneira competente e moderna e evitar os tormentos dos cárceres e asilos de pobres. O prestígio e a segurança da psiquiatria derivaram do hospício, pois essas instituições trouxeram verbas e um fluxo constante de empregos. Mas no decorrer do tempo, o hospício lentamente deixou de ser uma fortaleza para a psiquiatria e se tornou uma prisão. No século XX houve um rumor constante de escândalos envolvendo instituições psiquiátricas, que continuou aumentando após a Segunda Guerra Mundial. Fundos limitados, instalações físicas decadentes e equipes cada vez menores para atender os pacientes contribuíram para piorar as condições nos hospitais públicos. Além de surpreendentemente grande, a população das instituições psiquiátricas era idosa e demente. Em 1946, 43,7% das primeiras internações eram motivadas por síndrome cerebral orgânica, um diagnóstico bem próximo ao atual para demência.[12]

No final dos anos 1940, havia clamores ruidosos pela reforma dos hospitais psiquiátricos. Em 1946, o Congresso aprovou a Lei Nacional de Saúde Mental, a primeira lei federal contemplando as doenças psiquiátricas. Em decorrência, foi criado o Instituto Nacional de Saúde Mental (NIMH), que hoje é a seção básica, nos Institutos Nacionais de Saúde (NIH), de financiamento para pesquisas sobre doenças psiquiátricas. Robert Felix, o diretor fundador do NIMH, tomou posse em 1949. Uma de suas batalhas iniciais e mais importantes foi ter o NIMH e outros institutos incluídos como parte do NIH, já que a legislação original não localizou as doenças mentais dentro do NIH e, portanto, dentro do restante da medicina.

Toda geração vê com clareza notável os erros da geração anterior. Inovadores acreditam que estão apresentando soluções inéditas e melhores para problemas intratáveis, até que outra geração se estabelece meneando a cabeça com desânimo. E assim ocorreu com a questão do que fazer com pessoas idosas, dementes e pobres. À medida que os Estados Unidos cresciam e prosperavam no século XX, o número de idosos aumentou e dezenas de milhares foram parar em instituições psiquiátricas públicas.

Então, entra em cena uma nova geração de reformistas. Os defeitos dos hospitais psiquiátricos assomavam em uma série de revelações amplamente divulgadas. Na década de 1950, meio milhão de pessoas, incluindo muitas com demência, foram institucionalizadas – uma forma de encarceramento em massa. Essa apregoada panaceia, o hospital psiquiátrico, não era mais a solução, e sim um desastre que precisava ter fim imediatamente. Uma sucessão rápida de relatos escandalosos documentava a improbabilidade de instituições psiquiátricas confortarem os pacientes, afora a impossibilidade de curá-los. A revista *Life* publicou as revelações de Albert Maisel na matéria "Bedlam, 1946", com fotografias mostrando condições assustadoras como aquelas em campos de concentração na Europa.[13] Leitores por todo o país ficaram chocados ao saber que pacientes faziam trabalhos forçados, eram contidos fisicamente com crueldade e deixados nus. Mary Jane Ward publicou depois seu romance campeão de vendas *Na cova das serpentes*, narrando vividamente para o público os horrores da vida em uma instituição psiquiátrica.[14] As mesmas entidades políticas que varreram centenas de milhares de pessoas para essas instituições ficaram chocadas ao encontrá-las lá.

A psiquiatria se viu em uma encruzilhada. As tentativas para curar doenças mentais focavam em fatores biológicos ou psicodinâmicos, mas raramente em ambos. Poucas pesquisas investigavam a demência nos idosos, embora esses pacientes abarrotassem cada vez mais as instituições psiquiátricas. Todos aqueles milhares de idosos lotando as alas não passavam de casos "irremediáveis e desafortunados", conforme decretara o psiquiatra Karl Menninger.[15] Em 1961, uma comissão federal barrou a construção de qualquer hospital psiquiátrico novo. Agora era hora de *tirar* os pacientes dos hospitais. Uma guinada estranha, essa recomendação espelhava a legislação dos anos 1890, decretando que os doentes mentais deviam sair dos asilos de indigentes e *entrar* em hospitais psiquiátricos.

Os psiquiatras sempre resistiram à ideia de que doenças mentais são incuráveis e seu trabalho se resumia aos cuidados relativos à custódia dos doentes mentais.[16] Agora, eles recuavam com vigor. Mas ninguém imaginava que idosos frágeis com demência podiam ser curados. Para abrir espaço para pacientes mais promissores, as pessoas mais velhas com deficiências crônicas incessáveis deviam ir para outros lugares. Diretores de hospitais psiquiátricos se queixavam havia décadas de terem de cuidar de todos os tipos errados de pacientes. Naquele momento, eles descobriram um mecanismo bem-sucedido para tirar de sua alçada o cuidado de idosos.

E qual foi a solução descoberta pela nova geração? Nos anos 1960, a casa de repouso era o melhor lugar para colocar os pobres, velhos, solitários e dementes. O declínio cognitivo e seus sintomas não requeriam mais *expertise* em saúde mental; como nenhum tratamento poderia curar os idosos dementes, bastava não oferecer tratamento nenhum. O que esses idosos precisavam era de custódia e cuidados. Em 1965, a criação do Medicare e do Medicaid proveu novos fundos para o tratamento dos idosos e dos pobres. Esse dinheiro novo se somou a um novo diagnóstico e a uma nova causa.

A casa de repouso não era o pior lugar em que idosos com demência podiam ficar. Ao longo dos anos 1960 e 1970, muitos acabaram indo parar nas ruas, em decorrência da crise habitacional gerada pela desinstitucionalização. O caminho para a desinstitucionalização era pavimentado de boas intenções. Muitas pessoas concordavam que aquele meio milhão de pacientes não podia continuar mais preso em hospitais psiquiátricos. Advogados encamparam o espírito dos anos 1960 e passaram a defender novos direitos para os pacientes, inspirando-se nos movimentos pelos direitos civis de minorias e das mulheres. Governos estaduais, cada vez mais preocupados com o alto custo dos cuidados institucionais, viram o tratamento baseado na comunidade como uma maneira de poupar dinheiro. Psiquiatras celebravam êxitos no tratamento da psicose, com fármacos como clorpromazina. Todos esses grupos acreditavam não só que era possível, mas também necessário, liberar das instituições os pacientes mentais cronicamente hospitalizados.

A realidade da desinstitucionalização, porém, foi devastadora. Centenas de milhares de pacientes mentais saíram das instituições e ficaram vagando pelos bairros nos Estados Unidos. Algumas dessas pessoas moravam em hospitais havia décadas. Muitas eram idosas, não tinham uma profissão nem dinheiro, e seu grau de educação era mínimo. Há muito tempo haviam perdido o rastro ou sido abandonadas por suas famílias. Tinham doenças como esquizofrenia e transtorno bipolar, e agora não sabiam onde conseguir tratamento. Diante de tudo isso, acabavam morando na rua, presos pelas garras de doenças mentais graves.

Se tivessem recebido apoio e tratamento apropriados, muitos pacientes poderiam ter ido morar de maneira segura em uma comunidade. Mas, simplesmente nunca surgiu uma rede robusta de centros comunitários de saúde mental, crucial para cuidar de pessoas com doenças crônicas. Apoio à moradia, capacitação profissional e todos os programas que poderiam ter possibilitado a transição eram raros e carentes de verbas.

O movimento pela desinstitucionalização conseguiu esvaziar as instituições psiquiátricas, mas deixou de apoiar esse enorme contingente despejado para que recomeçasse a vida com dignidade e segurança. Não pode haver autonomia em face da pobreza e de doenças mentais graves sem tratamento, a menos que uma queda livre sem uma rede de segurança equivalha à liberdade.[17] Já que não estavam mais em hospitais públicos, esses pacientes saíram do campo de visão e foram apagados das mentes de muitos políticos.

Mesmo assim, idosos frágeis geravam um problema político para os fãs da desinstitucionalização. Com exceção dos psicóticos, adultos ambulatoriais é que foram viver na rua – e esses fãs podiam fingir que a vida nas ruas era preferível. Quem somos nós para limitar a liberdade deles? Mas como alguém tem coragem de despejar uma pessoa idosa que não consegue andar, falar ou se alimentar por conta própria? Pareceria péssimo. O funcionário responsável por mandar uma vovó morar em um banco no parque seria considerado um vilão. Em vez de se livrar de todos de uma vez por todas, alguns seriam largados em casas de repouso.

As primeiras casas de repouso surgiram no século XIX, e seu número aumentou no século XX. Embora algumas funcionassem bem, havia problemas comuns o suficiente para que qualquer um que olhasse pudesse notá-los. Mas poucos se interessavam em saber o que acontecia com dezenas de milhares de pacientes transferidos de hospitais psiquiátricos para casas de repouso. Nem líderes da psiquiatria nem o governo tinham interesse em olhar para onde essas pessoas eram encaminhadas, desde que fosse para longe da porta do hospital. A psiquiatria poderia melhorar suas instalações e se recuperar dos ferrões dos escândalos. Os estados gostavam da ideia de desviar os custos de hospitais públicos para casas de repouso menos reguladas e mais baratas, especialmente quando essa mudança vinha junto com verbas federais. Operadoras de casas de repouso comemoraram o aumento massivo da demanda. Nos anos 1960, a população dessas instituições dobrou.[18] Nos anos 1980, havia dez vezes mais pessoas vivendo em casas de repouso do que em hospitais psiquiátricos.[19] Idosos com demência saíram por uma porta institucional e entraram em outra.

Em um mundo ideal, uma grande mudança política incluiria perguntar às pessoas afetadas do que elas realmente precisam e gostariam. Essa mudança política, porém, ocorreu no apressado e duro mundo real. Ninguém disse aos pacientes com demência, "por favor, diga como você está e o que seria melhor. Ou, se não puder me dizer, deixe-me dar uma boa olhada em você e tentar juntar um monte de coisas úteis, que depois vamos testar para ver se de fato tornam sua vida bem melhor". Por isso, não se sabe o que passou pela cabeça dos idosos com demência que foram despejados de uma casa institucional involuntária para outra. Talvez eles quisessem sair do hospital, embora para muitos aquele lugar fosse seu lar há décadas. Talvez sua demência estivesse tão avançada que eles nem percebiam estar em um novo ambiente. Seja como for, ninguém pediu a opinião deles.

Bruce Vladeck, em seu excelente estudo de 1980 sobre a história e as falhas das casas de repouso e instituições de longa permanência em geral, argumenta que os legisladores federais tinham muito pouco interesse e conhecimento sobre isso antes de desencadearem a enchente de fundos para o Medicaid e o Medicare a partir de 1965.[20] Mas o crescimento das casas de repouso já havia disparado desde antes desses programas governamentais de benefícios sociais, graças a uma série de leis federais. A Lei Hill-Burton, ratificada em 1954, aumentou amplamente as verbas para construí-las.[21] No prazo de poucos anos, havia 10 mil casas de repouso novas, abrigando mais de 400 mil residentes, tendo como resultado o gigantesco aumento nos custos. Os pagamentos para fornecedores de casas de repouso haviam aumentado 10 vezes nos 5 anos *anteriores* ao surgimento do Medicare e do Medicaid. Em 1963, um subcomitê congressional já estava preparando um relatório sobre as condições inaceitáveis em muitas casas de repouso.[22] Elas variavam em termos de tamanho, do número de pacientes e de nível e qualidade dos cuidados. Muitas eram operações pequenas geridas por um casal, com poucos quartos no que antes era uma residência comum. As exigências para seu funcionamento eram mínimas. Muitas não tinham medidas de prevenção contra incêndios, nem saídas acessíveis, representando um desastre iminente para idosos com mobilidade limitada. Segurança alimentar frouxa e o desejo perene de economizar significavam que a comida podia ser intragável, escassa e ocasionalmente tóxica. Todavia, casas de repouso eram destinadas a assumir o fardo outrora a cargo dos hospitais psiquiátricos, a responsabilidade de cuidar de idosos isolados e pobres, incluindo pessoas com demência.

O Congresso não se preocupava com os custos potenciais de cuidar de um vasto número de norte-americanos mais velhos, mas definiu alguns limites. O Medicaid cobriria custos de enfermagem em longo prazo somente para pessoas de baixa renda. O Medicare cobriria os idosos independentemente de sua renda, mas apenas para estadas mais curtas, principalmente daqueles que estavam prontos para sair do hospital, mas que não estavam suficientemente recuperados para ir para casa. A Administração da Previdência Social estimou que os custos no primeiro ano de cobertura do Medicare para essas estadas limitadas em casas de repouso ficariam entre US$ 25 milhões e US$ 50 milhões. O que poderia dar errado?

Tudo deu errado, tudo mesmo. Os custos reais naquele primeiro ano chegaram a US$ 275 milhões, 10 vezes mais do que o estimado.[23] Todas as suposições estavam erradas. Primeiro, os administradores da Previdência sabiam que poucas casas de repouso seguiam os padrões mais rígidos atualizados, então, imaginaram que apenas um pequeno número de leitos estivesse disponível. Errado! Outros funcionários federais, preocupados com a falta de leitos em face de um novo programa de benefícios sociais, criaram uma saída assombrosa. Se uma casa de repouso não satisfizesse os padrões, mas estivesse perto disso e manifestasse uma intenção sincera de melhorar, ela então se enquadraria na elástica categoria de *"compliance* substancial". Essa interpretação criativa das normas reguladoras abolia a escassez de leitos com uma varinha mágica. Os custos não seriam limitados pelo número de leitos que de fato estavam de acordo com essas normas. De forma alguma. As traves foram postas tão distanciadas que era difícil *não* ganhar as verbas do Medicare.

O segundo motivo ocorreu, pois, os administradores supunham que o benefício de casas de repouso do Medicare pouparia dólares destinados à saúde ao permitir transferências mais velozes de um leito caro de hospital para outro mais barato em uma casa de repouso. Errado. Não havia a menor evidência que corroborasse essa teoria. Essencialmente, ocorreu o oposto. Em um piscar de olhos, a opção de uma estada breve para reabilitação em uma casa de repouso, cortesia do Medicare, se transformou no tratamento padrão. Agora, todo paciente idoso de hospital a caminho de casa dava uma parada em um estabelecimento com enfermagem. Se o lugar não estivesse imediatamente disponível, o paciente aguardava uma vaga e, enquanto isso, voltava a dar despesas em um hospital. Os custos foram parar nas alturas.[24]

Por fim, os reguladores não previram o grau chocante de corrupção gerado por esses benefícios sociais. Limusines, iates, verbas secretas, propinas e outras aberrações emergiram com os escândalos das casas de repouso nos anos 1970. Idosos dementes fragilizados deixaram de ser indesejados, mas ainda não eram considerados merecedores de cuidados empáticos e de um porto seguro. Não mesmo.

Imagine um vigarista nos anos 1970 buscando uma oportunidade de se dar bem. Circulando como uma ave de rapina, ele detecta milhares de pessoas que não conseguem pensar nem se lembrar com clareza, nem contatar autoridades, e, o melhor de tudo, seus bolsos têm ligação direta com os fundos financeiros do governo federal. O vigarista espia os idosos frágeis dos Estados Unidos, os quais lhe parecem presas gordas e suculentas. Ele, então, se lança sobre elas, abrindo uma casa de repouso com fins lucrativos.[25]

Entre 1969 e 1975, operadoras de casas de repouso em Nova York trapacearam o Medicaid e surrupiaram US$ 42 milhões de dólares.[26] Roubar tanto dinheiro requeria engenhosidade. O governo federal havia concordado em reembolsar "custos razoáveis", mas não definiu bem o que era "razoável". Certas operadoras cobravam muito alto por serviços nunca prestados ou com custos absurdamente inflados; no entanto, sua criatividade ia ainda mais longe. A fraude virou quase uma forma de arte. Um proprietário de casas de repouso comprou uma tela de Renoir por US$ 60 mil, então convenceu o vendedor a emitir uma nota referente a 400 obras de arte mais baratas e inexistentes para embelezar seus estabelecimentos.[27] Propinas eram muito populares: para os

30 maiores fornecedores locais de bens e serviços para casas de repouso, elas variavam de 5% a 33% do faturamento mensal.²⁸

O Medicaid permitia que os residentes mantivessem uma pequena "provisão para necessidades pessoais" de US$ 25 por mês. Isso era uma fonte deliciosa de dinheiro para despesas miúdas, porém, mais para os administradores do que para os residentes. Remanescente de uma comédia de costumes ruim, um esquema era os donos de uma casa de repouso relatarem *muitos* roubos à mão armada, que sempre ocorriam à noite, quando havia apenas um funcionário de plantão. Os ladrões nunca conseguiam acessar o cofre com o fundo para despesas miúdas na casa de repouso, mas, repetidamente, abriam e esvaziavam o cofre com o dinheiro dos residentes.²⁹ Que coisa terrível!

A manipulação imobiliária também oferecia opções tentadoras para depenar o governo. Era possível superestimar o valor de uma propriedade, assim como a hipoteca e a depreciação do imóvel. Donos de casas de repouso ganhavam mais dinheiro alugando-as do que gerindo-as. Corporações fictícias comandadas por testas de ferro brotavam como cogumelos em uma clareira sombreada. Vladeck compara o *éthos* predominante àquele de um exército medieval que recebia soldos de subsistência – e, além de tudo que podia roubar.³⁰

Autoridades públicas lutavam para dar fim a essas trapaças, mas não era fácil. Em um relato muito ilustrativo, dá para imaginar o promotor público arrancando os cabelos por causa de um vigarista que escapou da justiça. O proprietário dessa casa de repouso recebeu uma ordem judicial para apresentar seus livros e registros contábeis em abril de 1975. Embora não fosse um forte defensor da lei *antes* de receber essa ordem, ele aprendeu a desviar-se dela como se tivesse o poderoso tridente de Poseidon. Apresentou uma moção para anular a ordem judicial, mas perdeu. Depois perdeu na Vara de Apelações, no Tribunal Civil do estado de Nova York, no Tribunal do Distrito Federal, no Circuito Federal de Tribunais de Apelações e na Suprema Corte dos Estados Unidos. A essa altura, ele já conseguira se manter fora da prisão por dois anos e meio. Um juiz exasperado (e loquaz) lhe disse: "Ao contrário de embarcações sem sorte passando pelo Triângulo das Bermudas, livros e registros contábeis não desaparecem sem explicação após a apresentação de uma ordem judicial emitida por um Promotor Público Especial". O vigarista resiliente insistiu no esquema de apresentar apelações, perdendo em cada etapa, mas preservou sua liberdade até abril de 1978. Ele passou poucos meses preso, então, apresentou uma petição para ser solto. E, com lógica irrefutável, recusou-se a afirmar porque não tinha os livros contábeis, pois isso poderia incriminá-lo. Foi então liberado. O promotor público quase chorou: conforme aquele relato de 1978, o dono ainda tinha de achar os livros, voltar para a prisão ou pagar alguma multa.³¹

Embora esse possa parecer o nível mais desprezível possível para um fraudador contra o Medicaid, há coisa pior. Esse prêmio desonroso vai para o advogado e político Alan Hochberg, condenado em 1978 por receber taxas e pagamentos ilícitos e tentar influenciar uma eleição primária, enquanto era membro da Assembleia do estado de Nova York e diretor de seu Comitê de Ética.[32] E nada disso é invencionice.

A soma de todos esses custos, reais e fraudulentos, se tornou uma conta descomunal para o Medicaid e o Medicare. Membros do governo se contorciam de vergonha e sua desforra foi rápida e feroz. Eles tomaram muitas medidas para reduzir os pagamentos do governo, contudo, a mais infame foi o indeferimento retroativo de pedidos feitos por beneficiários do Medicare. Em 1968, a taxa de indeferimento a pedidos de cuidados prolongados era de 1,5%. Quando o escopo dos custos excedentes emergiu, essa taxa disparou, sendo que em 1970 chegou a 8,2%. Famílias ficaram com dívidas de milhares de dólares por cuidados assistenciais que, supostamente, eram garantidos pelo governo. Alguns idosos, com contas altíssimas a pagar, foram despejados de casas de repouso, mesmo sem ter para onde ir.[33]

Uma confusão tão grande ajudou a mudar certas coisas. Nesse caso, o governo passou a olhar os idosos de outra maneira. De certa forma, temos de agradecer aos fraudadores por isso. Muitos fatores fizerem o público prestar atenção na demência, mas uma contribuição importante foi dada pelos escândalos das casas de repouso. Os responsáveis pela política de saúde finalmente passaram a enxergar os idosos vulneráveis em suas comunidades, muitos deles com demência, e viram o quanto essas pessoas implicavam gastos altíssimos. Furtos e abusos poderiam ser reduzidos, porém, não eliminados. Mesmo com uma melhor supervisão, idosos poderiam continuar sendo hóspedes muito caros do governo. O que era possível fazer com eles?

Chegamos, então, a uma variante do problema cuidados/cura. Médicos não viam potencial para cura e, portanto, nenhuma necessidade de tratamento. Tais pessoas precisavam "apenas" de cuidados. Quando pessoas com demência saíram de hospitais psiquiátricos e foram para casas de repouso, o objetivo era prover cuidados "com custódia" ao menor custo possível. *Custódia* pode se referir até ao que um zelador faz, e essa conotação é relevante aqui. Quando uma pessoa parece incurável, a medicina costuma perder o interesse nela. Uma doença incurável suscita poucas questões para pesquisa e nada que dê brilho a uma carreira ambiciosa. A cura obtém a glória e o dinheiro grosso. Os cuidados são enfadonhos e ininterruptos, não científicos e algo em que não vale a pena investir. Nós ainda sofremos as consequências dessa dicotomia, e os ganhos que tivemos são insuficientes.

Quando o Medicare e o Medicaid se consolidaram nos anos 1970, os idosos norte-americanos com demência não eram mais invisíveis e, desde então, passaram a ser considerados predadores, portadores de contracheques e pagadores de contas. Então, assim que eles entraram em foco, novos desenvolvimentos na ciência – e na política da ciência – aludiram a uma possível solução.

O desastre das casas de repouso não foi o único motivo, nessa época, para o país mudar sua visão sobre os idosos. Mais pessoas estavam vivendo até uma idade avançada, o que promoveu o crescimento da geriatria e ajudou a mudar os posicionamentos de maneiras importantes.[34] A pesquisa médica ganhou grande impulso após a Segunda Guerra Mundial. O senador Lyndon Johnson e o presidente Truman tiveram ataques cardíacos, o que chamou a atenção dos legisladores. A ideia de promover a pesquisa médica com investimentos federais prosperou e se tornou uma das grandes ideias que nortearam os Estados Unidos na segunda metade do século XX.

O estudo da demência, porém, enfrentava obstáculos, ao contrário dos cânceres e doenças cardíacas. Muitas pessoas, incluindo médicos, não a consideravam uma doença fatal (um equívoco que persiste até hoje, mas que naquela época não foi admitido como um erro). Os médicos achavam que a demência era um estágio final para algumas pessoas, um aspecto vago e infeliz do envelhecimento, não uma doença bem distinta. Pacientes com demência morriam, mas por estarem debilitados de outras maneiras. O esperado era que eles morressem por causa de uma pneumonia, um quadril quebrado ou outra complicação qualquer do envelhecimento; enfim, pouco importava qual fosse a causa. Ainda existiam poucas pesquisas sobre esse tópico e raramente havia artigos a respeito em publicações de psiquiatria.[35]

Nos anos 1970, os cientistas redescobriram a demência. O microscópio eletrônico desvendava imagens até do interior das células – um avanço de impacto extraordinário para o mundo. Pesquisas biológicas sobre doenças cerebrais ganharam impulso. Minha instituição de origem, a Faculdade de Medicina Albert Einstein, no Bronx, era um dos polos do estudo renovado da demência. Saul Korey, diretor de Neurologia, recrutou um grupo dinâmico de cientistas, incluindo o jovem patologista Bob Terry, apostando que suas imagens cada vez mais refinadas, obtidas com o microscópio eletrônico, melhorariam as investigações de neuropatologia.[36] Os dois se deram bem e começaram a buscar questões ainda em aberto, a fim de desvendá-las em conjunto com a *expertise* de ambos. Eles vasculharam um texto de neurologia e logo acharam a doença de Alzheimer. Eles não tinham notícia de que outros pesquisadores estivessem pretendendo estudar essa doença, e isso tornou o trabalho mais eletrizante.[37] Embora as pesquisas de Solomon Fuller e outros no início do século XX notassem que placas e emaranhados não se limitassem a adultos de meia-idade com início precoce da demência, esse conhecimento basicamente se perdera. Nos anos 1960, a doença de Alzheimer ainda era descrita em textos padrão como uma doença rara que afetava adultos entre as faixas de 40 e 60 anos, algo bem diferente da demência comum que atacava os idosos. Essa doença havia se tornado um remanso científico, mas isso estava prestes a mudar. Terry já tinha uma pequena dotação para "uma expedição modesta de pesca" de uma doença; ele soube posteriormente que essa foi a primeira verba concedida pelos NIH para o estudo da doença de Alzheimer.

O microscópio eletrônico revelava estruturas celulares minúsculas até então invisíveis. Questões intrigantes sobre estrutura e função começaram a surgir. Terry foi o primeiro a identificar a composição das placas de amiloide. Um debate acalorado sobre a arquitetura dos emaranhados neurofibrilares irrompeu; o vencedor evidente foi Michael Kidd, que documentou que eles eram dispostos em dupla-hélice.[38] A equipe na Einstein continuou crescendo. Robert Katzman entrou no corpo docente de neurologia em 1957 e depois foi diretor de Neurologia, ao passo que Terry comandava a Patologia. Seu dinamismo e rigor intelectual o ajudaram a recrutar outros pesquisadores talentosos, incluindo Peter Davies e Leon Thal.[39]

Esse viveiro de pesquisadores transformou a Einstein em um lugar muito estimulante nos anos 1970. Peter Davies, hoje merecidamente um neurocientista célebre, veio da Escócia para a Einstein quando tinha apenas vinte e poucos anos. Davies descreveu Bob Terry para mim como "um sujeito dinâmico e agressivo. Ele era temido por ser extremamente crítico, de fato *agudamente* crítico em relação a qualquer coisa que achasse estar abaixo do padrão mínimo".[40]

Eu comentei: "Parece que era apavorante ser um jovem pesquisador naquele contexto".

Davies fez uma pausa, então disse: "Ah... na verdade, era *maravilhoso!* Eu me dei conta de que as críticas dele sempre eram construtivas. Ele não queria derrotar ninguém, só queria que cada um defendesse o que pensava. Era *preciso* ser capaz de defender seu ponto de vista e ter os dados para corroborá-lo. Afinal, você era um cientista! Caso contrário, *o que você está fazendo aqui?* O que você está dizendo?".

Décadas depois, quando Davies e Terry se encontraram por acaso em uma reunião, ambos concordaram que aquele período na Einstein foi a época mais estimulante de suas vidas. Fagulhas voavam, quando parecia que eles estavam chegando perto das respostas de grandes questões. A descrição de Davies deixa transparecer o amor pelo desafio intelectual e pela própria ciência que define um grande cientista.

A energia irrequieta, as descobertas, os intercâmbios formais e informais sobre ciência de ponta mantinham esse círculo de pesquisadores em estado permanente de alerta. Mas a ciência não era a única área em que eles se destacavam. Katzman, em particular, descobriu que tinha talento para a defesa de causas públicas e para os aspectos políticos da ciência. Ele é amplamente reconhecido por seu editorial em 1976 no *Archives of Neurology*, no qual expôs a demografia aterrorizante da demência, projetando o aumento do percentual de idosos e da doença nas décadas vindouras.[41] Embora na época fosse usual definir a doença de Alzheimer como uma forma rara de demência em adultos na meia-idade, ele afirmou que nem clínicos nem patologistas tinham meios de distinguir entre a doença de Alzheimer nesses pacientes mais jovens e a demência do tipo Alzheimer em pacientes a partir dos 60 anos. (Naturalmente, Fuller tinha notado havia décadas essa superposição.) A patologia cerebral e os sintomas eram os mesmos. E pior, em vez de ser rara, já que afetava pessoas jovens e idosas, Katzman estimava que a demência fosse a quarta ou quinta maior causa de morte nos Estados Unidos.[42] Katzman era bem mais do que um cientista competente, mas esse editorial não foi sobre ciência, e sim sobre mudar a definição de demência. Ele demandava que, ao olhar a demência, os médicos reconhecessem uma entidade à qual não deram a devida atenção anteriormente, e que a considerassem uma doença fatal amplamente disseminada entre os idosos e um desafio crucial para a saúde pública. Com isso, Katzman mudou o jogo.

Não contente em publicar esse editorial, que inflamou a opinião pública em um periódico de medicina, Katzman queria aumentar a escala de financiamento para pesquisas e iria espicaçar o governo federal para tomar providências concretas. Para isso, acionaria as alavancas da democracia, criando um clamor público e fazendo parceria com famílias e pacientes. Eloquente ao descrever o sofrimento das pessoas com demência e a necessidade de haver mais financiamento, ele também sabia que um cônjuge pesaroso podia passar essa mensagem como uma granada de mão. E ajudou a criar a *Alzheimer's Association*, o que o deixou tão orgulhoso quanto o haviam feito outras conquistas de sua longa carreira.

Mas essa carreira nem sempre foi na Einstein, onde tensões acumuladas por muito tempo irromperam. Carl Eisdorfer, psiquiatra que era o novo presidente do hospital, esperava formar um glorioso triunvirato com Katzman e Terry, que dirigiam respectivamente os departamentos de Neurologia e Patologia. Katzman e Terry, porém, rejeitaram suas ofertas de colaboração, pois achavam que Eisdorfer não estava à altura para participar do que podiam fazer. Ambos sabiam que eram brilhantes, e praticamente todo o resto do pessoal concordava.[43] Será que eles não gostavam de psiquiatria, de um tipo de pesquisa psiquiátrica ou de um determinado psiquiatra? É difícil saber. Seja como for, Terry e Katzman não queriam trabalhar com alguém que não escolheram. Ao que consta, Eisdorfer reagiu transformando a vida deles em um inferno. Houve uma tentativa de mediação, a fim de preservar relações razoáveis de trabalho entre as diversas pessoas e departamentos.[44] Mas foi em vão. Em 1984, Katzman e Terry foram de armas e bagagens para a Universidade da Califórnia, em San Diego. Até hoje, seus colegas na Einstein lamentam sua partida. Um pouco depois da saída de ambos, Eisdorfer foi demitido.[45] A mudança estava no ar não só na Einstein, mas em todos os aspectos desse novo campo de pesquisa.

Forças dos mais diversos setores se uniram para colocar a demência no centro das atenções. O custo dos cuidados subiu e ganhou protagonismo na agenda política nacional. Avanços científicos possibilitaram estudar a doença de maneiras que seriam impensáveis há dez anos. Então, um grupo dinâmico e efetivo de defensores de interesses públicos foi formado em Washington, D.C., para dar o empurrão final necessário para instalar definitivamente a demência diante do olhar público.

6

PRINCESAS E PRESIDENTES: A DIVULGAÇÃO DA DEMÊNCIA

Florence Mahoney era um espeto, como diria minha avó. Nascida em 1899 perto de Muncie, Indiana, ela rejeitava os padrões daquela época para mulheres jovens e veio a exercer grande influência na política nacional. Na adolescência, desafiando a autoridade paterna, foi sozinha para Moose Jaw, Saskatchewan, onde seu primeiro emprego foi na YWCA (conhecida no Brasil como Associação Cristã de Moços, ACM), como instrutora de dança e atividades físicas. Mesmo sendo muito jovem, ela fazia muito sucesso por lá, liderando as garotas locais em demonstrações públicas de graça e agilidade juvenil. E, embora rebelde, ela era coerente. Mahoney foi uma entusiasta dos benefícios dos exercícios físicos para a saúde até morrer, aos 103 anos.

Mahoney e sua amiga próxima Mary Lasker incomodaram políticos e outros formuladores de decisões em Washington durante décadas, deixando uma marca indelével nos Institutos Nacionais de Saúde e nas pesquisas sobre câncer e doenças do envelhecimento. Jack Valenti, então assistente do presidente Lyndon Johnson, comentou: "Quando eu dizia que Mary Lasker e Florence Mahoney queriam falar com ele, o presidente gemia e dizia, 'ah, meu Deus, essas duas mulheres vão levar o país à bancarrota'. Mas, geralmente, elas conseguiam dele o que queriam".[1]

Lasker e Mahoney eram animadas e graciosas, mas tinham métodos distintos de persuasão. Lasker tinha uma grande fortuna, estimada em mais de US$ 80 milhões nos anos 1960. Essa era uma arma potente que ela usava estrategicamente. Um fato notável é que ela e seu marido, Albert Lasker, criaram o prêmio

Lasker, que recompensava cientistas por descobertas importantes e contribuições à saúde pública.[2] O prêmio incluía verbas muito bem-vindas e gerava uma divulgação imbatível. Os ganhadores do prêmio Lasker geralmente passavam a receber prêmios Nobel, aumentando expressivamente a chance de coisas ainda melhores acontecerem. No entanto, o prêmio Lasker também era dado a políticos eleitos que tivessem prestado serviços relevantes a causas ligadas à saúde. Brilhantemente, Mary Lasker, certa vez, concedeu o prêmio a dois de seus aliados no Senado e na Câmara de Representantes, que haviam entrado em uma rixa. Após receberem esse prêmio, tais líderes, o senador Lister Hill e o deputado John Fogarty, passaram a dar continuamente um apoio valioso aos seus projetos.

A influência de Florence Mahoney era menos direta. Ela tinha pouca educação formal em ciência e era rica, porém, não tão abastada quanto Mary Lasker. Mahoney se casou e depois se divorciou de Dan Mahoney, *publisher* da bem-sucedida rede de jornais Cox, a qual tinha ampla distribuição. Ela criou os filhos em uma casa elegante diante da praia, em Miami, e passava os verões com eles em sua fazenda em Idaho. Colecionava peças de porcelana chinesas admiradas por Jackie Kennedy. Embora não pudesse bancar um prêmio prestigioso nem fazer grandes contribuições para campanhas, sabia usar muito bem os recursos que tinha, pois desde cedo reconhecia o valor da publicidade. Muito tempo após seu divórcio, ela ainda conseguia oferecer a políticos em campanha uma cobertura e editoriais altamente favoráveis em jornais, que atingiam os eleitores. Um editorial positivo no *Miami Daily News* valia muito, inclusive para o senador Claude Pepper, que com frequência era brindado com essa cobertura.[3]

No entanto, publicidade não era a arma principal de Mahoney. Sua verdadeira especialidade era fazer *networking*, que nem tinha esse nome naquela época. Ela ficava extremamente à vontade para envolver alguém em uma conversa, não importa o quanto a pessoa fosse famosa. Ao ver Winston Churchill caminhando na praia perto de sua casa na Flórida, ela foi até ele e perguntou sobre um médico cujas ideias heterodoxas lhe interessavam. Churchill disse que o homem era um maluco e deu um tapinha jovial nas costas de Mahoney que quase a derrubou na areia.[4] Ela nem se abalou com o incidente. Era preciso muito mais do que isso para calar sua boca.

As verdadeiras habilidades de Mahoney emergiram após seu divórcio em 1950, quando se mudou para Washington e se instalou em uma casa, em Georgetown, modesta, porém bela. Ela passou a ser anfitriã de jantares festivos para seis a oito pessoas, os quais se tornaram dos mais cobiçados em uma cidade na qual os convites importavam muito. As pequenas reuniões podiam refletir em parte limitações econômicas, mas causavam grande impacto. A intenção dela era reunir pessoas específicas. Embora essas conexões impelissem seus objetivos, elas também eram muito úteis para os convidados. Ela tinha preferência por estreitar os laços com presidentes democratas e suas esposas. E desenvolveu relacionamentos próximos e informais com as famílias de Truman, Kennedy e Johnson, frequentando regularmente a Casa Branca durante suas gestões, fosse em grandes jantares oficiais ou em ocasiões familiares íntimas.

Esse acesso privilegiado era um prêmio de ouro para os jovens batalhadores que ela colecionava. Um desses afortunados foi Joe English, um médico que dirigia vários programas de combate à pobreza no governo Johnson.[5] Certa noite, quando English apareceu para jantar na casa de Mahoney com um ar tristonho, ela extraiu dele a informação de que os fundos para um programa muito importante estavam bloqueados. Ela foi direto para o telefone e English ouviu-a dizendo, "esse médico jovem tem tantos programas bons – e é justamente isso que seu marido está querendo fazer; esse pode ser o programa de saúde mais importante desta gestão, mas corre o risco de ir por água abaixo". Do outro lado, Lady Bird Johnson tranquilizou Mahoney, que, por sua vez, disse a English para não se preocupar. Na manhã seguinte, ele ficou surpreso ao receber um telefonema do secretário de imprensa do presidente, o qual lhe informou que seu programa acabara de ser escolhido como um dos cinco favorecidos pela legislação do governo Johnson. Mahoney não precisava dizer a English que devia isso a ela, mas ele se tornou seu fã pelo resto da vida. Ao longo de sua carreira, ela fazia o máximo para promover jovens talentosos e, embora tivesse amizade com aqueles que estavam no topo da cadeia alimentar, nunca recebeu o devido crédito por tudo o que fez.

Mahoney influenciou a política de saúde em muitas questões durante sua extensa carreira como lobista não remunerada. Durante muitos anos, ela e Mary Lasker trabalharam e passaram as férias juntas, indo para o Havaí ou outros lugares lindos para desfrutar as paisagens e continuar tramando. Mas ela realizou seu maior projeto e obteve a maior vitória sem a ajuda de Lasker. Mahoney é geralmente reconhecida como a força motriz por trás da criação do Instituto Nacional do Envelhecimento (NIA). Obviamente, ela não trabalhou sozinha, mas sem sua persistência o NIA não viria a existir naquela época.

Mahoney atuou no conselho consultivo do Instituto Nacional de Saúde Infantil e Desenvolvimento Humano. Oficialmente, esse instituto era voltado a doenças ao longo da vida, mas na prática seu foco eram as crianças. Mahoney se aborrecia com o fato de as subvenções relacionadas ao envelhecimento serem insistentemente negadas. No decorrer do tempo, ela se convenceu da necessidade de haver um instituto focado em doenças do envelhecimento, mas poucos concordavam. A Associação Americana de Escolas de Medicina, que apoiara a criação de alguns institutos, foi contra essa ideia. Mas Mahoney continuou insistindo, ano após ano, e tinha a fama de conseguir convencer até um cachorro a não seguir o caminhão de entrega de carne.

Mahoney estava, à época, na faixa dos 70 anos, mas ainda era um vulcão em atividade. Mirou então um senador novato, Thomas Eagleton, que presidia um subcomitê montado há pouco tempo e voltado ao envelhecimento. Em um de seus jantares, ela o estimulou a apadrinhar a legislação. Ele também se tornou seu colaborador para sempre. O projeto de lei foi aprovado na Câmara e no Senado em 1972, e enviado para ser assinado pelo presidente.

O NIA, porém, teve um nascimento difícil. Preocupado com déficits orçamentários, Nixon não queria adicionar outro instituto ao número crescente nos NIH (Instituto Nacional de Saúde, na sigla em inglês), então vetou esse projeto de lei. Outro oponente era o dr. Merlin K. DuVal, secretário adjunto de Saúde, Educação e Assistência Social, que argumentou que "havia pouca base para separar essa atividade da pesquisa sobre a mesma doença se ela afeta os jovens e as pessoas de meia-idade. Fazer isso teria o resultado quase inevitável de um trabalho semelhante em dois ou mais institutos, meramente porque uma doença, como o câncer, pode afetar pessoas em várias faixas etárias".[6] Durante um debate na Câmara, H. R. Gross, republicano de Iowa, votou contra o projeto de lei, dizendo que "até o ponto que me toca, não precisamos gastar milhões de dólares para me dizerem que estou ficando mais velho a cada dia que passa".[7]

Esses homens poderosos não sabiam a força contra a qual estavam lutando. A legislação autorizando o NIA foi novamente aprovada na Câmara e no Senado em 1973 e enviada a Nixon, que se recusou a assiná-la. Apesar disso, legisladores, uma coalizão crescente de cientistas, grupos da sociedade civil e, obviamente, Mahoney mantiveram a pressão. O projeto de lei foi aprovado mais uma vez em 1974. Àquela altura, Nixon estava ocupado com coisas mais importantes. A poucos meses de deixar o cargo, ele optou por não se desgastar com outro veto e aprovou a criação do NIA, em maio de 1974. Mahoney vencera.

O novo instituto precisava de alguém para dirigi-lo. Como os NIH subsidiam pesquisas científicas, um pesquisador científico seria a escolha óbvia. Mas o que parecia um cargo desejável trazia inconvenientes para quem tinha as devidas qualificações. Assumir um fardo administrativo pesado é um método comprovado para manter cientistas fora de seus laboratórios, o que lhes desagrada. A candidatura de um pesquisador proeminente de Stanford foi descarrilada por uma ação judicial vergonhosa sobre quem embolsaria o lucro com uma descoberta desenvolvida com fundos dos NIH.[8] A busca por um diretor continuava se arrastando, então, Robert Butler, autor de um livro conhecido em defesa dos idosos, despontou.

Butler não era um candidato típico para comandar um dos NIH, pois era mais clínico do que pesquisador. Ele iniciara sua carreira como psiquiatra nos primórdios do Instituto Nacional de Saúde Mental (NIMH, sigla em inglês), onde desenvolvera parte de sua formação. Após sair do NIMH, Butler continuou atendendo pacientes e afiando suas habilidades clínicas. Ele não fazia pesquisas em laboratório; sua inovação mais famosa é a revisão da vida, na qual uma pessoa idosa relembra acontecimentos ao longo de sua vida, a fim de recuperar um senso de propósito e continuidade. Embora ainda amplamente utilizado no trabalho social clínico, esse não era o tipo de pesquisa científica que os NIH geralmente buscavam. Butler, porém, tinha outras habilidades e uma afinidade especial com pessoas idosas. Ele defendia que as casas de repouso provessem cuidados melhores e iniciou um programa no porão de uma dessas casas, ajudando "pessoas confinadas a uma cama ou a uma cadeira a se reanimarem, graças à oportunidade de se misturar com outras pessoas".[9] Morando em Washington, D.C., ele se dividia entre a *expertise* médica e o envolvimento político. Foi delegado na infame Convenção Nacional do Partido Democrata de 1968, em Chicago, observando em primeira mão os conflitos entre manifestantes e a polícia. Ele usava seu círculo social altamente efetivo e crescente para mudar políticas em um nível mais amplo e tornou-se um intelectual público.

As ideias de Butler costumavam ser divulgadas em publicações acadêmicas e nos principais veículos de mídia. Em 1969, cunhou o termo *ageism*, ou idadismo, definido como a "criação sistemática de estereótipos e discriminação contra idosos porque são velhos, da mesma forma que o racismo e o sexismo miram a cor da pele e o gênero".[10] A palavra preenchia uma lacuna importante, explicitando o elo entre o movimento para proteger os direitos de idosos e os movimentos em prol dos direitos das minorias. O termo criado por Butler foi citado em *The Washington Post* por Carl Bernstein e incluído no *Oxford English Dictionary*.[11] Sua criatividade garantiu-lhe notoriedade; aliás, entre seus amigos havia muitos jornalistas de destaque. Robert C. Maynard, o primeiro membro afro-americano do conselho editorial do *Post*, era um de seus melhores amigos. Eles eram vizinhos, corriam juntos e davam cursos juntos. Maynard fez o próprio casamento na casa de Butler.[12] Por meio de Maynard, Butler conheceu outros jornalistas influentes. Sua rede de contatos também incluía cientistas e membros do governo. Butler era um homem gregário, generoso e cheio de energia. Seu círculo amplo de amigos e colegas ajudou a construir sua plataforma pública.

Por todos esses motivos, Butler já era bem conhecido nos círculos interligados de poder da ciência, governo e mídia, em Washington, quando publicou *Why Survive? Being Old in America*,[13] ganhador do prêmio Pulitzer de não ficção, em 1976. O livro e Butler eram assunto em todos os lugares, na imprensa e em reuniões privadas. Ele invectivava contra as práticas e políticas que tornavam a velhice muito mais terrível do que o necessário. Entre seus muitos leitores impressionados estava Florence Mahoney.

E foi excelente para Butler ter Mahoney como admiradora. Quando teve a ideia de que Butler poderia ser um líder adequado, ela sabia como ser ouvida nos lugares certos. Então, promoveu o nome dele por meio de sua rede de contatos, e isso chegou diretamente aos ouvidos do novo diretor dos NIH, o dr. Donald S. Fredrickson, e também do presidente do comitê de busca, o dr. Ronald W. Lamont-Havers.[14] Como ambos sabiam do papel de Mahoney na obtenção de fundos para o NIA, Butler foi, então, nomeado como primeiro diretor do instituto.

Mas os problemas do NIA e de Butler estavam longe de acabar. O NIA vencera a batalha para existir, mas isso não significava que a oposição havia terminado ou que outros institutos nos NIH partilhariam alegremente os recursos com o recém-chegado. Ao contrário, já que o primeiro orçamento do NIA representava apenas 1% dos fundos dos NIH, ou menos de US$ 20 milhões.[15] Como os oponentes haviam observado, outros institutos já estavam voltados a muitas doenças que afetavam os idosos, incluindo doenças cardíacas, doenças mentais e cânceres. Butler precisava assegurar a sobrevivência do NIA obtendo mais fundos, mas nunca conseguiu dinheiro para duplicar ou competir com trabalhos em andamento nos NIH. O instituto estava preso em uma armadilha: para obter mais fundos, tinha de agregar valor e, para tal, precisava de mais dinheiro. Era preciso ter um foco de pesquisa que fosse inédito, relevante para pessoas mais velhas e importante o suficiente para extrair novas verbas do governo federal.

A tarefa era árdua, mas Butler tinha uma arma especialmente eficaz: Zaven Khachaturian, que depois ficaria conhecido como o pai da pesquisa sobre a doença de Alzheimer. Nessa época, Khachaturian era jovem e havia percorrido um longo caminho até chegar aos NIH.[16] Com voz grave e profunda, ele emite opiniões com brilhantismo. E seu sotaque forte e difícil de identificar se deve ao fato de que sua trajetória de vida envolveu muitos lugares. Khachaturian nasceu em Aleppo, Síria, em uma família armênia. Como tantas outras famílias, a dele teve de partir durante o genocídio perpetrado pelo governo otomano, que cercou e matou aproximadamente 1,5 milhão de homens, mulheres e crianças perto do final da Primeira Guerra Mundial. A família Khachaturian viveu na Síria durante o domínio francês entre as guerras mundiais e, quando os franceses partiram, foi para Beirute, no Líbano, onde o jovem Zaven cursou o ensino secundário. Ele então partiu para os Estados Unidos, onde foi admitido no Yale College, um feito notável para um refugiado da Síria com passagem por Beirute, um sotaque e um nome estranhos. Yale tomou uma decisão sensata. Khatchaturian tinha um apetite voraz por aprender. Começou pelos filósofos gregos e depois passou a se interessar por biologia, química, aprendizagem e memória. Obteve o título de Ph.D. em neurofisiologia na Case Western Reserve University, fez pós-doutorado em Columbia e depois entrou no corpo docente de pesquisa na Universidade de Pittsburgh. Eram os anos 1970, e Khachaturian desenvolveu um interesse por políticas públicas. Ele havia aprendido da maneira mais árdua que os financiamentos eram escassos, então se empenhou em saber quem tomava decisões a respeito de pesquisas e do dinheiro que as viabilizava.

Como membro do corpo docente em Pittsburgh, ele podia se matricular nos cursos, então estudou história legislativa, o processo do orçamento federal e "muitas minúcias sobre políticas públicas".[17] Ouviu então falar de uma oportunidade ainda melhor de aprendizagem: os NIH haviam acabado de iniciar um programa de treinamento de um ano em políticas públicas. E assim ele foi para Washington. O programa designava um mentor para os participantes e enviava os *trainees* para escritórios em várias partes do governo federal – três semanas aqui, um mês acolá –, onde eles aprendiam ao vivo quem tomava decisões e como. Khachaturian trabalhou para o secretário de Saúde, Educação e Assistência Social, Joseph Califano, e depois para o subcomitê congressional que aprovava a maioria das leis relevantes para a saúde pública. Aprendeu como uma proposta era encaminhada a um decisor, quem tomava decisões em cada nível do governo e o que levava a uma decisão favorável. Ele era o Willie Sutton das políticas de saúde. E estudou o governo porque era lá que o dinheiro estava. Ele dominou o processo que põe fundos federais na mão de um pesquisador. Reuniu todos os dados necessários para montar uma estratégia para pastorear um programa de pesquisa por meio da vastidão do aparato dos financiamentos federais.

Entre outras atribuições, Khachaturian foi enviado para estagiar no NIA, que estava em sua ascensão, e no gabinete de Robert Butler. As habilidades e a abordagem de ambos eram complementares, e seus objetivos coincidiam. Butler era um clínico formidável, movido pela paixão de melhorar a vida das pessoas mais velhas. Ele queria mudar as ideias do público sobre envelhecimento e ajudar o NIA a sobreviver por meio da implantação de um robusto programa de pesquisa. Khachaturian queria usar seu conhecimento recém-adquirido para obter fundos e ver o que poderia construir. Por isso, precisava de alguém que contasse um caso clínico comovente, a fim de mover as engrenagens do governo em prol da ciência. Seus planos se entremearam com a doença de Alzheimer. Butler pediu a Khachaturian para desenvolver um plano estratégico, a fim de montar um programa de pesquisa sobre envelhecimento cerebral e doença de Alzheimer. Butler gostou do que viu e contratou Khachaturian para trabalhar no NIA e implementar sua estratégia.

Todas as peças estavam se encaixando. Um time de pesquisadores brilhantes se debruçou sobre a neuropatologia da doença de Alzheimer e descobriu um enigma intrigante. O diretor de um novo instituto nacional estava procurando uma doença importante ligada ao envelhecimento que não houvesse sido estudada exaustivamente, a fim de montar um programa de pesquisa. Um cientista com um afiado senso estratégico estava justamente nos NIH, tentando montar um programa com essas características. Só estava faltando uma peça crucial para desencadear a engrenagem de obtenção de financiamento para o programa de pesquisa. Eles precisavam de uma voz pública, exigindo que o governo fizesse algo em relação à doença de Alzheimer. Essa peça, que assumiu a forma da Alzheimer's Association, era o ingrediente mais potente na mistura e criou energia suficiente para lançar luz sobre a demência e mostrá-la para o mundo.

Assim como um elefante, a Alzheimer's Association teve uma gestação longa. Entre seus criadores estavam muitos que ajudaram a formar o NIA. Desde 1974, Robert Katzman ponderava sobre a vantagem de haver um grupo de consumidores.[18] Robert Butler, impressionado com o famoso editorial de Katzman em 1976, ajudou a organizar um simpósio sobre a doença de Alzheimer nos NIH. Nessa ocasião, Butler, Katzman e outros discutiram a necessidade de haver um grupo que defendesse os interesses públicos; Katzman continuou fazendo a ideia se propagar.

Em dezembro de 1978, o advogado de Nova York Lonnie Wollin, oferecendo voluntariamente seus serviços, ajudou a fundar a Alzheimer Disease Society, sem fins lucrativos.

Florence Mahoney, uma força da natureza, ajudara o NIA a deslanchar ao conversar com muita gente, até derrotar a oposição a ele. Após o instituto ser montado e estar em pleno funcionamento, Mahoney continuou falando com gente influente, inclusive com Robert Butler, que devia seu cargo de diretoria a ela. Mahoney estimulou Butler a procurar Jerome Stone, um rico homem de negócios de Chicago que comandava a empresa de embalagens de sua família.[19]

A mulher de Stone, Evelyn, havia sido diagnosticada com doença de Alzheimer em 1970. Stone ficou espantado com quão difícil foi descobrir o que estava errado. O médico da família achou que Evelyn tinha apenas "um pouco de depressão". A família foi aconselhada a "simplesmente dar muito amor e carinho a ela, e tudo ficará bem. Isso é comum... em mulheres cujos filhos saíram do ninho".[20] Stone estava consternado com o escasso conhecimento sobre a doença e com a pouca ajuda disponível para sua mulher. Mahoney reconheceu nele o líder perfeito para um grupo de defesa de uma causa pública: Stone era motivado, hábil, rico e tinha boas conexões. Ela aplicou seu tipo especial de *fingerspitzengefühl*, um toque leve e hábil com a ponta dos dedos que ajudava as pessoas a verem que a direção que ela apontava era a mesma que elas queriam seguir. Ela ajudou Jerome Stone a decidir que seria um dos primeiros paladinos de famílias afetadas pela doença de Alzheimer nos Estados Unidos.

Em março de 1979, Robert Terry convidou Stone para participar do conselho da recém-formada "sociedade dedicada à doença de Alzheimer".[21] Terry notou com pesar que a sociedade não tem fundos, nem sequer um escritório, e esperava que Stone consiga ajudar a botar tudo de pé. Em maio, Katzman escreveu para Stone, que já havia concordado em fazer parte do conselho.[22] Katzman delineia os objetivos que tem em mente para a nova organização, como educação e assistência para os pacientes e membros da família. No entanto, ele deixa bem claro que o "maior objetivo da sociedade... é apoiar pesquisas sobre a doença de Alzheimer e transtornos relacionados, dando apoio direto a pesquisas de cientistas e usando qualquer alavanca em potencial, a fim de ajudar a aumentar os orçamentos dos Institutos Nacionais de Saúde para essa doença".[23] (Esses objetivos diversos e sua importância variável para os membros do grupo geraram tensões que se estendem até os dias atuais.) Em setembro de 1979, representantes de vários grupos interessados em demência se reuniram em Minnesota para discutir as vantagens de formar uma associação nacional.[24] Com o apoio de Butler, Stone e outros, se reuniram a seguir nos NIH, com a finalidade expressa de criar uma organização nacional, que foi intitulada de Associação da Doença de Alzheimer e Doenças Relacionadas (ADRDA, na sigla em inglês).

Durante essa época, Florence Mahoney continuou ativa. Ela deu a Stone as informações de contato de Nick Cavarocchi, um lobista novato que ela conheceu quando ele trabalhava no Comitê de Apropriações da Câmara. Com seu faro infalível para as motivações humanas, ela também salientou que se Cavarocchi ajudasse Stone, ele progrediria como lobista.[25] A primeira reunião oficial da ADRDA foi em dezembro de 1979, em Chicago, na sede da empresa de Stone. Estavam presentes luminares locais e nacionais do mundo dos negócios e filantropos, membros de conselhos e Dominic Ruscio, sócio de Cavarocchi e ex-membro do Comitê de Apropriações do Senado no Capitólio. Ruscio estava acostumado a trabalhar com "grupos de defesas de pacientes" e ansiava por uma reunião com seu deputado. Stone atuava em um nível bem diferente. Antes de assumir uma agenda oficial, observou que a ADRDA precisava de fundos para ter funcionários e escritórios, aliás, nada menos que US$ 50 mil. Imediatamente, os novos membros do conselho sacaram seus talões de cheque e resolveram o problema. Isso deixou Ruscio espantado – em sua carreira recente como lobista, ele nunca vira algo assim. Stone então passou calmamente para a agenda formal.[26]

A organização não perdeu tempo. Na esteira da estratégia de Mahoney, ela começou pelo topo. Em julho de 1980, estava trabalhando com o senador Eagleton, padrinho da legislação que criou o NIA. Eagleton agora organizava uma audiência congressional sobre a doença de Alzheimer, com testemunhos de Stone, Butler e outros. Por mais inacreditável que pareça, naquela época, com exceção de um círculo de elite de cientistas e defensores de causas públicas, quase ninguém estava a par da existência da doença de Alzheimer. Era preciso um guia para essa massa desinformada. Olhando por cima do ombro de um senador em uma audiência, um observador viu uma ficha com esse guia de pronúncia: *Alsrraimer* e *de-mên-cia*.[27] Essas audiências congressionais exploravam terreno desconhecido.

Em nível nacional, a ADRDA encarou a difícil tarefa de passar as devidas informações aos tomadores de decisões, salientando que a doença de Alzheimer era uma doença específica, não uma consequência inevitável do envelhecimento. Passaram a surgir ramificações locais ligadas à organização principal. No final de 1980, havia 20 escritórios e uma sede nacional em Nova York. A organização era uma federação frouxa, com capítulos locais organizando atividades, muitas focadas no apoio a cuidadores de parentes. ("O que é uma conversa amistosa?", dizia uma *newsletter* pioneira, estimulando membros da família a participar da discussão sobre os desafios de cuidar de um ente querido com a doença de Alzheimer.)[28] Naquele tempo em que a internet inexistia, havia carência de informações, então, a ADRDA criou um folheto informativo para pacientes e membros de suas famílias.

Mesmo com todo esse ímpeto, a ADRDA ficou surpresa com sua primeira dose real de publicidade. Em 23 de outubro de 1980, a coluna "Dear Abby" publicou a carta de uma mulher usando o pseudônimo "Desesperada em Nova York".[29] Gêmeas idênticas, as colunistas conselheiras Abby e Ann Landers (cujos nomes reais eram respectivamente Pauline Esther "Popo" Phillips e Esther

Pauline "Eppie" Lederer) já haviam sido descritas como "as mulheres mais lidas e mais citadas no mundo".[30] A "Desesperada" descrevia as mudanças desconcertantes apresentadas por seu marido nos últimos dois anos. Ele tinha apenas 50 anos e estava passando por uma deterioração atroz da memória e do funcionamento diário. Ele perdera o emprego e não podia mais dirigir. Ela não podia deixá-lo sozinho em casa. Após consultas com muitos médicos, ele recebeu o diagnóstico da doença de Alzheimer. A "Desesperada" escreveu: "Vocês já ouviram falar da doença de Alzheimer? Estou me sentindo tão desamparada. Como outras pessoas lidam com essa aflição?". Abby detectou a importância desse caso. Tendo escrito para os NIH pedindo informações, ela respondeu à "Desesperada" com um breve parágrafo descrevendo grupos recém-organizados de amigos e parentes que ofereciam apoio e informações. Ela disse à "Desesperada" para enviar um envelope selado com seu endereço de remetente à ADRDA, cujo endereço era na Broadway, na cidade de Nova York.

Esse breve comentário em "Dear Abby" pegou a ADRDA desprevenida, pois o abraço forte que recebeu do público quase a esmagou. A "Desesperada" deve ter sido uma das 35 mil pessoas que pediram informações nas semanas seguintes à publicação da carta. A demanda rapidamente esgotou os folhetos disponíveis; o NIA ajudou imprimindo mais cópias. A doença de Alzheimer deixou de ser desconhecida. Pessoas por todo o país, que haviam notado os sinais da doença em si mesmas e em seus entes queridos, estavam sedentas por mais informações. A coluna havia despertado a conscientização pública sobre a doença de Alzheimer. Lamentavelmente, esse não foi o último encontro das colunistas com a doença. Pauline havia recrutado sua filha Jeanne como assistente na redação da coluna, mas em 2002 Jeanne teve de assumir totalmente o pseudônimo da mãe, a coluna e os empreendimentos de mídia associados. O motivo: Pauline fora diagnosticada com doença de Alzheimer.[31]

A ADRDA resistiu ao massacre de atenção massiva, fortalecendo-se rapidamente e ganhando mais visibilidade. A combinação altamente efetiva da lobista não remunerada Mahoney e dos lobistas remunerados Cavarocchi e Ruscio foi se capitalizando em cima de cada sucesso, convencendo mais "cães a desistirem dos caminhões de entrega de carne". Eles construíram uma base de apoio impressionante no Capitólio e, em outros lugares, por parte de pessoas que estavam a par da doença de Alzheimer e queriam ajudar na luta contra ela. Seus métodos eram criativos e eficazes. Cavarocchi e Ruscio notaram que havia poucas mulheres no Capitólio e que a ampla maioria dos representantes eleitos era composta por homens mais velhos, muitos deles veteranos da Segunda Guerra Mundial. Haveria um meio melhor de chamar sua atenção do que enviando uma linda mulher para o meio deles? E poderia haver mulher mais adequada para isso do que uma estreitamente ligada a Rita Hayworth, a *pin-up* favorita de todos os veteranos da Segunda Guerra Mundial? Assim, o conselho e os lobistas da Alzheimer's Association persuadiram a princesa Yasmin Aga Khan, filha de Rita Hayworth, a dar um testemunho sobre a doença de Alzheimer no Congresso, em 1982.

Infelizmente, Hayworth foi uma das primeiras celebridades diagnosticadas com Alzheimer. Como acontecia naquela época, e acontece até hoje, em relação à demência, seus sintomas não foram devidamente detectados durante anos. Seu declínio cognitivo, comportamento errático e perda de memória eram atribuídos ao alcoolismo, e sua imagem ficou prejudicada. Sua filha queria restaurar a reputação da mãe e ajudá-la, assim como ajudar outros pacientes. A exemplo de sua mãe, a princesa Yasmin Aga Khan era uma beldade. Conforme Dom Ruscio disse, "a maioria dos membros [do Congresso] naquele tempo estava na faixa dos 60, 70 e 80 anos". Dava para adivinhar que eles estavam pensando, "essa é a única chance de chegar mais perto de Rita Hayworth!".[32] A princesa os conquistou de imediato e transmitiu uma mensagem tocante e efetiva; a audiência teve um sucesso enorme. O conhecimento sobre a doença de Alzheimer e os fundos para pesquisas continuaram aumentando.

Um relatório candente de Cavarocchi e Ruscio para o conselho da associação, em fevereiro de 1984, expressa a sensação vertiginosa com essa vitória. O texto começa com uma citação de Margaret Heckler, secretária de Saúde e Serviços Sociais, chamando a doença de Alzheimer de "uma doença de proporções catastróficas". Heckler havia feito um pronunciamento durante a audiência no Subcomitê do Senado sobre Envelhecimento. E, antes de encerrá-lo, anunciou que naquele ano o financiamento federal para pesquisas sobre a doença de Alzheimer aumentaria em cerca de mais 50%.[33]

O anúncio alvissareiro de Heckle foi o ponto culminante de uma série de êxitos anteriores. Entre eles estava o fato inédito de ter havido 12 audiências congressionais sobre a doença de Alzheimer somente naquele ano. Até Domenic Ruscio, que tivera um papel importante para engendrar tamanho êxito, ficou surpreso com tudo isso. Além de continuar indo ao Capitólio para tentar falar com políticos eleitos sobre a doença de Alzheimer, ele continuou se deparando com pessoas que haviam sido diretamente afetadas pela doença: "Fui conversar com a equipe do senador Howard Metzenbaum. Mal acabei de dizer três frases – geralmente eu tinha de explicar o que era a doença de Alzheimer –, e uma pessoa da equipe disse, 'já estou a par, pois meu marido tem essa doença'. Aí eu disse, 'Ah, sinto muito'. Ela então disse, 'e não sou só eu que estou a par, pois o senador Metzenbaum também. Seu companheiro de quarto dos tempos da faculdade de direito tem a doença de Alzheimer'".

Ruscio logo se encontrou com o senador Metzenbaum, membro influente do Comitê Orçamentário, cujo apoio foi mais empático do que ele esperava. Metzenbaum geralmente ajudava a promover financiamento para pesquisas, mas perguntou se havia "algo mais, qualquer outra coisa que possamos fazer?". Quando um senador pergunta isso a um lobista, a resposta sempre é sim. Raciocinando rapidamente e se lembrando de uma conversa fugaz com Katzman, Ruscio solicitou verbas para centros multidisciplinares de pesquisa em diversas instituições por todo o país.

O projeto de lei de apropriações já havia saído do comitê. O senador Metzenbaum era um parlamentar astuto e havia descoberto que emendas em leis existentes podiam ser usadas de maneiras criativas e eficazes. Então, propôs adicionar esses fundos a centros de pesquisa sobre a doença de Alzheimer como uma emenda de base. Esse financiamento adicional seguiria junto com o projeto de lei maior de apropriações e, se isso fosse feito corretamente, seria mais fácil aprovar a lei maior com suas emendas do que sem. A equipe de Metzenbaum atuou para assegurar apoio no Senado; a emenda foi aprovada, o que foi o passo crucial para financiar os centros de pesquisa sobre a doença de Alzheimer. Ruscio imediatamente telefonou para Katzman, dizendo, "você não vai acreditar nisso!". Katzman e colegas entraram no modo de batalha, elaborando uma proposta de dotações que pudesse circular nos NIH, requerendo petições para criar os centros que de repente obteriam financiamento.

Eles não precisavam trabalhar sozinhos, pois, nos NIH, podiam contar com um *"insider"* útil, como Dom Ruscio descreveu Zaven Khachaturian.[34] Havia pessoas que queriam limitar o foco do NIA na doença de Alzheimer; havia queixas de que o NIA estava se transformando no "Instituto Nacional para a Doença de Alzheimer". Mas Khachaturian conseguiu negociar dentro e fora do NIA e dos NIH. As permissões e os centros conseguiram atravessar o caminho tortuoso que partiu do Congresso, passou pelo processo de apropriações e, finalmente, desembocou na entrega dos fundos para pesquisas a cientistas.

Ao longo dos anos 1980, a doença de Alzheimer se disseminou no noticiário e na opinião pública. Em 1981, Nancy Mace e Peter Rabins publicaram o aclamado livro *The 36 Hour Day* a fim de apoiar membros das famílias de pessoas afetadas pela doença de Alzheimer – e assim o público não teve mais que depender exclusivamente do panfleto fininho distribuído pela Alzheimer's Association.[35] Agora na sexta edição, o livro reina supremo como a obra de autoajuda para pessoas afetadas pela doença. Em 1982, muitos veículos da mídia impressa, incluindo *The New York Times*, *The Washington Post*, *Ladies' Home Journal*, *Good Morning America* e *Reader's Digest*, deram grande cobertura. O presidente Reagan instituiu o primeiro Mês Nacional de Conscientização sobre a Doença de Alzheimer em

1983. No filme televisivo *Para lembrar um grande Amor*, Joanne Woodward interpretava uma mulher com Alzheimer e Richard Kiley fazia o papel de seu marido amoroso.

Então veio o ribombo do trovão. Em 5 de novembro de 1994, o ex-presidente Ronald Reagan publicou uma carta aberta revelando seu diagnóstico recente. Escrita à mão, a carta é intimista, franca e clara:

> *Meus concidadãos americanos, fiquei sabendo recentemente que sou um dentre os milhões de americanos que serão afligidos pela doença de Alzheimer.*
> *Ao saber dessa notícia, Nancy e eu tivemos de decidir se, como cidadãos privados, manteríamos isso só entre a família ou se revelaríamos essa notícia ao público.*
> *No passado, Nancy teve câncer de mama e passou por cirurgias. Nós achamos que nossas revelações abertas conseguiram aumentar a conscientização pública. Ficamos felizes que um dos resultados tenha sido muito mais pessoas fazerem exames, serem tratadas em estágios iniciais e conseguirem retomar vidas saudáveis e normais.*
> *Portanto, achamos que agora é importante partilhar isso com vocês. Ao abrir nossos corações, esperamos que isso possa promover maior conscientização sobre essa doença. Talvez isso venha a estimular um entendimento claro por parte dos indivíduos e famílias que são afetados por ela.*
> *Neste momento, eu me sinto bem. Pretendo viver me lembrando dos anos que Deus me deu na Terra fazendo as coisas que sempre fiz. Continuarei partilhando a jornada da vida com minha amada Nancy e minha família. Pretendo usufruir muito tempo ao ar livre e ficar em contato com meus amigos e apoiadores.*
> *Infelizmente, à medida que a doença de Alzheimer progride, a família geralmente carrega um fardo pesado. Eu só queria que houvesse algum meio de poupar Nancy dessa experiência dolorosa. Quando a hora chegar, estou confiante de que, com sua ajuda, ela irá enfrentar isso com fé e coragem.*
> *Para encerrar, quero agradecer a vocês, o povo americano, por me dar a grande honra de permitir que eu fosse seu presidente. Quando o Senhor me chamar para sua morada, seja lá quando for, deixarei o maior amor por esse nosso país e o eterno otimismo com seu futuro.*
> *Agora começo a jornada que me levará para o poente da minha vida. E sei que para os Estados Unidos sempre haverá uma aurora luminosa adiante.*
> *Obrigado a todos os meus amigos.*[36]

A reação imediata foi uma enorme efusão de solidariedade, consternação e respeito. Inúmeras cartas de apoio foram enviadas para a residência de Reagan. Mesmo aqueles que haviam se oposto ferrenhamente às políticas de Reagan reconheceram a dignidade e coragem de sua reação ao diagnóstico. O presidente Bill Clinton, em um grande comício no dia do anúncio, louvou o "otimismo e força de espírito" de Reagan e pediu à multidão que "desse uma ajuda a Ronald Reagan e votos de recuperação".[37] Logo após o anúncio, começou a especulação de que Reagan demonstrara déficits cognitivos durante sua gestão. Repórteres e outros profissionais certamente haviam notado lapsos de memória, e a pesquisa sugere que os padrões das falas de Reagan em coletivas de imprensa se tornaram menos complexos no decorrer do tempo.[38] Mesmo assim, esses déficits cognitivos demonstrados não provavam que ele se enquadrava nos critérios para demência durante sua gestão presidencial, que terminara oito anos antes do anúncio. Os Reagan continuaram promovendo a conscientização sobre a doença de Alzheimer e criaram o Ronald and Nancy Reagan Research Institute. Nancy Reagan apoiou pesquisas sobre a doença de Alzheimer pelo resto de sua vida, assim como sua filha Maureen Reagan.

A doença de Alzheimer havia chegado ao palco de uma vez por todas. Após o anúncio de Reagan, seria difícil achar um cidadão ávido por notícias em qualquer parte no mundo que não estivesse a par da doença. No início dos anos 1970, a doença de Alzheimer havia sido uma enfermidade tão obscura que até requeria um guia de pronúncia. Alguns duvidavam que ela realmente fosse uma doença, achando que era apenas um aspecto desafortunado e inevitável do envelhecimento. O total de verbas dos NIH para a doença em 1976 se limitou a meros US$ 3,8 milhões, uma ninharia em comparação com as verbas para pesquisas sobre outras doenças graves. Na virada do século, os fundos dos NIH para a doença de Alzheimer e demências relacionadas ultrapassaram US$ 400 milhões por ano, um aumento de cem vezes. Esses ganhos possibilitaram que cientistas começassem a desvendar como o cérebro sucumbe à demência, e que forças são protetivas ou danosas. Esse fluxo crescente de verbas, finalmente, tirou a doença de Alzheimer da mais completa obscuridade e tornou-a conhecida no mundo inteiro, e esse feito se deve em parte ao *marketing* e ao *lobby* sagazes promovidos pela Alzheimer's Association.[39]

O êxito da defesa orquestrada em prol da conscientização sobre a doença de Alzheimer se baseou em grande medida no argumento de que a demência era uma doença, não uma consequência inevitável do envelhecimento. Conforme Robert Butler escreveu: "O público não se vê 'sujeito' à biologia básica do envelhecimento e, geralmente, não acredita que o envelhecimento em si possa ser revertido. Mas o público passou a ver que a pesquisa médica contribui para um entendimento maior sobre doenças específicas associadas a idades avançadas".⁴⁰ Havia muitos que discordavam, achando difícil distinguir a demência do processo previsível de envelhecimento. De fato, nem sempre é fácil traçar uma linha de separação entre o envelhecimento cognitivo normal e a demência. Surgem problemas semelhantes para o diagnóstico de uma ampla variedade de doenças; o funcionamento renal, por exemplo, declina com o passar do tempo e pode ser desafiador identificar o ponto exato no qual um declínio visto como algo normal se transforma no decorrer de uma doença.

Intercâmbios sobre esse assunto são muito acalorados. Katzman tem uma posição firme e observa: "Passei alguns anos tentando persuadir as pessoas de que Alzheimer *é* uma doença, e não simplesmente o que costumeiramente era chamado de 'senilidade' ou 'demência senil'".⁴¹ Muitos autores, incluindo Jesse Ballenger e Margaret Lock, têm escrito com muita propriedade a respeito do debate em torno da diferenciação entre envelhecimento comum e demência.⁴²

Butler achava que não conseguiria consolidar o NIA com pesquisas sobre o processo de envelhecimento. Havia um enorme estigma para combater – e pessoas demais que achavam que o envelhecimento e todas as suas ramificações são inevitáveis. Butler precisava fazer a defesa das pesquisas sobre doenças específicas, as quais tinham de ter um impacto real sobre a saúde pública e não competir com os esforços de outros institutos dos NIH. A doença de Alzheimer foi a aposta perfeita. Butler promoveu as pesquisas sobre Alzheimer como a plataforma para o êxito do NIA. Ajudar a montar a arma da defesa de interesses públicos para chamar a atenção para a doença de Alzheimer também se encaixava perfeitamente nesse plano.

Mas, embora brilhante, essa estratégia tinha falhas. Katzman, o mais ardente divulgador da causa da doença de Alzheimer, revela o principal problema enquanto descreve a inspiração para seu famoso editorial de 1976: "Eu examinei alguns dados epidemiológicos que estavam começando a circular, os quais apontavam que cerca de 50% a 60% dos casos tinham doença de Alzheimer".⁴³ Katzman diz algo importante aqui, algo que foi varrido para debaixo do tapete na ofensiva de *marketing* para promover a pesquisa sobre a doença de Alzheimer. Apenas metade dos pacientes com demência tem as placas e emaranhados que constituem a patologia da doença de Alzheimer. A outra metade, não.

Há pouco tempo, pessoas com demência não recebiam qualquer diagnóstico. (A exemplo da mulher de Jerome Stone, ao qual disseram que ela ficaria bem com "muito amor e carinho".) Lamentavelmente, muitos pacientes e famílias continuam passando pelo mesmo problema; o diagnóstico de demência rotineiramente não é dado de forma correta. Aqueles que agora recebem o diagnóstico de demência geralmente ouvem que têm doença de Alzheimer. Alguns recebem esse diagnóstico após testes e exames minuciosos, mas muitos só são diagnosticados após esforços insuficientes para excluir outras causas do declínio cognitivo. Até hoje, não são tão numerosas as pessoas que passam por uma avaliação feita por médicos especialistas. Atualmente, é provável que uma pessoa com demência ouça que tem Alzheimer, mas até muito recentemente não havia como confirmar a doença de Alzheimer em uma pessoa viva.

A demência não é uma única doença. Assim como o câncer, ela tem diversas formas, e muitas pessoas são afetadas por mais de uma. O único fator de maior risco para demência de qualquer tipo continua sendo a idade avançada. Mas o foco em patologia, embora necessário, até certo ponto atrapalha nossos esforços para desvendar de que maneiras o envelhecimento, várias outras doenças e determinantes sociais da saúde contribuem para a demência. Mesmo naqueles com doença de Alzheimer, muitas vezes há outras formas de patologia, incluindo danos causados por derrames cerebrais, diabetes, trauma físico e todos os outros desgastes de uma vida longa. Isso torna a busca por uma cura ainda mais desafiadora, pois as chances de descobrir um único comprimido que combata os efeitos de 80 anos de vida, com o impacto acumulado de múltiplas doenças, são muito remotas. A demência não é uma consequência inevitável do envelhecimento, porém, nossos esforços para deixar isso claro nos levam a negligenciar como o envelhecimento, múltiplas influências e a demência estão entremeados.[44]

A demência atingiu a maioridade nos anos 1970 e 1980. Na verdade, houve vislumbres anteriores sobre ela, em especial durante os esforços iniciais, no século XX, para desenredar sua misteriosa patologia cerebral. Essas realizações passadas não se comparam ao imenso *boom* de atenção gerado por uma princesa, um presidente e um exército de tropas dedicadas. Mas, justo no momento de sua estreia, a demência, como um agrupamento de doenças, foi ofuscada por um irmão importante, ruidoso e rico. A doença de Alzheimer ganha o dinheiro e a glória. A ADRDA retira "doenças relacionadas" de seu nome e se torna a Alzheimer's Association. E por que essa alteração no nome? Foi apenas por ser um rótulo mais esperto ou houve uma mudança de estratégia? A Alzheimer's Association tornou-se rapidamente um *player* importante na política nacional de saúde, já que era ligada aos NIH, a pesquisadores-chave, a políticos e a uma vasta rede de capítulos dirigidos por membros. Mas, como em muitas histórias de sucesso, alguém foi abandonado. A grande quantidade de pessoas com demência, porém, sem a doença de Alzheimer, não recebe a mesma enxurrada de atenção e de dólares para pesquisas.

Usando outra metáfora, a doença de Alzheimer é o doador rico que compra o direito de dar o próprio nome ao hospital – o qual deixa de ser o Memorial Hospital e passa a se chamar Hospital [Fulano de Tal]. Assim que a demência chega, ela se torna doença de Alzheimer. Esse milagre de *marketing* e astúcia política gera as verbas tão necessárias, o que, por sua vez, atrai o interesse de cientistas, mais sucesso nas pesquisas e ainda mais doadores. Tudo isso é para o bem, mas, enquanto se ganha algo, perde-se outra coisa. Embora isso facilite muito o estudo da doença de Alzheimer, alguns dizem que a luz que brilha ali deixa outros pesquisadores e outros pacientes, assim como teorias e tipos de patologia importantes, na escuridão. Outros, porém, rebatem dizendo que uma maré que se eleva faz todos os barcos flutuarem. Nós ainda estamos avaliando as consequências do sucesso de *marketing* da doença de Alzheimer.

7

A PROGRESSÃO DA DEMÊNCIA

A doença de Alzheimer entrou no mapa. O NIA derrotou seus oponentes e estava avançando na direção da doença. A ciência acelerou seus motores e estava correndo para curar a demência. Mas os pesquisadores enfrentavam um peregrino secular dos tempos modernos. Ainda havia múltiplas barreiras para superar, três das quais vamos examinar aqui. Qualquer uma dessas barreiras, se não fosse transposta, poderia tirar as pesquisas sobre demência dos trilhos e remetê-las ao pântano do desalento. O primeiro desafio é definir a demência, a fim de encaminhar os cientistas para a direção certa e mais produtiva. O segundo impedimento é a competição por fundos para pesquisas. O terceiro – e mais difícil – é "justamente a ciência", ou a luta perene para resolver enigmas científicos complexos. Nenhuma dessas barreiras está inteiramente superada, mas um fracasso total em qualquer uma delas detém o progresso.

Para começar, a definição de demência é um problema que ressurge em diferentes épocas. Antigamente, a demência significava apenas velhice, um lento encaminhamento para a morte. Trabalhos feitos no início do século XX – por Alzheimer, Fuller e outros – mostraram que a demência não era uma debilitação genérica. Ocorriam alterações celulares específicas, porém, a correlação com os sintomas não estava clara. A demência, então, é tirada da lista de afazeres da ciência durante décadas. Doenças cardíacas e cânceres eram o alvo das melhores mentes e os potenciais ganhadores de prêmios científicos. Posteriormente, como vimos, a demência ficou sob os refletores. Agora, a ciência realmente entra em campo, pela primeira vez, para esmiuçar o problema. Mas esse interesse renovado nos anos 1970 inflama uma escaramuça na batalha para definir o que compõe uma doença cerebral. O debate sobre a classificação da demência e sobre como o cérebro funciona nos conduz ao centro da evolução da neurociência.

Parte da batalha sobre a definição da demência era se ela cabia ao campo da psiquiatria ou ao da neurologia e, consequentemente, o que isso significava. Em 1900, era comum pessoas com demência acabarem em hospitais psiquiátricos. Os raros cientistas que as estudavam geralmente eram psiquiatras. A redescoberta da demência desafiou essa tradição. Robert Katzman rejeitava secamente qualquer conexão entre demência e doenças mentais como depressão. Katzman e seus colegas médicos acreditavam que a demência era um tipo diferente de doença, causado por mudanças cerebrais mensuráveis, refletindo a patologia visível em imagens obtidas com equipamentos científicos avançados. Isso significava que a demência não deveria ser um terreno pertencente à psiquiatria, e sim à neurologia. O debate sobre que doenças pertenciam à psiquiatria ou à neurologia não era novo, mas chegava ao auge, por assim dizer, à medida que a ciência progredia no século XX.

A partir do século XIX, doenças cerebrais, às vezes, eram divididas em *transtornos orgânicos* e *funcionais*. *Orgânico* significava que os médicos cogitavam a existência de uma base biológica plausível. Era mais difícil definir *funcional*, mas o ponto essencial era que, como os médicos não conseguiam apontar uma patologia física para os sintomas de uma pessoa, então eles deveriam ser atribuídos a causas mentais, ou seja, a fatores psicológicos, não biológicos. Assim, doenças cerebrais cuja base biológica (ou orgânica) fosse clara migraram para a neurologia. Quando o mecanismo biológico por trás de uma doença permanecia mais indefinível, isso cabia à psiquiatria. No decorrer do tempo e em alguns contextos, a palavra *funcional* adquiriu um caráter pejorativo – uma forma médica de culpar a vítima. Nesse sentido negativo, *funcional* queria dizer algo como "você se queixa e está péssimo, mas não consigo achar nada errado em você. Portanto, não é por minha culpa, e sim sua".

Consideremos a epilepsia, antigamente considerada uma doença mental e, por isso, terrivelmente estigmatizada. Os epilépticos ficavam confinados em hospitais psiquiátricos e até nesses lugares eram difamados. Nos anos 1920, ainda havia muito debate sobre se a epilepsia era funcional ou orgânica, com alguns trabalhos acadêmicos se atendo firmemente à interpretação funcional.[1] À medida que a ciência passou a entender melhor o funcionamento do cérebro, a epilepsia começou a ser vista como orgânica, não funcional, e passou para o campo da neurologia. A depressão e a esquizofrenia eram enquadradas na categoria funcional no século XIX e na primeira metade do século XX; cientistas da época não conseguiam identificar qualquer patologia biológica específica associada a essas doenças. Mas aqui é preciso cautela. Só porque os cientistas não conseguiam ver os mecanismos biológicos por trás da depressão, isso não significa que eles não estivessem lá.

Lembro-me de brincar de esconde-esconde com minha filha quando ela estava aprendendo a andar. Ela não sabia se esconder direito e era fácil achar a ponta de seu tênis cor-de-rosa sob a cortina. Geralmente, ela ficava de olhos fechados. É uma graça quando uma menininha com cabelos cacheados decide que algo que ela não pode ver não pode ser visto de jeito nenhum. Mas supor que não há um mecanismo biológico para uma doença, porque um grupo de cientistas ainda não consegue vê-lo, não tem a mesma graça. Mesmo assim, basicamente era essa a suposição por trás da classificação de doenças mentais como funcionais.

A distinção entre doenças orgânicas e funcionais se esvai com o passar do tempo, à medida que os cientistas avançam no entendimento de como o cérebro funciona. Muitas doenças cerebrais geram sintomas em ambos os lados da linha tênue que separa a psiquiatria da neurologia. Além de tremores, uma pessoa com doença de Parkinson tem alta probabilidade de ter depressão. Ter depressão aumenta a probabilidade de a pessoa apresentar anormalidades na aprendizagem, memória e até na maneira de se movimentar. A neurociência atual demonstra que todos os processos mentais, tanto na saúde quanto na doença, refletem eventos físicos no cérebro. Quando uma pessoa tem as alucinações da psicose, as convulsões da epilepsia ou o prazer de rir junto com os amigos, todas essas experiências dependem do disparo dos neurônios no cérebro e da transmissão de sinais entre neurônios através das redes cerebrais.[2] E, quando uma pessoa tem uma doença cerebral, seja epilepsia, demência ou depressão, algum aspecto do funcionamento normal do cérebro se alterou. Embora, atualmente, haja muito mais entendimento sobre o funcionamento neural, estamos longe de saber tudo o que é preciso.

Em meados do século XX, a divisão entre doenças orgânicas e funcionais ainda tinha certa importância. O ponto de vista psicanalítico era extremamente influente e postulava que doenças psiquiátricas resultam basicamente da influência recíproca de forças psicológicas e relações humanas. Ele não negava exatamente a existência de fatores biológicos e a genética, mas estes não eram foco de tratamento nem de pesquisa. Em geral, a psiquiatria aceitava a distinção. O tratamento analítico explorava as forças psicológicas por meio de conversas e da memória, levando em conta os sentimentos e reações para melhorar o funcionamento. Para o psicanalista, a doença mental era muito "real", mesmo que não tivesse correlatos fisiológicos identificáveis.[3]

Outros médicos discordavam. O psiquiatra Thomas Szasz era o maior proponente da visão de que a doença mental não tinha uma base biológica, sendo meramente um "mito".[4] Szasz dizia que o que aparentava ser uma doença mental era simplesmente resultante do preconceito social, e tinha razão em apontar que o estigma tem um impacto enorme sobre pacientes com doenças mentais, sendo que a psiquiatria, às vezes, não o combatia. Mas, à medida que a ciência progredia, os argumentos de Szasz perderam força. Uma vasta monta de evidências agora prova que ele estava errado. Os elos genéticos com doenças mentais maiores, incluindo esquizofrenia, transtorno bipolar e depressão, estão bem documentados e são tema de pesquisas vigorosas em andamento. Szasz também afirmava que nenhuma função era prejudicada por doenças mentais. É difícil aceitar que tal afirmação tenha partido de alguém que fez faculdade de medicina e conhecia muitas pessoas gravemente deprimidas, maníacas ou psicóticas. Thomas Kirkbride e Benjamin Rush certamente reconheciam o sofrimento e as dificuldades graves de seus pacientes no século XIX. Uma doença mental severa pode impedir a pessoa de trabalhar, cuidar dos filhos e até de comer ou sair da cama. Esse tipo de doença pode inclusive matar, o que prova o quanto é real.

E aqui está a parte complicada. Todas as doenças cerebrais têm de fato uma base biológica influenciada pelas experiências, incluindo relações humanas, e o ambiente. Coisas ruins ou boas que acontecem com você ficam codificadas em seu cérebro por neurônios que disparam. Quando uma pessoa sofre abuso psicológico crônico, isso muda o cérebro. Os neurônios físicos formam redes que registram o abuso, o que pode gerar o transtorno de estresse pós-traumático (TEPT). O abusador nem precisa tocar fisicamente a cabeça de uma vítima para alterar e essencialmente danificar o seu cérebro. Os resultados são menos visíveis do que aqueles resultantes de um golpe com um objeto contundente, porém, igualmente devastadores. Uma experiência apavorante desencadeia uma atividade na parte do cérebro chamada amígdala, que desempenha um papel nas reações de lutar ou fugir. A amígdala envia sinais que se tornam uma lembrança processada pelo hipocampo. Se uma vítima é novamente ameaçada, talvez não pelo abusador original, mas por alguém ou algo que a faz relembrar a experiência, essa lembrança é acionada e o córtex pré-frontal impele a pessoa a fugir em busca de segurança.[5]

Seu cérebro se recusa a escolher um lado no debate natureza *versus* meio, o qual requer uma abordagem "sim e". Os genes têm algum impacto sobre a demência? Sim, da mesma forma que sua experiência de vida, incluindo determinantes sociais da saúde como dieta, condicionamento físico e educação. A boa-nova é que muitos tipos de intervenção podem ajudar em diversas doenças. Medicações também podem ajudar, assim como psicoterapia e terapia cognitiva, que reconectam circuitos cerebrais por meio da aprendizagem. Conforme atestado por evidências sólidas, o melhor tratamento varia conforme a doença e seus sintomas. De fato, o Departamento para Assuntos dos Veteranos lançou diretrizes observando que as evidências atuais mostram que a terapia cognitiva é mais efetiva do que medicamentos no tratamento do TEPT.[6] Isso não quer dizer que todos os tratamentos e todas as doenças cerebrais sejam iguais. À medida que nossos esquemas de classificação se aperfeiçoam, é possível reunir mais evidências sobre quais intervenções funcionam para determinados problemas.

Nos anos 1970, não eram apenas os psiquiatras que apoiavam a divisão funcional/orgânico. O luminar científico Robert Katzman desprezava a noção de que "estados psiquiátricos funcionais" teriam qualquer relação com a demência.[7] Ele rejeitava muitos trabalhos anteriores sobre esse tema, dizendo que demonstravam "desarranjo intelectual", já que não estabeleciam conexões claras entre neuropatologia e sintomas.[8] A crítica feita por Katzman é dura, pois a misteriosa relação não linear entre neuropatologia e sintomas ainda é um desafio central para o entendimento sobre a demência. Embora fossem brilhantes, Katzman e seus contemporâneos estavam equivocados ao pensar que a depressão era "funcional" e que não tinha qualquer conexão com a demência. Atualmente, sabemos que há muitas conexões entre as duas doenças, porém, resta saber até que ponto cada uma é um fator de risco para a outra.[9] Talvez Katzman e seus colegas precisassem descartar a sabedoria recebida e reiniciar do zero. O historiador Jesse Ballenger comentou que a geração de Katzman devia mais do que admitia a estudiosos em meados do século XX.[10] Hoje, vários estudiosos focam na neurociência e em grandes conjuntos de dados epidemiológicos, ou outras abordagens, como eles preferem dizer, mas há ampla concordância de que fatores distintos, como riscos genéticos, dieta e educação, podem promover ou impedir o desenvolvimento da demência em pessoas mais velhas.

Balanço final: não há diferença clara entre doenças mentais e neurológicas. Há apenas um órgão no crânio. Todas elas são doenças cerebrais resultantes de combinações cruciais de fatores, incluindo genes e experiência de vida. Psiquiatras e neurologistas tratam diversas doenças e, muitas vezes, diversos sintomas das mesmas doenças, em parte por razões históricas e não porque um tipo de doença seja biológico e outro não.

Nos anos 1970 e 1980, defensores de causas públicas proclamavam que Alzheimer não era uma doença mental. O que isso significava? Qual era o objetivo deles? Havia uma questão prática. O seguro não cobria doenças mentais na mesma extensão em que cobria as neurológicas. A cobertura de seguros nos anos 1980 para um ente querido com Alzheimer podia se evaporar se a doença fosse classificada como um transtorno psiquiátrico. Uma maneira de conseguir uma cobertura justa era insistir que a demência era física, não mental. Uma solução melhor é argumentar que não há justificativa para que o seguro de doenças mentais e suas deficiências associadas tenha um nível diferente daquele para outras deficiências. O movimento por paridade na cobertura para doenças mentais é uma voz importante clamando por justiça social. Até certo ponto, seu êxito extinguiu a alegação de que demência não é uma doença mental. Mas de vez em quando ainda se ouvem tais afirmações, inclusive por parte da Alzheimer's Association, que, melhor que ninguém, deveria saber disso.[11]

Alguns tentaram desvincular a demência das doenças mentais. Em vez de tomar o caminho elevado e combater o estigma contra todas as doenças com sintomas comportamentais e cognitivos, insistiam que a demência não tinha nada a ver com aquelas pessoas loucas. É como se a doença de Alzheimer fosse um garoto mais velho no *playground*, tentando ignorar seu irmão menor deficiente. Mas, no final das contas, a semelhança entre os dois meninos é óbvia. A demência é uma doença cerebral, assim como a depressão e a esquizofrenia. Os sintomas que tornam a demência problemática para os cuidadores e constrangem, ou isolam seus portadores, geralmente são os mesmos que levam ao estigma contra quem tem uma doença mental como a esquizofrenia. O fato é que todos esses doentes deveriam ser tratados com compaixão, não censura.

Quando neurocientistas nos anos 1970 argumentavam que a demência não era uma doença mental, sintomas como agitação, depressão e psicose eram relegados para o segundo plano. Se as pessoas com demência pudessem se livrar desses sintomas tão facilmente, isso incluiria os comportamentos que podem levar à sua expulsão dos lugares em que moram com cuidados especiais. Ainda há certa disputa entre a psiquiatria e a neurologia sobre qual delas deve ter a primazia sobre a demência, o que não é útil para os pacientes e os cuidadores. Os estudos e tratamentos não precisam ficar confinados a uma ou outra especialidade médica. É preciso fazer justamente o contrário. É preciso juntar todas as *expertises* relevantes para descobrir como o cérebro gera sintomas e encontrar maneiras de abordá-los.

Essa colaboração finalmente está em andamento; trabalhos importantes de diversos campos são amplamente reconhecidos, mas resta muito a fazer. Ainda não há conhecimento suficiente sobre o que causa ou evita a demência. Ainda não há divulgação suficiente para os clínicos sobre o que *de fato* sabemos a respeito de administrar os sintomas e preservar a função cognitiva. Mas todos os especialistas concordam que a demência é uma doença cerebral na qual células no cérebro falham e morrem. Quando Jonathan Swift dizia que morreria no auge, isso não era apenas uma metáfora. Os neurônios do cérebro morrem com a demência.

A segunda barreira para o progresso das pesquisas é a luta darwiniana por recursos financeiros. Nos anos 1970, Lewis Thomas chamou a Alzheimer de "a doença do século".[12] Embora fosse brilhante, ele se precipitou. Se fosse para falar sobre o impacto de uma doença em termos de terror e financiamento, deveríamos falar sobre o elefante na sala ainda ignorado quando Thomas fez seu comentário. Esse elefante não é a doença de Alzheimer, e sim a Aids, que foi a doença do século XX, ou pelo menos de seus cinco anos finais.

Assim como a doença de Alzheimer, a princípio a Aids era obscura. Sua primeira aparição, não com esse nome, foi em junho de 1981 em um relatório semanal dos Centros de Controle e Prevenção de Doenças (CDC), apresentando brevemente cinco casos de homens jovens que tiveram uma pneumonia rara e morreram. Na virada do milênio, a Aids era *globalmente* a quarta causa mais comum de morte, e disparadamente a mais comum na África Subsaariana.[13] A entrada meteórica da Aids na conscientização pública, as desconcertantes taxas de mortalidade desde o início, a ampla disseminação de informações equivocadas e o comportamento vergonhoso, inclusive de muitos profissionais de saúde, com os afetados pela doença foram incomparáveis. Mas levando em conta a lentidão dos padrões burocráticos, o aumento no financiamento para pesquisas e a velocidade extraordinária do progresso científico relativos à Aids, estes rapidamente superaram os esforços visando outras doenças do século XX. O primeiro financiamento federal específico para a Aids foi aprovado em 1983, chegando a US$ 12 milhões. *Dois anos depois*, em 1985, o Congresso destinou US$ 190 milhões para a pesquisa sobre Aids, dezenas de milhões a mais do que o solicitado.[14] Naquele ano, as verbas para a doença de Alzheimer também aumentaram, mas apenas para US$ 53 milhões. Em 1989, os CDC estimaram que a Aids havia atingido 100 mil pessoas nos Estados Unidos.[15] Cerca de 1 milhão de norte-americanos tinha Alzheimer.[16] O fato é que o gasto com pesquisa por pessoa com HIV/Aids, naquela época e agora, ultrapassa muito o gasto com cada pessoa com Alzheimer. Para 1 milhão de pacientes nos Estados Unidos com HIV/Aids atualmente, em comparação com os 5 milhões de pacientes com demência, o gasto *per capita* é cerca de dez vezes maior – e isso inclui aumentos consideráveis nas pesquisas sobre demência nos últimos anos.[17] Vários painéis de especialistas em demência calcularam que seriam necessários US$ 2 bilhões por ano para mudar substancialmente a situação no sentido de achar tratamentos efetivos. (Isso com relação ao nível de fundos nos Estados Unidos para pesquisas sobre a Aids.) No momento em que escrevo este livro, a demência recebia um pouco mais de US$ 1 bilhão por ano, após vários aumentos anuais substanciais na gestão do presidente Obama. O governo Trump, inicialmente, propôs cortes radicais no financiamento dos NIH. No entanto, o apoio congressional bipartidário e esforços da Alzheimer's Association e aliados asseguraram mais US$ 400 milhões em verbas para pesquisas sobre a doença de Alzheimer em 2017.[18]

Quero deixar claro que não sou a favor da redução de gastos com pesquisas e tratamentos referentes à Aids. Minha formação como médica foi profundamente moldada pela crise da Aids. Tratei muitas pessoas jovens com Aids, grande parte das quais morreu sofrendo, e cedo demais. Para mim, a Aids não é um problema abstrato. Meu tempo de residência foi no auge da crise e um pouco antes das regulações limitando a carga horária de médicos em treinamento a uma média de 80 horas por semana. Aquele ano para mim girou em torno de dois temas: privação de sono e Aids. Lembro-me de um rapaz da minha idade que, como eu, era um católico irlandês de araque. Ele estava mortalmente doente e apavorado, mas tinha o mesmo jeito maroto daqueles meninos irlandeses travessos com os quais cresci. Nós podíamos fazer pouco por ele. Dávamos antibióticos para tratar sua pneumonia, mas isso equivalia apenas a um *band-aid*. Ele saiu do hospital e eu não tive mais notícias. Muito provavelmente ele morreu antes de eu terminar o período de residência médica. Espero que jamais haja um retrocesso para esse estado de ignorância. Fundos para pesquisas fizeram a diferença, em grande parte graças ao ativismo pela Aids. Houve também esforços maciços de educação que enfocavam o tratamento e a testagem, além de ensinar às pessoas que sexo mais seguro e agulhas limpas podiam desacelerar a taxa de infecção.

Desde os anos 1980, a maioria dos proponentes de fundos adicionais para pesquisas sobre a doença de Alzheimer é cautelosa em relação ao assunto da Aids. Eles querem mais verbas para a doença de Alzheimer, não menos recursos para a Aids. Obviamente, isso cria uma situação delicada, já que a largueza do governo federal tem limites e é impossível haver mais verbas para todas as doenças. A maioria dos defensores batalha pela própria causa, sem atacar as outras. Uma exceção foi Jesse Helms, que certa vez exigiu no Senado a redução dos fundos para a Aids, para que houvesse mais dinheiro para as vítimas da doença de Alzheimer, pois elas mereciam. Os defensores da causa de Alzheimer se opuseram vigorosamente.[19]

No entanto, a comparação se infiltrou de maneiras sutis no debate acerca da destinação dos fundos escassos para pesquisas. Um relatório no *Congressional Quarterly* da década de 1980, descreve Alzheimer como "uma doença misteriosa porque não discrimina entre suas vítimas – não há padrão de raça, sexo ou estilo de vida naqueles que ela atinge".[20] Atualmente, informações epidemiológicas mais acuradas provam que essa afirmação é falsa – *há* diferenças nas taxas de demência conforme raça, etnia, gênero e estilo de vida. Porém, mais importante, a descrição suscita comparação com outra doença famosa, estreitamente ligada a homens homossexuais, cujos "fatores de estilo de vida" carregavam um fardo enorme de estigma. Helms não era o único a chamar a atenção para a "inocência" das vítimas de Alzheimer, em comparação com os aidéticos.

O exemplo da Aids é útil não só por apontar o desafio que é a competição por fundos para pesquisas entre receptores igualmente dignos. O tratamento da Aids oferece uma ideia de como pode haver progresso. Esse conhecimento será útil com relação ao maior desafio para as pesquisas sobre demência: resolver de fato o problema científico. Já existem medicamentos efetivos que devem ser tomados continuamente e que de fato aumentam a expectativa e a qualidade de vida dos portadores de HIV/Aids. Além disso, continua havendo pressão para torná-los mais baratos tanto nos Estados Unidos quanto em países em desenvolvimento. Programas voltados a comportamentos de alto risco também são cruciais; programas de doação de preservativos e agulhas ajudaram a diminuir a exposição. Atualmente, a Aids pode ser administrada como uma doença crônica. Isso é um êxito formidável e comparável à luta contra a poliomielite. Mas, para esta, existe uma prevenção efetiva, que é a vacina, ao passo que ainda inexiste uma cura para a Aids.

Então, a Aids é o modelo de sucesso para a demência? Lewis Thomas certa vez escreveu que as tecnologias médicas mais importantes são aquelas que curam ou evitam doenças.[21] Ele rotulou como menos desejável o que chamou de "tecnologia intermediária", ou seja, intervenções que meramente apoiam ou mantêm as funções sem curar a doença subjacente. Thomas era da geração otimista de médicos que acreditava que bastava descobrir um agente infeccioso e eliminá-lo com um antibiótico, ou evitá-lo com uma vacina. A Aids nos fez "baixar a crista", mostrando que não éramos tão espertos quanto pensávamos. Ela nos ensinou que os vírus podem ser diabolicamente astutos e mudar sua estrutura, derrotando os esforços para criar uma vacina. Bactérias se adaptam a ponto de não serem mais suscetíveis ao nosso arsenal de antibióticos. Nós facilitamos sua sobrevivência ao empregarmos, de modo leviano, antibióticos que deveriam ser usados apenas em animais de fazendas, para doenças virais como resfriados, sobre as quais eles não têm impacto. Isso reduziu muito as chances de derrotar as bactérias; elas sabem quais são todas as nossas armas e como revidar. A Aids proporciona uma visão distinta do que é sucesso e reafirma o quanto a medicina precisa ter humildade clínica.

Essa humildade também está ligada à natureza dos ganhos da medicina contra doenças como diabetes e doenças cardíacas. Em geral, os médicos não pensam mais em cura como a norma, pois a maioria das doenças severas é crônica. Gostaríamos de curar, mas não podemos contar com isso. Então, administramos e tentamos transformar uma doença potencialmente fatal em uma passível de tolerar e que não mate com tanta rapidez. Para doenças cardíacas, tentamos um ou vários medicamentos, interrompemos outros e estimulamos mudanças no comportamento e dieta. Fumar piora a maioria das doenças crônicas, então insistimos para os pacientes se livrarem desse vício. É assim que atualmente os médicos abordam doenças cardíacas, diabetes, doenças pulmonares e até muitos cânceres.

A medicina chegou até esse ponto no século XXI. Nós não esperamos fazer um golaço da noite para o dia, então buscamos intervenções que retardem os sintomas e os tornem mais administráveis. Essa abordagem tem tido bastante êxito no combate às doenças do século XXI. Tais doenças ainda matam, mas geralmente conseguimos protelar a morte, o que não é pouca coisa. Alguns anos a mais com certa qualidade de vida junto de sua família, quando aparentemente não havia saída, parecem uma dádiva. Nós vivemos por mais tempo, porém com limitações. Portanto, temos de buscar ferramentas para administrar e desacelerar a demência. Não estou falando sobre cura. Quando solicitamos fundos para pesquisas, temos de articular como vamos lidar com o problema. Procurar uma cura é diferente de tentar administrar a demência.

Minha relutância em bater na tecla da cura vai criar encrenca com pessoas boas que estão trabalhando arduamente para combater a doença de Alzheimer. O comitê do governo federal encarregado do Plano de Ação Nacional de Alzheimer (NAPA, na sigla em inglês) inicialmente esperava a descoberta de uma cura até 2020.[22] Sinto muito, mas isso não vai acontecer. Agora, o *site* do NAPA na internet mostra uma expectativa mais razoável, no sentido de um tratamento efetivo até 2025. Trata-se ainda de um estirão, porém, mais plausível. Não pensem que eu não me preocupo com a demência, inclusive porque tenho certeza de que ela está vindo em minha direção, em razão da minha genética. Mas um plano sem metas viáveis e propenso a falhar pode retardar o progresso rumo a outro que de fato funcione melhor.

Isso nos leva à terceira grande barreira: o desafio de fazer ciência. Cientistas se empenham para definir o problema da doença de Alzheimer e obter verbas, então seguem trabalhando para resolver o enigma diante deles. Ciência é difícil. Mil teorias surgiram. Pesquisadores correram para descobrir uma causa, investigando agentes tóxicos, infecções, genética, tudo o que pudessem cogitar. Em certa época, alguns pesquisadores descobriram níveis altos de alumínio nos cérebros de cadáveres de portadores da doença de Alzheimer, e assim nasceu a teoria de que Alzheimer era uma reação ao excesso de alumínio. Essa teoria cativou a imaginação popular, especialmente após ser ligada à chuva ácida, uma ameaça ambiental recém-identificada e causada pela poluição no ar. Durante certo tempo, consumidores preocupados deixaram de comprar panelas de alumínio.[23] Mentes sensatas por fim prevaleceram, apontando que o alumínio é uma das substâncias mais ubíquas na Terra e presente nos cérebros de pessoas com e sem demência. Assim, essa ideia foi tirada da lista.

Muitos cientistas cogitaram se um vírus era a causa da doença de Alzheimer. Nos anos 1980, pesquisadores estavam desvendando mecanismos virais básicos e descobrindo conexões com cânceres, hepatite e Aids. Então, houve a descoberta intrigante de que uma forma incomum de demência chamada Kuru era transmitida por um vírus, o qual era adquirido por tribos no leste da Papua-Nova Guiné ao comerem os cérebros de pessoas mortas infectadas durante um ritual funerário nativo. Embora esse tipo de canibalismo continue incomum, essa descoberta mostrou que vírus *podem* causar demência. Talvez a fonte fosse um vírus lento, que ficasse inativo durante anos até os sintomas surgirem. Muitos investigaram, mas ninguém achou uma explicação definitiva. Esses caminhos não produziram evidências sólidas que ligassem a doença de Alzheimer a uma toxina ou um vírus.

Isso não significa que essas teorias ruíram de vez e de modo instantâneo. Há sempre aqueles que se agarram a uma crença já abandonada pela corrente científica principal. Em outras palavras, a corrente predominante pode rejeitar evidências que uma minoria acha convincente. A ciência tem dado vitórias para pessoas em ambos os extremos. Muitos grandes pensadores, inclusive Einstein, inicialmente foram ridicularizados por seus pares que não conseguiam entender o peso de uma nova teoria ou de uma nova evidência. Às vezes, a voz solitária é a correta, embora não com muita frequência. (A proporção entre Einsteins e pessoas que estão simplesmente equivocadas sempre foi baixa.)

Em geral, a maioria das pessoas com *expertise* em uma área age certo, pelo menos eventualmente. Elas seguem o que parecem ser os melhores indícios, e buscam ter êxito. Descartam abordagens que não dão resultados, embora isso possa ser difícil após terem investido muito tempo, esforço e a reputação pessoal em um determinado caminho. Abrir mão dessas abordagens ultrapassadas pode demorar um pouco, mas no decorrer do tempo o caminho que resolve problemas e dá resultados é aquele que conquista mais adesão. Esse fenômeno do progresso na ciência foi bem descrito por Thomas Kuhn em *A estrutura das revoluções científicas.*[24] Quem é da minha geração e se formou em uma faculdade certamente leu esse livro, que foi incluso em vários cursos que fiz. Kuhn investiga como a ciência passa de uma teoria abrangente para outra. E mostra como cientistas lidam com teorias e fatos que irritantemente não se encaixam nas evidências científicas. Muitas vezes, cientistas conseguem mostrar que o que parece uma contradição se resume a dados errados ou a uma interpretação equivocada. Foi isso que aconteceu com a teoria do alumínio como agente causal da doença de Alzheimer; estudos mais acurados minaram as alegações anteriores, dando continuidade à busca por uma causa, embora houvesse alguns empecilhos que perduraram por mais tempo.

Não foi difícil refutar essa teoria. As contradições para o alumínio ser uma causa logo ficaram evidentes, de modo que não houve instituições poderosas insistindo nessa teoria, e pouca gente se abalou quando a fila andou. Mas eliminar uma teoria científica da lista fica exponencialmente mais complicado quando carreiras, dólares e reputações institucionais estão em jogo. Aí as barricadas são reforçadas, tentando ao máximo impulsionar uma hipótese furada. No caso do alumínio, o sistema funcionou. Uma teoria interessante foi suscitada, verificada por diversos pesquisadores e, então, descartada por falta de evidências sólidas que a corroborassem. Infelizmente, a pesquisa sobre a doença de Alzheimer nem sempre seguiu esse padrão.

Às vezes, há evidências vagas ou conflitantes a respeito de um determinado fator influenciar o desenvolvimento de uma doença. Por exemplo, certos pesquisadores chegaram a cogitar se a doença de Alzheimer era uma forma de doença autoimune, na qual o corpo ataca a si mesmo. Talvez o corpo estivesse atacando as proteínas anormais que compõem as placas e emaranhados característicos, e os resultados desse ataque gerassem os sintomas. Pesquisadores de fato acharam alguma evidência nos cérebros de pacientes com Alzheimer para dar suporte a essa teoria.[25] Ou, talvez, tais placas e emaranhados fossem uma tentativa do corpo para se proteger do ataque de outra coisa. A pesquisa atual descobriu respostas imunes que desencadeiam desequilíbrios neuroquímicos que causam inflamação, acelerando o processo patológico da doença de Alzheimer.[26] Há muito tempo a imunologia da demência é investigada, sendo que muitos indícios foram descobertos, mas, infelizmente, a cura ainda não.

Um êxito inicial ficou conhecido como a hipótese colinérgica. Quase simultaneamente, nos anos 1970, três artigos de três laboratórios distintos a sugeriram, com graus variáveis de clareza. O trabalho pioneiro e mais longo entre os três aborda as dificuldades de mensurar os neurotransmissores no cérebro após a morte; as mensurações ficam mais confusas à medida que o tempo passa e o corpo se decompõe. Esse trabalho nota, quase de passagem, que os níveis de uma enzima relacionada ao neurotransmissor acetilcolina são mais baixos na doença de Alzheimer, sugerindo que o sistema colinérgico relacionado possa estar envolvido em déficits de memória.[27] (Colinérgico significa relacionado à acetilcolina, uma molécula neurotransmissora importante para o funcionamento cerebral.) Mas essa sugestão foi enterrada junto com uma grande monta de outros trabalhos importantes.

Uma afirmação mais clara figura em uma carta sucinta ao editor de *The Lancet*, enviada em 1976 por Peter Davies e A. J. F. Maloney, ambos em Edimburgo naquela época.[28] Eles tiveram a feliz ideia de testar a atividade de diversos neurotransmissores nos cérebros de cadáveres que tinham doença de Alzheimer e de outros que não a possuíam. Os níveis de duas enzimas necessárias para a produção de acetilcolina eram muito reduzidos nos cérebros daqueles com doença de Alzheimer. Curiosamente, as áreas que apresentavam reduções nessas enzimas eram justamente aquelas com maior quantidade de emaranhados neurofibrilares. Os autores argumentam que a patologia da doença de Alzheimer inclui uma redução específica no sistema colinérgico no córtex. Essa carta foi eletrizante para o quadro de elite dos pesquisadores de Alzheimer, pois trazia uma verdadeira novidade.[29]

Ainda acerca de outras cartas sucintas, o final das três publicações em *The Lancet* um mês depois traça conexões de forma ainda mais explícita. Elaine Perry e seus colegas observam que o déficit de dopamina na doença de Parkinson pode ser "combatido com benefício clínico", complementando o sistema de recompensa cerebral com dopamina. Eles relatam suas observações sobre níveis baixos de substâncias colinérgicas na demência senil e clamam por pesquisas buscando intervenções terapêuticas que venham a complementar justamente esse déficit.[30] Assim nasceu a hipótese colinérgica, segundo a qual os cérebros com Alzheimer têm insuficiência de neurotransmissores colinérgicos e terapias poderiam tentar corrigir esse déficit.

Imediatamente, muitos grupos passaram a trabalhar com a hipótese colinérgica. Antes do final daquele ano, a publicação deu um vislumbre de promessa realçando as substâncias colinérgicas na doença de Alzheimer.[31] Na verdade, os ganhos ainda eram muito modestos – e não se baseavam em mensurações cognitivas padrão –, mas a ideia continuou sendo promissora. Poucos anos depois, a equipe de Peter Whitehouse na Universidade Johns Hopkins fez uma descoberta crucial ao localizar uma área na qual os neurônios colinérgicos estavam gravemente esgotados em pacientes com Alzheimer.[32] Essa área minúscula no cérebro é o núcleo basal de Meynert, que normalmente produz substâncias colinérgicas e as projeta para o córtex. O exame dessa área no cérebro de um paciente com Alzheimer mostrou uma diminuição radical em comparação com aquela de um paciente no grupo de controle, dando aos cientistas uma localização específica do déficit sugerido pela hipótese colinérgica.

Em 1986, W. K. Summers e seus colegas publicaram em *The New England Journal of Medicine* um estudo pequeno mostrando a melhora em pacientes usando tacrina, que viria a ser o primeiro fármaco para demência de Alzheimer aprovado pela FDA.[33] Pesquisadores, muitas vezes, ficam empolgados com descobertas animadoras, ou chegam o mais perto delas à medida que uma publicação científica séria permita. Aqui, no entanto, os autores descrevem com modéstia a tacrina apenas como um possível tratamento paliativo. Um editorial de pesquisadores não envolvidos no estudo reconhece o feito desses autores, mas também lança um sério questionamento, observando que "qualquer estratégia terapêutica que dependa da integridade do neurônio colinérgico para sua eficácia em uma doença cerebral degenerativa como a doença de Alzheimer é, em última instância, imperfeita".[34] Ou seja, há um problema óbvio com a tacrina: ela não cura Alzheimer. A tacrina desacelera o processo que decompõe a acetilcolina, então permanece por mais tempo no cérebro. No entanto, ela não o supre com mais acetilcolina. Ela precisa que o cérebro faça isso, apesar do fato de que à medida que a doença de Alzheimer progride, o cérebro não consegue mais produzir acetilcolina. Chegará um momento em que essa estratégia falhará, e os pacientes mais severamente afetados e envolvidos nesse estudo pequeno tiveram pouco benefício. O pior, já era possível dizer, conforme fez o editorial inicial, é que a doença de Alzheimer envolvia déficits em múltiplos neurotransmissores, não só nos colinérgicos. Havia limites ao possível êxito dos agentes colinérgicos, e eles eram evidentes antes do primeiro fármaco ser sequer aprovado.[35]

A tacrina foi aprovada para o tratamento de Alzheimer em 1993. Outros fármacos para estimular o sistema colinérgico surgiram depois, como a donepezila, em 1996, e a galantamina, em 2001. Esses fármacos são paliativos, assim como observou aquele artigo anterior sobre a tacrina. E ajudam a diminuir alguns sintomas em certas pessoas, geralmente durante meses, não anos.[36] Mas eles não curam, e nenhuma cura vai surgir com um fármaco melhor que se baseie nesse mecanismo. Outro fármaco também com eficácia limitada, a memantina, foi aprovado em 2003 nos Estados Unidos. É assim que isso ocorre, mesmo em relação a drogas contra a demência – muitos milhões de dólares, três décadas de pesquisa constante e nenhuma vitória no sentido de achar algum fármaco que mude a trajetória da doença de Alzheimer.

Especialistas em demência têm distintas opiniões sobre os benefícios dessa classe de fármacos. Joe Verghese é professor de neurologia e chefe da Divisão de Geriatria no Montefiore Health System. Especialista em demência e clínico dedicado, tem uma visão levemente positiva, achando que um subconjunto de pacientes se beneficia muito, pelo menos por algum tempo. A melhora pode não aparecer em testes padrão de função cognitiva, mas as famílias relatam que seu parente participa de atividades, incluindo conversas, como não era possível há anos.[37] Outros clínicos são mais céticos, e veem esses medicamentos basicamente como placebos caros cujo efeito principal é enriquecer as companhias farmacêuticas – que ficam muito irritadas quando medicações são ineficazes. Descontinuar esses medicamentos pode ser desafiador, em parte porque as famílias ficam muito desesperadas para enxergar alguma melhora. Apesar de suas limitações, esses fármacos são a única coisa disponível, sendo amplamente receitados, muitas vezes, em combinações com outros e durante anos. É complicado para os médicos dizerem aos pacientes e suas famílias que não existe um medicamento que possa mudar a trajetória da doença de Alzheimer, mas é nesse ponto que estamos e isso é tudo o que temos.

Tem havido enorme progresso em relação ao objetivo de entender como processos cerebrais se deterioram e geram a demência, porém, ainda nos deparamos com aquelas três barreiras. Ainda lutamos para definir o problema da demência de modo que promova um progresso real. Sempre haverá a batalha por verbas. E a batalha para resolver o enigma científico prossegue com todo o furor.

8

A HIPÓTESE DA AMILOIDE É REFUTADA

Ainda não conseguimos descobrir tratamentos efetivos e nem a prevenção contra a demência, apesar de anos de busca por parte de alguns dos melhores cientistas do mundo. Isso pode ser uma tragédia? Vejamos: uma tragédia clássica requer diversos elementos. O enredo tem que suscitar compaixão e medo, e precisa ter um herói cujos infortúnios não derivem do vício e da depravação, mas de erros de julgamento e fragilidade.

Histórias relativas à ciência, muitas vezes, assumem o tom de narrativas heroicas, nas quais um cientista solitário triunfa. Na maioria das vezes, isso não passa de besteira, pois não é assim que a ciência funciona. Cientistas podem ser solitários ou não, e alguns ficam trabalhando sozinhos até de madrugada no laboratório, mas não atuam isoladamente. Subsídios multimilionários não são destinados a uma madame Curie atual, que continua trabalhando apesar das dificuldades e irradiando brilho. Tais subsídios vão para dezenas ou até milhares de pesquisadores em numerosas instituições que colaboram entre si. E é difícil distinguir de imediato o que é um erro de julgamento ou um caminho promissor que não dá em nada. Nós adoramos a ideia daquele momento de eureca em que o problema é resolvido, mas, geralmente, a ciência não avança dessa maneira. Com frequência bem maior, o êxito mais parece um tapinha na face do desconhecido. De maneira incremental, esses tapinhas constituem o progresso. Histórias de vitórias épicas são escritas após os fatos e excluem todos os equívocos, os erros de discernimento. Elas vendem bem, mas lamentavelmente não contam a verdade. Nós ainda estamos no meio da história científica da demência. O momento ainda não é triunfal, mas tampouco deve ser considerado uma tragédia.

Em instituições de elite mundo afora, homens e mulheres brilhantes usam seus cérebros privilegiados para desvendar a demência. Essas pessoas são admiráveis. Enumerar suas realizações demanda dezenas de páginas repletas de referências a Harvard, Oxford e à Academia Nacional de Ciências. Elas conquistam prêmios prestigiosos e milhões em dotações orçamentárias. Cada um desses pesquisadores sofre para admitir que não há cura hoje e, muito provavelmente, não a tempo para a geração dos *baby boomers*. Isso me desperta compaixão e medo e deveria comover todos os que estão na meia-idade, ou em idade mais avançada. A falta de uma cura é trágica para quem precisa dela neste momento, porém a ciência necessita de mais tempo para produzir avanços. Não podemos simplesmente encomendar uma cura para aquilo que nos aflige. A ciência se debruça sobre os problemas ao alcance de seu conhecimento atual. Tento não levar isso de forma pessoal. Mesmo com toda essa compaixão e medo, a verdade é que a ciência funciona assim.

A busca por novos fármacos para a demência tem sido brutalmente difícil. Testes com fármacos para tratamentos têm uma taxa de êxito extraordinariamente baixa, bem pior do que no caso de fármacos contra o câncer. Os esforços para descobrir novas medicações para demência têm uma taxa estarrecedora de 99,6% de insucesso.[1] E, mesmo que pesquisadores descubram algo que funcione, pode levar 12 anos para isso sair do plano da inspiração, ser submetido a testes aprovados pela FDA e ficar disponível no mercado. Dá para encurtar esse prazo revisando as regulações, mas não dá para eliminá-lo de uma vez por todas; sempre que há uma aceleração no processo de revisão, aumenta a chance de um fármaco arriscado ser introduzido no mercado.

Mas aqui há um problema ainda maior: as mudanças cerebrais que levam à demência começam anos ou talvez décadas antes do início dos sintomas. Muitos cientistas acreditam que a prevenção – antes que o dano cerebral ocorra – é a melhor maneira para combater a demência. Muitas pesquisas atuais visam pessoas assintomáticas ou pouco afetadas. Embora intervenções desde cedo possam ajudar a reduzir a demência de longa duração, elas não podem fazer nada por aqueles que já têm a doença em estágio moderado ou grave. Na verdade, o impacto de nossos esforços foi incipiente para quem já estava doente. Agora, temos milhões de pessoas com demência e haverá outros milhões nos anos vindouros. Isso não é especulação. Assim como o naufrágio do *Titanic*, trata-se de uma certeza matemática.

Que decepção... Você pode reagir citando manchetes que alardeiam alguma grande pesquisa que nos deixa à beira da cura. Talvez você se lembre do verubecestat, festejado em um artigo intitulado "Alzheimer's Treatment Within Reach After Successful Drug Trial".[2] Esse fármaco passou no teste da fase 1 em novembro de 2016, sem cair na armadilha de grande toxicidade para o fígado que descartou definitivamente agentes semelhantes anteriores. E aqui, representando meu papel de Debbie Downer, devo apontar que 99,6% dos fármacos experimentais para tratar Alzheimer fracassam. Daqueles que passaram na fase 1, que visa a segurança, mas não a eficácia, 98% fracassaram. O grande feito do verubecestat foi atingir a probabilidade de 98% de insucesso, mas ele também apresentou algumas questões preocupantes em termos de segurança. Em fevereiro de 2017, a Merck encerrou o teste da fase 3 em sujeitos com demência leve a moderada. Essa companhia farmacêutica tentou um novo estudo aplicado a pessoas com sintomas bem iniciais, o qual foi outro fracasso desanimador; o grupo recebendo a droga teve mais efeitos colaterais e resultados cognitivos um pouco piores.[3] O verubecestat caiu por terra, assim como muitos de seus concorrentes. Entre as 244 drogas experimentais avaliadas entre 2002 e 2012, apenas uma chegou ao mercado: a memantina, que não ataca o mecanismo subjacente da doença.

Você viu uma reportagem no programa *60 Minutes* sobre um teste com um fármaco em andamento na Colômbia?[4] Esse estudo enfoca um pequeno grupo isolado, com início precoce da demência geneticamente determinado. O teste atual (a um custo de US$ 100 milhões para a Genentech e o NIA) está utilizando uma droga chamada crenezumab. A esperança é que ministrar o fármaco na fase mais inicial possível – antes que as pessoas com o gene anormal tenham sintomas – evite a demência. Espero que isso se concretize. No entanto, em meu papel de estraga-prazeres, saliento que o crenezumab já fracassou nos testes na fase 2 com pessoas que apresentam sintomas leves a moderados.[5] Tal fracasso não nos deixa antever o futuro, mas tampouco é um ótimo sinal.

Há outro fármaco atualmente sob testes que poderia vencer esse desafio? Não creio nisso, mas tomara que eu esteja equivocada. Muitas drogas experimentais já fracassaram em testes importantes ou são semelhantes a medicações que foram descartadas. Parte da algazarra entusiasmada por aí reflete apenas o triunfo da esperança sobre a experiência. Afinal, todos querem tanto uma cura! Por isso, até uma droga mais ou menos contra o Alzheimer pode render muito dinheiro, já que por ora não há nada melhor. Portanto, toda essa algazarra também pode refletir mais a empolgação com os lucros do que com um progresso real.

O número de histórias triunfais supera amplamente aquele de histórias sobre como esses mesmos fármacos não são de grande valia. Os jornalistas preferem escrever, e o público prefere ler, manchetes como: "Tcham, tcham,

tcham! A cura chegou", em vez de "Não há cura à vista. Teremos de continuar cuidando das pessoas com essa doença crônica". Mas essa é a verdadeira história, ao passo que a falsa narrativa da cura é um grave desvio de rota. Não me entendam mal: nós precisamos continuar tentando desvendar o enigma científico da demência, porém, mantendo a sobriedade. Esse problema não vai desaparecer. Quando focamos excessivamente na cura, nós minamos os cuidados.

Muitos pesquisadores de demência têm um profundo interesse pessoal nos resultados de seu trabalho. Vários deles me contaram que têm um parente próximo com demência. Reisa Sperling, diretora do Centro de Pesquisa e Tratamento de Alzheimer da Faculdade de Medicina de Harvard e uma das maiores especialistas mundiais na área, tem o pai e um avô com demência. Sperling é uma médica-pesquisadora calorosa e altamente responsável que aplica seu conhecimento impressionante no desafio científico da demência. Ela sabe melhor do que ninguém o custo da demora em achar tratamentos melhores e que, uma vez que os sintomas se instalem, pode ser tarde demais para ajudar. Ela comentou: "Meu pai infelizmente tem doença de Alzheimer branda e eu me preocupo com o que pode ser feito por ele. Como neurologista clínica, quando atendo pessoas com demência leve a moderada em meu consultório, sei que é uma batalha perdida, a menos que eu consiga encaixá-las em algum teste clínico que dê certo e ache um fármaco eficaz, não apenas um placebo".[6]

Sperling tem razão em se preocupar. Diariamente 10 mil *baby boomers* norte-americanos chegam aos 65 anos. Como a patologia que causa Alzheimer começa anos antes do surgimento dos sintomas, a prevenção contra a doença deve ter como foco pessoas nas faixas dos 50 e 60 anos – quanto mais cedo melhor. A janela vai se fechando, mas a prevenção pode ajudar até os *baby boomers* mais novos. Outras pessoas poderão se beneficiar no futuro, mas não teremos evitado a demência em milhões de pessoas que hoje têm 50 anos ou mais. Não é por falta de tentar, porém, as derrotas sobrepujam as vitórias.

Vamos examinar algumas dessas derrotas e vitórias. Pesquisas sobre demência foram reiniciadas para valer nos anos 1970 e, desde então, ganharam impulso, pois os cientistas aprenderam muito ultimamente. Placas amiloides e emaranhados de tau precedem a morte dos neurônios, embora especificidades do processo ainda sejam acaloradamente debatidas. Amiloide e tau não são inerentemente maus; elas têm funções em cérebros saudáveis, mas ficam sob influências malignas e criam problemas. A proteína precursora amiloide tem o mérito de ajudar a movimentar o colesterol e a manter as células cerebrais

A hipótese da amiloide é refutada

unidas,[7] ao passo que a tau ajuda a manter os túbulos em ordem, mantendo assim o bom funcionamento das células neurais e da estrada de informações no cérebro.[8] A proteína precursora amiloide é cortada por enzimas em vários pedaços, alguns dos quais resultam em beta-amiloide, que forma placas viscosas fora das células cerebrais e também circula em forma solúvel no sangue; ambas estão implicadas na patologia cerebral que leva à demência de Alzheimer.[9] Como outras proteínas, a tau geralmente se agarra com moléculas que ligam e desligam funções, mas, às vezes, esse agarramento anormal leva a uma forma emaranhada e disfuncional da tau.

Nos últimos 25 anos, a parte do leão dos fundos para pesquisas tem se destinado a pesquisas baseadas na hipótese da amiloide, proposta por John Hardy e David Allsop em 1991.[10] Eles teorizaram que a deposição de placas viscosas de beta-amiloide inicia a patologia da doença de Alzheimer, o que gera múltiplas mudanças tóxicas, incluindo alterações químicas na tau, a formação de emaranhados de tau e, por fim, a morte das células neurais. Essa teoria ganhou a adesão de muitos nomes poderosos e é corroborada por dados substanciais. Mas, desde o início, tem também detratores. Um tipo de batalha como a lendária rivalidade entre as famílias norte-americanas Hatfield e McCoy foi travada entre os cientistas focados nas placas de beta-amiloide (baptistas) como a principal causa da doença de Alzheimer e aqueles que acreditavam que o papel dos emaranhados de tau era subestimado (tauístas). Proclamações pululavam regularmente no decorrer dos anos de que essa guerra havia acabado, mas verbas continuaram fluindo para os baptistas em detrimento dos tauístas ou daqueles com outras abordagens. Agora, porém, a hipótese da amiloide levou uma surra de verdade e, talvez, nunca se recupere. No mínimo, ela precisará passar por uma revisão substancial. Pesquisadores examinando outros mecanismos e caminhos se atracam com questões não respondidas pela hipótese da amiloide, pelo menos em sua forma básica. Para entender o fracasso em descobrir novos fármacos efetivos contra a doença de Alzheimer, precisamos fazer um retrospecto da ascensão e queda da hipótese da amiloide.

O foco na amiloide reflete a "alzheimerização" da demência, que começou com os esforços exitosos de *marketing* de cientistas, lobistas e da Alzheimer's Association nos anos 1970 e 1980.[11] A estratégia funcionou – a demência passou a ser vista como uma doença real, não apenas como uma consequência corriqueira do envelhecimento. A desvantagem foi que isso forçou a saída de sintomas, fatores influentes e outras formas de demência irrelevantes para a doença de Alzheimer. O dinheiro era literalmente canalizado para a perda de memória e a amiloide. Os fatos de que o envelhecimento do cérebro *está* implicado na demência, que outras doenças e formas de demência se sobrepõem com Alzheimer e que sintomas como depressão, agitação, psicose e a perda da função executiva são comuns na demência, perderam importância e fundos para pesquisas. Tantos subsídios são dados para o estudo da doença de Alzheimer, que é fácil esquecer que outros tipos de demência afetam milhões de pessoas.

A hipótese da amiloide fez o que uma boa teoria faz: juntou partes intrigantes e disparatadas de evidências. A pesquisa genética teve um grande papel nisso, localizando um gene crucial para a produção de amiloide no cromossomo 21. Pessoas com síndrome de Down têm três cópias do cromossomo 21, em vez das duas normais; daí vem o nome oficial da síndrome de Down, trissomia 21. Elas têm excesso de produção de amiloide e é comum desenvolverem a doença de Alzheimer muito cedo. O acúmulo de amiloide em quem tem síndrome de Down é um fundamento da hipótese da amiloide. Aparentemente, o excesso de amiloide na síndrome de Down leva à doença de Alzheimer, então, deve ser isso que acontece também com outros pacientes com Alzheimer.

A hipótese da amiloide também se baseia em pesquisas genéticas feitas em alguns lugares no mundo que têm grupos peculiares apresentando início precoce da demência, como aquela região na Colômbia enfocada em um episódio do programa televisivo *60 Minutes*. O isolamento geográfico e os casamentos entre parentes nessa região fazem com que muitas pessoas herdem um gene mutado que causa demência a partir dos 40 anos.[12] Pelo menos 180 mutações genéticas em vários cromossomos mundo afora levam à doença autossômica dominante de Alzheimer (ADAD, na sigla em inglês).[13]

A ADAD atrai o interesse de pesquisadores e verbas desproporcionais para o número de pessoas que afeta. A ADAD perfaz menos de 1% de todos os casos de Alzheimer. A força motriz por trás dessas pesquisas não é apenas resolver o problema da ADAD. Como algumas pessoas com gene para ADAD têm quase 100% de probabilidade de desenvolver Alzheimer, os cientistas podem estudá-las enquanto elas estão bem e rastrear mudanças em seu sangue, memória e cérebros. Tais informações podem requerer exames de sangue e outros marcadores que preveem a demência. Parte dessas pessoas em risco e altamente motivadas tentam medicamentos experimentais esperando que eles desacelerem ou interrompam o desenvolvimento de sintomas. A esperança é que um medicamento funcione não só para as raras pessoas com ADAD, mas também para o vasto número com risco do surgimento tardio de doença de Alzheimer.

Mais de um pesquisador de demência comparou essa abordagem – examinar a ADAD para resolver o enigma da demência de início tardio – com a descoberta da estatina para redução do colesterol.[14] Uma família com uma forma rara de colesterol alto herdado melhorou tomando a primeira estatina, então foi descoberto que as estatinas funcionam para a forma comum não herdada de colesterol alto. Essa classe de fármacos se tornou uma campeã de vendagem da Big Pharma.* Pesquisadores querem ajudar famílias com o terrível flagelo da demência precoce, mas não se opõem a lucrar fazendo o bem. Um motivo para estudar a ADAD é a esperança de descobrir uma cura milagrosa para a doença de Alzheimer e, com isso, tornar-se bilionário. Ninguém achou esse pote de ouro, apesar de tantos dólares injetados em pesquisas e 15 anos de busca.

Mas é aqui que as coisas se complicam. Além de haver muitas formas de demência, há muitas formas de Alzheimer. Pessoas em idade avançada que ficam dementes não têm um único gene determinante; a doença resulta de múltiplos fatores interligados, incluindo condições genéticas e outros. Uma regra prática é que quanto mais cedo for o surgimento da demência, maior é a probabilidade de que um gene dominante controle o processo e menos importantes sejam outros fatores como dieta ou doença vascular. Apoiadores da hipótese da amiloide argumentam que alterações patológicas no cérebro e no surgimento pré-senil ou tardio da doença de Alzheimer seguem um caminho semelhante: placas de amiloide se acumulam, emaranhados de tau se alojam nos neurônios e, posteriormente, os neurônios morrem. Essa afirmação – de que os caminhos para a demência na ADAD e para a demência de início tardio são iguais, ou pelo menos suficientemente semelhantes – é central para a controvérsia atual sobre a hipótese da amiloide. A maioria dos pesquisadores concorda que a amiloide exerce certa influência em todos os tipos de Alzheimer. Mas, à medida que surgiram problemas em grandes testes de pesquisa, um número crescente de pesquisadores agora acredita que há diferenças-chave suficientes entre a demência de início precoce ou tardio, de modo que outra combinação de fatores gera demência nessas formas distintas da doença. Por exemplo, cérebros mais velhos não produzem muita amiloide, mas parecem ter dificuldade para se livrar dela. A área se divide acerca do quanto aprenderemos sobre a demência de início tardio – o tipo que milhões de pessoas têm –, examinando o início precoce da doença. No mínimo, precisaremos descobrir fatores específicos para a demência na idade avançada e achar uma maneira de mudá-los.

Richard Mayeux, diretor de Neurologia na Faculdade de Medicina e Cirurgia da Universidade Columbia, conta com um subsídio multimilionário dos NIH para estudar genes raros associados ao surgimento pré-senil de Alzheimer. Mayeux argumenta que entender a genética da demência é importante

---

* Termo que designa as multinacionais farmacêuticas. (N.T.)

mesmo que a hipótese da amiloide se desfaça no plano de fundo, e é difícil discordar disso.[15] Eu conheci Mayeux 30 anos atrás em Columbia, quando ele era um garotão atlético. Ele mantém a boa forma até hoje, ao passo que eu pareço uma pessoa saudável 30 anos mais velha. Que irritante... parece que ele nunca cometeu um erro grande de discernimento. Na verdade, praticamente tudo o que ele faz se transforma em ouro. Mayeux já publicou mais de 500 artigos acadêmicos sobre uma gama extraordinariamente ampla de temas. Ele acredita que a ADAD e a doença de Alzheimer de surgimento tardio tomam caminhos distintos rumo à demência, e que é preciso examinar o cérebro envelhecido para resolver o enigma da demência de início tardio. E acha que os maiores beneficiados com sua pesquisa sobre genes raros para ADAD são as pessoas afetadas por ela. Se uma intervenção que ajude aqueles com ADAD também nos ajudar a entender a demência de início tardio, isso também será excelente. Muitos artigos enfocando as pesquisas sobre demência e Mayeux adotam um tom triunfal, mas ele não. Nem Mayeux nem os outros cientistas que entrevistei acharam uma cura, mas tampouco são heróis trágicos. Eles estão promovendo o avanço da ciência.

Genes certamente influenciam a demência de início tardio, porém, de maneira mais sutil e complexa do que seu papel na ADAD. Mais de 20 mutações genéticas são ligadas à doença de Alzheimer de início tardio, mas nenhuma tem o poder impressionante encontrado na forma de surgimento pré-senil.[16] O gene influente mais comum é o apoE e4, que tem funções relacionadas ao colesterol e à amiloide. Embora muitas pessoas sem apoE e4 desenvolvam demência, ter uma cópia desse gene triplica o risco para Alzheimer e reduz a idade para seu surgimento; ter dois – herdados de ambos os pais – aumenta o risco 15 vezes e reduz ainda mais a idade para seu surgimento.[17] Por sua vez, a variante e2 da apoE protege contra a demência e retarda a idade para seu surgimento.[18] Esse é o gene mais desejável, mas não é transmitido pelos pais. Ainda assim, saber que uma pessoa tem duas cópias desse temerário apoE e4 não revela quando e se ela desenvolverá Alzheimer. Um estudo descobriu que um sujeito testado tinha duas cópias do gene apoE e4. Apesar de ter mais de 100 anos, ele não tinha demência.[19] Para reiterar, essa pessoa tinha uma dose dupla do fator genético de risco mais conhecido para demência de início tardio, e passou dos 100 anos sem a doença. Fatores de risco não determinam um diagnóstico certeiro! Embora seja insensatez esperar ter a sorte desse centenário, esse estudo realça a grande diferença entre ser uma pessoa com risco e ter a certeza de que se desenvolverá uma doença.

Apesar de sua dominância em esforços de pesquisa, a hipótese da amiloide está encurralada. Um grande número de testes clínicos tentou reduzir ou

A hipótese da amiloide é refutada

retardar os sintomas da demência por meio da redução da amiloide, mas fracassou. Alguns desses fracassos foram espetaculares e caríssimos, gerando muita controvérsia entre pesquisadores, assim como um longo debate nos NIH e na indústria farmacêutica sobre as medidas a serem tomadas. Apesar de tanto esforço, tempo e dólares investidos em pesquisas, não houve benefícios para os participantes.

Vamos examinar dois grandes testes clínicos, entre os muitos que fracassaram nas últimas duas décadas. Apesar de contar com nomes ilustres da pesquisa sobre demência, eles foram desdenhados em *The New England Journal of Medicine* em 2014.[20] Um par de estudos usou uma droga chamada bapineuzumab para tentar reduzir a amiloide em pessoas com e sem o gene apoE e4 que eleva os riscos.[21] Os estudos duraram mais de 18 meses e tiveram milhares de participantes em 200 locais de pesquisa. Aqueles que tomaram a droga ativa, não o placebo, tiveram efeitos colaterais, como inchaço cerebral, que pioraram quando a dose aumentou. Embora promissora em testes anteriores, a bapineuzumab não melhorou os resultados clínicos. Resumindo, causou efeitos colaterais, mas nenhum benefício clínico.

O segundo grupo de testes envolveu o fármaco solanezumab, ou sola. Dois mil participantes com demência leve a moderada, 18 meses, centenas de locais e nenhuma evidência de melhora clínica estatisticamente significativa.[22] E esse continua sendo o problema-chave com a hipótese da amiloide: é possível reduzir a amiloide, mas isso não faz as pessoas melhorarem.

Curiosamente, um exame minucioso dos dados revela que nenhum sujeito nos testes tinha doença de Alzheimer. Os participantes nas pesquisas eram indicados por especialistas e todos tinham os sintomas típicos. Mas para se enquadrar na definição científica, os cérebros dos pacientes têm de ter placas amiloides em excesso. Até poucos anos atrás a amiloide não era visível em pessoas vivas, sendo detectada apenas na necrópsia. Tudo isso mudou com o advento de uma forma especial de tomografia que revela a amiloide em pessoas vivas. O fato foi que 25% ou mais dos participantes tiveram resultados negativos, pois não tinham placas amiloides suficientes para um diagnóstico oficial.[23] Eles tinham os sintomas, mas não a patologia certa. Não surpreende que a redução da amiloide não tenha ajudado esses pacientes, já que não apresentavam um problema com a amiloide. Se você olhasse os dados de pessoas que tinham placas amiloides e uma doença bem leve, os resultados pareceriam um pouco melhores. Talvez um motivo para o fracasso dos testes tenha sido que muitos participantes de fato não tinham a doença sendo estudada e, portanto, não melhoraram com um tratamento destinado a ela. Com ceticismo, o cientista Michael Gold salienta que os participantes com amiloide normal deveriam ter sido aleatoriamente distribuídos entre os grupos que receberam o placebo e a droga ativa, mas que isso não faria qualquer diferença no resultado do teste.[24]

As implicações dessa descoberta – de que há diagnósticos indevidos e excessivos de Alzheimer – são bem maiores do que um problema em alguns estudos de pesquisa. Isso significa que nem especialistas podem prever quem terá Alzheimer com base em sintomas clínicos. Médicos dizem às pessoas que elas têm doença de Alzheimer, mas o que elas têm é demência. Receitamos medicamentos supondo que todas têm doença de Alzheimer, mas somente entre um quarto e um terço dos casos de fato a têm. Os clínicos deveriam continuar receitando os mesmos medicamentos para pacientes que talvez não tenham a doença de Alzheimer? Ainda não temos a resposta para essa pergunta. Não sabemos quais medicamentos, se é que há algum, os ajudam. O foco na amiloide criou uma grande lacuna para esse grande grupo de pessoas com demência, mas sem problemas com a amiloide. Nós precisamos refletir muito sobre quem são elas, o que causa sua demência e como podemos ajudá-las.

Pesquisadores pró-amiloide argumentam que a principal razão para os resultados ruins nesses testes foi que a intervenção ocorreu tarde demais. Eles afirmam que, uma vez que a amiloide se acumule em torno dos neurônios e entupa as engrenagens, as células podem ficar irreversivelmente danificadas. Esse não é um posicionamento estranho – afinal, se quiser que os rins de alguém fiquem saudáveis, você não espera o estágio final de uma lesão renal para tentar virar o jogo. Uma ideia bem melhor é evitar o dano antes que ele aconteça.

Essa teoria – de que a ideia de reduzir a amiloide estava certa, mas o momento estava errado – continua dominante entre os proponentes da amiloide. A pressão pela intervenção cada vez mais cedo é o fio que une todos os testes clínicos atuais baseados na amiloide, inclusive antes dos fracassos em 2014 do sola e da bapineuzumab. A hipótese da amiloide, porém, ficou sob intenso escrutínio, pois uma década se passou sem haver um novo medicamento para demência e deixando para trás uma pilha de testes fracassados. O ceticismo aumentou, embora pesquisadores pró-amiloide tivessem muita influência sobre decisões orçamentárias nos NIH e na indústria farmacêutica. Todos concordavam que os esforços para reduzir a amiloide e melhorar os sintomas em pessoas com demência foram decepcionantes. Foi, então, que ficou evidente que mudanças cerebrais relacionadas à demência começam anos antes do surgimento dos sintomas. Proponentes da hipótese da amiloide se agarraram à possibilidade de que haviam feito a intervenção certa, mas no momento errado. Eles tentariam reduzir ou impedir o acúmulo de amiloide antes que isso danificasse tecidos cerebrais delicados.

Esse foco em intervenção antes do dano ocorrer moldou uma revisão, em 2011, de definições dos estágios da doença de Alzheimer. Se cientistas conseguissem identificar cérebros com risco antes de os sintomas se formarem, talvez a demência pudesse ser derrotada. Assim nasceu uma nova fase: a doença de Alzheimer pré-clínica, na qual a pessoa se sente bem, é assintomática, mas tem placas amiloides em excesso. A doença de Alzheimer pré-clínica é uma tentativa de salvar a hipótese da amiloide. A maioria dessas pessoas não terá demência, porém, forma o grupo com risco mais alto do que a população em geral e pode se beneficiar com uma intervenção mais cedo. Mas essa nova categoria também gerou problemas, inclusive éticos.[25] O estigma da demência é enorme. Sujeitos de pesquisas deveriam ser informados sobre seu *status* nesse grupo? Eles podem jamais ter demência, e ainda não há tratamento efetivo caso tenham.

Esses desafios éticos são reais, mas não acho que sejam a questão mais problemática com relação à doença de Alzheimer pré-clínica. A prevenção aparenta ser uma coisa boa, mas há muitas maneiras de evitar a doença. É possível reduzir o câncer de pulmão e as doenças cardíacas fazendo as pessoas pararem de fumar. É possível evitar o sarampo por meio de uma vacina. Estou preocupada com uma estratégia focada em criar um fármaco que deve ser tomado diariamente durante anos para tratar milhões de pessoas em risco, mas que não estão doentes. A maioria delas nunca ficará doente, e as demais demorariam anos até desenvolver a demência, com ou sem o fármaco. Será impossível saber se o fármaco está funcionando para cada indivíduo. Se a pessoa permanece bem, não saberemos se o fármaco funcionou ou se, em primeiro lugar, essa pessoa nunca teria demência. Algumas terão demência, todavia, não saberemos se o fármaco retardou o declínio cognitivo, ou se a doença progrediu porque a pessoa parou de tomar o fármaco.

Suponhamos que um fármaco desse tipo – vou chamá-lo de BrainUp@ – poderia ser tomado por qualquer pessoa a partir dos 50 anos que se preocupe com a possibilidade de ter demência. Isso não é apenas uma especulação, e sim a principal estratégia atual na qual milhões de dólares são investidos em pesquisas. Eu gostaria de evitar a demência, mas me preocupo com o uso diário de um medicamento com essa finalidade, em vez de apostar em uma vacina ou em mudanças no estilo de vida. Não haverá um tratamento desses em breve, mas me preocupo com o que acontecerá se ele for introduzido no mercado.

Vamos refletir sobre o imenso golpe de sorte que um fármaco desses seria para a indústria farmacêutica. Eu não acho que tudo que a Big Pharma faz seja errado, só porque ela está atrás disso; sou grata a todos aqueles que trabalharam para nos legar medicações efetivas contra a Aids e o câncer, e a Big Pharma merece crédito por fazer parte desse sucesso. Mas há mais de 75 milhões de *baby boomers* que podem ter indicação para o BrainUp@. Mesmo que limitemos o acesso para aqueles com um risco elevado em virtude do excesso de produção de amiloide e/ou um gene apoE e4, o potencial para ganhar dinheiro é colossal. Um fármaco assim pode superar todos os outros campeões de venda. A fascinação é forte e, em parte, deriva de um pote de ouro potencialmente enorme. Talvez a fascinação exercida pelo BrainUp@ seja poderosa o suficiente para dar um impulso imerecido a essa estratégia de medicar toda a população de pessoas idosas sem sintomas. Talvez a fascinação seja tão grande que desestimule a avaliação do risco de prescrever qualquer medicamento a tantas pessoas. É preciso ter em mente que esses potenciais pacientes estão assintomáticos quando passarem a tomar o fármaco. Não se trata de equilibrar os efeitos colaterais de um medicamento *versus* os sintomas de uma doença grave, e sim de equilibrar os efeitos colaterais de um medicamento que a pessoa está tomando para uma doença que ela não tem.

E quais são esses riscos? Tomar regularmente diversos fármacos com receita é um problema enorme para pacientes geriátricos. Pessoas mais velhas tomam muitos fármacos, inclusive alguns que podem ser arriscados. Alguns estudos mostram que, *em média*, dez fármacos são receitados para pacientes mais velhos.[26] É difícil para qualquer um tomar tantos fármacos exatamente conforme receitado, e ainda mais quando a pessoa não consegue ler as letrinhas miúdas nas bulas nem abrir facilmente as embalagens. Esses fármacos interagem entre si e causam mais problemas, incluindo quedas, fraturas, internações hospitalares e delírio. Portanto, uma preocupação grande com a estratégia BrainUp@ é que não é algo trivial acrescentar outro fármaco ao amontoado de remédios que os idosos já tomam. Bons geriatras e farmacêuticos passam muito tempo tentando reduzir as receitas, e aí vem o BrainUp@ querendo aumentar esse volume.

O BrainUp@ também será caro, não só para idosos individualmente, mas para a abundante população idosa. Um preço modesto seria US$ 10 mil por ano; isso poderia chegar a US$ 40 mil por ano, quando multiplicado por décadas. Multiplicado pelo grupo de *baby boomers*, isso é dinheiro grosso: muitos bilhões. Para os que têm mais de 65 anos, isso é dinheiro que sai do Medicare, portanto, de dólares provenientes de impostos. Não conseguiremos usar esse dinheiro para reabilitar o estoque habitacional de modo que os idosos possam continuar morando em casa, para terapia física visando melhorar a mobilidade nem para promover exercícios físicos, dietas saudáveis e envolvimento social, os quais retardam a demência. Os potenciais usuários do BrainUp@ serão idosos com outros problemas médicos, como diabetes, doença cardiovascular e câncer. Eles precisarão de muita ajuda, mas teremos gastado muito dinheiro em uma doença que eles não têm.

Vamos examinar um grande teste clínico envolvendo pessoas com doença de Alzheimer pré-clínica, que tenta desacelerar ou evitar o surgimento da demência. Essa é a estratégia BrainUp@ em ação. Esse teste clínico é o A4, liderado por célebres especialistas em Alzheimer, incluindo Reisa Sperling e Jason Karlawish.[27] O teste custará mais de US$ 100 milhões, durará anos e precisará de um número considerável de colaboradores para sua realização. O A4 utilizará tomografias por emissão de pósitrons para se assegurar de que todos os envolvidos no teste tenham excesso de produção de amiloide. Os participantes serão avaliados para haver certeza de que não têm sintomas de demência. A falta de sintomas e a confirmação do excesso de produção de amiloide indicarão que os participantes se enquadram nos critérios para doença de Alzheimer pré-clínica. Alguns participantes receberão um placebo e outros tomarão a droga ativa. No início e no final, todos passarão por testes cognitivos. Os pesquisadores descobrirão se há uma diferença no número de pessoas que têm piora na função cognitiva, com base se elas tomaram o fármaco ou o placebo. O objetivo é desacelerar o surgimento da demência.

A empresa de biotecnologia Biogen gerou esperanças com um estudo de estrutura semelhante usando outra droga, o aducanumab, e previsto para acabar em 2019. O estudo piloto em março de 2015 mostrou reduções estatisticamente significativas de amiloide e uma taxa mais lenta de declínio cognitivo nos sujeitos que tomaram a droga ativa. O aducanumab tem efeitos colaterais, como dores de cabeça e outro com o nome melífluo de ARIA, que significa anormalidades relacionadas à amiloide constatadas em imagens. ARIA se refere ao acúmulo de líquido no cérebro, que piorou à medida que a dose aumentou, e foi mais grave naqueles com o gene apoE e4 que aumenta os riscos. Mesmo assim, esse estudo piloto favoreceu muito a Biogen, cujas ações tiveram alta de 40% na bolsa poucos meses após os primeiros relatórios sobre esse fármaco.[28] Subsequentemente, a Biogen incluiu mais 500 pacientes no teste, sugerindo preocupações com o estudo e gerando ansiedade nos analistas de mercado.[29]

O teste A4 pode parecer promissor, mas desperta preocupação. O fármaco testado é o solanezumab, ou sola, aquele que comprovadamente não ajuda pessoas com doença de Alzheimer moderada ou grave nem ajuda o grupo grande que parece ter Alzheimer, mas não apresenta placas amiloides em excesso. Isso representa muitas pessoas que poderiam contar com algum auxílio, mas não o terão com o sola. O grupo que poderia ser beneficiado por esse estudo de US$ 100 milhões diminui cada vez mais.

Em novembro de 2016, a companhia farmacêutica Eli Lilly anunciou que o sola havia falhado novamente. Uma extensão do malogrado teste de 2014 permitiu que o sola fosse estudado apenas em participantes da pesquisa que tivessem amiloide comprovada por tomografia e por emissão de pósitrons e comprometimento leve em razão da doença de Alzheimer. Não houve nenhum benefício clinicamente significativo para os que tomaram a droga ativa em vez do placebo. A Lilly observou secamente, em seu *release* para a imprensa, que "não pedirá aprovação regulamentar para o solanezumab para o tratamento de demência leve ou moderada em virtude da doença de Alzheimer".[30] Mas o sola e o A4 ainda não foram interrompidos. Ao ver um sinal insignificante de melhora em um teste mais antigo, pesquisadores no A4 resolveram *quadruplicar* a dose planejada e estender o período de observação para cinco anos, esperando manter acesa aquela fagulha de esperança até transformá-la em um teste exitoso.[31] Os resultados do teste A4 ainda não estão prontos, mas, até o momento, centenas de milhões de dólares provaram que o sola não ajuda muitas pessoas com demência. Será que o solo pode retardar os sintomas em pessoas assintomáticas que têm apenas placas amiloides? Essa é uma possibilidade teórica, mas não inspira muita confiança.

A maré virou. Atualmente, é difícil conseguir verbas dos NIH se sua abordagem for exclusivamente centrada na amiloide. É preciso algo mais. Talvez, você diga, isso seja a ciência fazendo o que lhe compete. Um caminho promissor foi explorado, mas não deu bons resultados, então é hora de enveredar por outras vias promissoras. Embora seja verdadeira, essa justificativa é demasiado leniente. Em 2000, Bill Thies, então vice-presidente da Alzheimer's Association, disse o seguinte: "Se a hipótese da beta-amiloide estiver correta, novas terapias deverão surgir em breve; caso contrário, pesquisadores em grandes laboratórios rapidamente desviarão seus esforços para teorias mais produtivas".[32] Vamos comparar essa citação com um comentário feito em 2016 por Paul Aisen, diretor do Instituto de Pesquisas Terapêuticas para Alzheimer da Universidade do Sul da Califórnia, sobre o fracasso mais recente do solanezumab. Aisen disse: "Isso não refuta a hipótese da amiloide. Eu acho que só confirma essa hipótese, aliás, é a maior confirmação até agora".[33] Aisen é um dos proponentes mais destacados da hipótese da amiloide e não dá sinais de que vá recuar. Para cada teste malogrado há uma nova explicação sobre a causa de o fármaco não ter funcionado, mas a hipótese continua firme. Talvez, a dose fosse insuficiente ou a intervenção tardia. Ou, talvez, essa não fosse a droga certa para reduzir a amiloide. Ou, talvez, o teste tenha mostrado uma pequena oscilação na direção certa, porém sem importância estatística. Todas essas coisas podem acontecer em um determinado teste, mas não transmitem realmente o quadro maior, ou seja, que muito tempo e dinheiro vêm sendo desperdiçados para explicar por que a hipótese da amiloide não beneficia os pacientes.

A verdade é que a amiloide não é necessária nem suficiente para a demência. Solomon Fuller, que trabalhou pacientemente sozinho em seu laboratório, sabia disso quando olhava pelo microscópio um século atrás. Ele descobriu apenas correlações vagas entre a presença de placas e demência. Estudos contemporâneos confirmam que 30% a 50% dos idosos que morrem sem demência têm quantidades significativas de amiloide em seus cérebros.[34] Evidências como essa estão disponíveis desde os tempos de Alois Alzheimer, no entanto, os pesquisadores nem sempre sabem o que fazer com elas. Lorrie Moore capta parte dessa sensação de desnorteamento em sua história "People like that are the only people here":[35]

> Ah, esses equipamentos de diagnóstico por imagens! Eles são como cães ou detectores de metal: acham tudo, mas não sabem definir o que acharam. É aí que entram os cirurgiões, que são como os donos dos cães. "Dê isso para mim", diz um deles a seu cão. "Que diabo é isso?"

Esse problema nos remete ao cerne do funcionamento da ciência. Se bastasse ouvir os cientistas falando de suas esperanças e desejos, agora já saberíamos curar muito mais coisas. Precisamos de testes e dados para mostrar a diferença entre algo que esperamos que dê certo e aquilo que fracassa. Não se pode sujeitar milhões de pessoas ao risco e às despesas com um fármaco que quase funciona. Defensores da hipótese da amiloide suscitam questões razoáveis, mas após 25 anos, é hora de propor outras questões e seguir outros caminhos, inclusive alguns que abordem a amiloide sem focar em sua redução. Mas por que não estamos conseguindo avançar? Principalmente porque cientistas e seus financiadores são humanos. Eles constroem a carreira com base em um corpo de trabalho e insistem em provar que seu caminho é o correto.

Nos anos 1930, o psicólogo Gordon Allport descreveu motivos que adquiriam *autonomia funcional*. Ele escreveu sobre "ratos treinados para seguir um caminho longo e difícil persistem em usá-lo por algum tempo, mesmo que um caminho fácil e curto para o objetivo seja oferecido e até depois de aprenderem esse novo caminho".[36] O que era um meio para uma finalidade se torna uma finalidade em si. Todos nós somos como esses ratos em vários aspectos e seguimos rotas na vida que ganharam autonomia funcional. Zaven Khachaturian, o pai das pesquisas sobre a doença de Alzheimer, argumenta que a hipótese da amiloide adquiriu autonomia funcional.[37] É importante Khachaturian apontar essas dúvidas, pois isso sinaliza uma reflexão profunda por parte de um homem sábio com uma longa carreira. Um dos últimos remanescentes da geração de pesquisadores da doença de Alzheimer dos anos 1970, ele ajudou a angariar apoio para a hipótese da amiloide e não está negando que a amiloide influencia essa doença. Mas não podemos continuar fixados nisso. Precisamos olhar ao redor, ver outras coisas que estão acontecendo e explorar novos caminhos. Isso não significa descartar tudo o que aprendemos, apenas que precisamos ir em frente.

Cientistas penam para descobrir o que fazer com a amiloide. Algumas pessoas têm sintomas incapacitantes, porém, pouca amiloide. Outras têm muita amiloide e são assintomáticas. Alguns pesquisadores tentam minimizar essa discrepância afirmando que essas pessoas com muita amiloide terão demência se não agirmos imediatamente ou que elas já têm déficits sutis que não estamos percebendo. Mas esse argumento pode ser rebatido pelo simples fato de que há centenários com excesso de produção de amiloide e ótima cognição. Na verdade, se eu chegar aos 100 anos apenas com problemas mínimos, estudem meu caso.

A explicação mais aceita para a disjunção entre amiloide e sintomas é a de Yaakov Stern, diretor de Ciência Neurocognitiva em Columbia. Stern é um professor alto, magro e grisalho, que usa óculos grandes e exala jovialidade. Ele usa o conceito de *reserva cognitiva* para explicar porque alguns indivíduos toleram uma patologia cerebral pesada, incluindo placas amiloides, e preservam uma boa função cognitiva.[38] Um indivíduo com alta reserva cognitiva dispõe de múltiplas redes cerebrais e outros mecanismos compensatórios para manter a função, apesar dos níveis crescentes de lesão cerebral. A evidência de Stern confirma que a reserva cognitiva difere entre as pessoas. Assim como em outros aspectos da saúde, privilégio gera privilégio, o que também se aplica aos demais campos na vida. Se teve mais educação formal e a aplica em seu trabalho, você tolera um nível mais alto de patologia cerebral antes de desenvolver sintomas. Há uma desvantagem nesse privilégio. Quando desenvolvem sintomas de demência, pessoas com alta reserva cognitiva pioram mais rápido do que aquelas com uma reserva menor. Ao que parece, aqueles mecanismos compensatórios encobrem o dano real. Quando a compensação é exaurida, um ponto crítico é atingido e o declínio vem rapidamente. Ter uma boa formação educacional, exercitar-se e se manter intelectual e socialmente ativo contribuem para a reserva cognitiva. Tais fatores não impedem a demência, mas podem retardar o surgimento de seus sintomas. Quando perguntei o que ele faz para manter sua reserva cognitiva, o dr. Stern admitiu que sua agenda intensa de trabalho o impede de ter mais tempo para se exercitar. Então, todo dia ele tenta ir pela escada até seu gabinete. Aí perguntei: "Você está no 18º andar, certo?". E ele respondeu: "Não, este é o 19º andar, mesmo assim eu deveria fazer mais". Pode não ser fácil seguir esse exemplo, mas ele demonstra um ponto importante. É impossível mudar seus genes, mas você pode e deve empenhar-se para aumentar sua reserva cognitiva.

Especialistas em demência percebem a injustiça do elo entre boa saúde, boa educação e bons empregos. Kristine Yaffe é vice-diretora de Pesquisa em Psiquiatria na Universidade da Califórnia, em San Francisco, e tem renome mundial como pesquisadora de demência. Ela sorri com facilidade e tem o estilo descontraído da Califórnia, mas sua ética de trabalho é impecável; ela fez residências em psiquiatria e neurologia para assegurar a melhor formação possível. Yaffe salienta o desconforto dos pesquisadores ao estudarem as disparidades entre classes socioeconômicas nos resultados de saúde cognitiva. "Há diferenças chocantes nos resultados em populações distintas. Isso tem menos a ver com a taxa de mudança cognitiva, e sim com as condições iniciais na vida das pessoas, pois isso influencia fortemente onde elas vão parar. Ninguém quer encarar abertamente essas diferenças."[39] Esse é o impacto das determinantes sociais da saúde e, talvez, seja o maior de todos os problemas éticos na medicina. Isso não pode ser resolvido com uma estratégia focada só em medicamentos, pois requer aumentar o acesso a fatores que promovam a saúde em todas as áreas na vida de um paciente.

O que as pessoas deveriam fazer atualmente em relação à demência? Testagens podem ajudar? Esse assunto contencioso gerou uma discussão acalorada sobre o uso apropriado de tomografias especiais por emissão de pósitrons que detectam amiloide. Os defensores, incluindo a Alzheimer's Association e a Eli Lilly, que produz a molécula radioativa usada nos testes, pressionaram o Medicare para cobrir o custo dessas tomografias, para que as pessoas pudessem descobrir sua situação referente à amiloide. Ao saber que era propensa a desenvolver Alzheimer, uma mulher poderia querer deixar sua papelada em ordem, refletir sobre um seguro para cuidados de longa duração e examinar sua situação de vida levando em conta uma futura incapacidade. Mas a presença de amiloide não revela quando nem se uma pessoa terá demência. Essa distinção crucial foi desconsiderada na maioria das reportagens sobre a decisão relativa à cobertura; na verdade, os repórteres sempre se referiam à tomografia como um "exame para detectar Alzheimer", embora ele não mensure se uma pessoa tem demência. O governo federal se recusou a cobrir o custo dessas tomografias, a menos que a pessoa concorde em se inscrever em um protocolo de pesquisa. Essa foi a decisão certa.[40]

Alguns especialistas discordaram e se juntaram para realizar o estudo IDEAS, com apoio da Alzheimer's Association.[41] Os resultados preliminares foram relatados em tom triunfal; cerca de dois terços dos pacientes tiveram alterações nas medicações prescritas para demência e, em outras, aconselhamento após suas tomografias. Para os pesquisadores, isso provou claramente o benefício das tomografias. Embora eu respeite a grande experiência clínica e a sabedoria de quem conduziu o teste, não creio nisso. Uma tomografia por emissão de pósitrons revela se a pessoa tem excesso de produção de amiloide. Se houver amiloide em demasia, a pessoa tem risco mais alto de demência, mas nós não sabemos quando ou se ela terá a doença. Mesmo quem não tem excesso de amiloide pode *ter* demência. A tomografia por emissão de pósitrons não diz nada sobre sua função, incluindo se você está desenvolvendo sintomas de demência ou seu precursor, o comprometimento cognitivo mínimo. A testagem neuropsicológica poderia decifrar isso, mas evitar esses transtornos é uma das supostas vantagens de fazer a tomografia. Se você já estiver com alguma função comprometida, o exame não mostrará quais medicamentos são recomendáveis nem quando seus sintomas vão progredir. Fico perplexa pensando em que informações o exame poderia prover que ajudassem os médicos a mudarem o tratamento. Eu iria preferiria uma avaliação minuciosa de minha função, aconselhamento que remeta a essas descobertas e medicamentos que mitiguem meus sintomas, mas a tomografia não esclarece nada disso.

Uma tomografia oferece muita "ciencice", um conceito que adaptei a partir do conceito de "verdadice" do comediante Stephen Colbert, ou seja, algo que parece verdadeiro, mas não é. Se vê uma imagem da amiloide em seu cérebro, você acha que tem uma informação científica, mas na realidade essa imagem não diz muito nem tanto quanto seu histórico familiar. Se as tomografias podem ser apregoadas como "exames para detectar Alzheimer", pessoas preocupadas vão gastar dinheiro com elas, sem obter muitas informações reais sobre seu risco de ter demência. Seria muito melhor gastar esse dinheiro comprando frutas e legumes ou tomando providências para que sua casa esteja devidamente adaptada caso a demência se desenvolva.

Mas por que não deixar as pessoas fazerem a tomografia se têm condições financeiras para isso? Porque isso envolve algumas responsabilidades reais. Alzheimer é uma doença devastadora e altamente estigmatizada. As seguradoras podem impedir uma pessoa com acúmulo comprovado de amiloide ou "doença de Alzheimer pré-clínica" de comprar um seguro para cuidados de longa duração ou um seguro de vida, pois as doenças preexistentes não são enquadradas nesses tipos de seguro. E o que um empregador faria ao saber que um funcionário tem "doença de Alzheimer pré-clínica"? O progresso para evitar outras doenças resultou do estímulo a clínicos e pacientes para ficarem atentos em relação à pré-diabetes e a tumores pré-cancerosos. Não há nada inerentemente errado em buscar sinais de que uma doença possa estar a caminho. O sinal de alerta nem sempre se configura na doença; nem toda lesão feia na epiderme se transforma em melanoma. Mas o estigma e o medo associados à demência de Alzheimer são especialmente onerosos. Reisa Sperling foi uma das principais proponentes da criação da categoria pré-clínica, mas comenta: "Eu entendo as preocupações éticas de rotular alguém quando a maioria das pessoas no mundo ignora que a doença de Alzheimer não significa, necessariamente, alguém todo encurvado em uma casa de repouso".[42] Estudar pessoas na categoria pré-clínica para tentar evitar essa doença grave e mudar sua imagem nociva é uma meta-chave da dra. Sperling. Por ora, saber a situação da sua amiloide não é garantia de ter demência, apenas mostra que você tem um risco elevado. Quarenta por cento das pessoas desenvolvem demência a partir dos 85 anos. Eu tenho um histórico familiar da doença, então, suponho que estarei nesse grupo. Uma tomografia não me dará dados melhores do que esse histórico.

De tudo o que li sobre demência, o Nun Study foi o que mais me impressionou. Embora muito simples, ele ilustra brilhantemente o desconhecimento sobre a demência. O Nun Study examinou 678 freiras católicas na faixa etária entre 75 e 107 anos.[43] Os pesquisadores passaram um pente fino em arquivos de conventos, revendo ensaios escritos pelas freiras em sua juventude. O estudo também incluiu exames físicos e cognitivos anuais ao longo das vidas das freiras. E quando morriam, as boas freiras doavam seus cérebros para a ciência, para que outras pessoas pudessem se beneficiar com sua generosidade. Isso é de grande valia.

Além de algumas descrições muito comoventes de mulheres idosas, o estudo contém informações importantes sobre o envelhecimento. Sublinhando a importância de um bom início de vida, essas freiras com alta pontuação nas mensurações de força cognitiva na juventude se mantiveram assim na velhice. Mas a descoberta central é que as pessoas apresentam uma variedade incrível de sintomas imperfeitamente correlacionados com suas placas e emaranhados. Algumas freiras não têm sintoma algum, ao passo que outras têm muitos, apesar da mesma localização, tipo e monta de patologia. A irmã Bernadette é típica; morreu aos 85 anos com muitas placas e emaranhados, mas sem sintomas de demência. Esse é o grande mistério da demência. A amiloide e a tau estão em ação, mas seus efeitos variam demais conforme a pessoa. Se você tiver derrames cerebrais, essas placas e emaranhados têm mais probabilidade de gerar sintomas. Se tiver uma educação melhor ou um gene protetivo apoE e2, você tolera melhor o dano.[44] Talvez não tenhamos de reduzir a amiloide, e sim descobrir como viver melhor com ela. Algumas pessoas conseguem fazer isso, e as demais ficariam muito felizes em descobrir seu segredo.

Há outro problema na relação da amiloide com a doença de Alzheimer. Sabemos que há pessoas com sintomas parecidos com Alzheimer, mas sem produção excessiva de amiloide. Da mesma maneira, há pessoas com muita amiloide, mas sem sintomas. Atualmente, se uma pessoa tem excesso de produção de amiloide e demência, supõe-se que a causa é a amiloide, mas logicamente isso nem sempre é verdadeiro. Se é possível ter demência sem amiloide e amiloide sem demência, então, pelo menos certas pessoas com amiloide e demência têm uma demência não relacionada à amiloide. A definição da doença de Alzheimer que insiste na amiloide e a configuração dos protocolos de pesquisa não incorporam essas pessoas. Nós apagamos a categoria de pessoas com demência de nossas definições e estudos; na verdade, as categorias designadas ignoram sua existência. Enquanto as pesquisas não esclarecerem as relações enigmáticas entre amiloide e demência, não vale a pena investir em uma tomografia.

Eu perguntei a Yaakov Stern, cuja família tem histórico de demência, se ele achava que as tomografias e outros exames atuais, inclusive para detectar apoE e4, eram úteis para as pessoas tomarem decisões relativas à demência. Ele deu a seguinte resposta: "Não tenho interesse em fazer esses exames. Trabalhando aqui [em Columbia], provavelmente eu conseguiria ser submetido a qualquer estudo sem desembolsar um tostão. Este é um centro de pesquisa avançado e todos os testes são feitos aqui por um de meus colegas – estudos genéticos, tomografias computadorizadas, ressonância magnética. Eu não quero fazer nenhum deles. Eu não sei o que eles significam e eles não me dizem o que fazer, portanto, não são úteis para mim como indivíduo".[45]

Eu concordo com o dr. Stern. Considerando o histórico da minha família, sei que estou em risco e que posso diminuí-lo tendo um estilo de vida saudável. Não há outra providência que eu possa tomar e nenhuma informação pode alterar esse fato. E informação em excesso nem sempre é útil. Se optar por fazer uma testagem de apoE e4, talvez, eu fique sabendo que tenho uma cópia do gene, confirmando o risco sobre o qual já estou ciente. Ou posso ficar sabendo que tenho duas cópias. Além de ser deprimente, isso pode minar meus esforços para me manter saudável. Se eu não tivesse o apoE e4, isso não seria um motivo para festejar? Não. A *maioria* das pessoas com demência de Alzheimer não tem o gene apoE e4. Um certificado de boa saúde poderia criar uma visão falsamente cor-de-rosa. Meu histórico de família continua sendo a melhor informação disponível.

Os reveses impostos à hipótese da amiloide geraram um ressurgimento dos tauístas, o que os deixou exultantes.[46] Na verdade, a quantidade e a localização da tau no cérebro se correlacionam muito mais com os sintomas da demência do que com a amiloide. E, embora apenas um terço dos idosos acumule amiloide, quase todos a partir de 70 anos têm tau anormal no cérebro. Conforme Sperling observa, "todos têm um pouco de tau, mas não ficam dementes a menos que a tau se dissemine, e a tau não se dissemina a menos que haja amiloide".[47] Qual é a galinha e qual é o ovo? Há algo essencial que precisa ser desvendado.

Existem alguns indícios intrigantes do que possa ser isso. Em 2017, pesquisadores de Yale restauraram sinapses e melhoraram a memória em camundongos, não ao reduzir a amiloide no cérebro, mas ao impedir a ligação entre a amiloide e um receptor específico, o que evitou a transmissão de informações danosas nos neurônios.[48] Portanto, reduzir a amiloide, talvez, seja menos necessário do que evitar que ela danifique os neurônios. Mas aqui cabe uma advertência: daria para preencher um livro inteiro com esse tipo de indícios tantalizantes. Esse estudo está longe de ser testado em humanos, nem se sabe se fará parte da taxa usual de 99,6% de insucesso. O dr. Joe Verghese inclusive fez esse comentário a respeito de outro estudo com camundongos: "Nós curamos repetidamente a doença de Mouseheimer, mas temos dificuldade para aplicar o trabalho a humanos".[49]

Atualmente, o melhor termo para definir o estado da arte das pesquisas sobre amiloide, tau e demência é confusão criativa, aguardando uma virada significativa. A hipótese da amiloide não está totalmente descartada, mas está velha e fragilizada. Ao mesmo tempo, também está evoluindo. Talvez, sejam apenas alguns tipos de amiloide que fazem o trabalho sujo ou, talvez, danos ao cérebro envelhecido o fortaleçam para se livrar da amiloide. Talvez, fatores genéticos de risco deixem certas pessoas mais vulneráveis na presença da amiloide. Eu perguntei a Kristine Yaffe como ela conceituou os diversos fatores que se acumulam para gerar a demência em pessoas mais velhas. Ela disse o seguinte:

> Em primeiro lugar, acho que isso depende da idade. À medida que a pessoa envelhece, certas coisas mudam bastante em termos de patologias mistas e talvez de diferentes mecanismos. O mais provável é que haja uma combinação de diversas coisas. A pessoa entra na velhice com um pano de fundo contendo acertos e erros, os quais variam conforme sua vida, genética e reserva cognitiva. A pessoa teve

uma lesão cerebral traumática? A pessoa tem apoE e4? Tem reserva cognitiva alta ou baixa? Ou um transtorno psiquiátrico crônico? Fatores cardiovasculares de risco? Diabetes? Esses são os fatores que mais importam... A pessoa já tinha essas coisas, mas agora chegou aos 70 anos. Até então esse histórico não havia se manifestado muito e influído em seu cérebro. Mas agora, considerando esse histórico e sua idade atual, a pessoa se depara com o que estava acontecendo em um caminho paralelo, com o acúmulo de tau e beta-amiloide no cérebro. Trata-se de uma mistura complexa de todas essas coisas. A monta de tau e beta-amiloide que a pessoa tem aos 70 anos depende muito da genética, mas também de outros fatores que interagem entre si. Pessoas nas faixas de 40 e 50 anos com doença de Alzheimer têm genes autossômicos dominantes que foram impregnados por amiloide nas duas décadas anteriores. Mas, para o restante de nós, ela começa mais tarde. Ela interage com todas as outras comorbidades, a genética menos dominante, as lesões cerebrais traumáticas, derrames cerebrais leves e a depressão ao longo da vida. Tudo isso então vem à tona. Certas coisas podem interagir para promover mais acúmulo de proteína ou ajudar a pessoa a resistir melhor – é aí que entra a reserva cognitiva. E alguém que chega às faixas de 80 e 90 anos pode ter outra patologia ainda mais mista, na qual o acúmulo vascular pesa mais do que a amiloide.[50]

Essa explicação oferecida por Yaffe durante nossa entrevista, uma cientista brilhante e atuante, é o melhor resumo que já ouvi de como a demência se desenvolve na idade avançada. Não é apenas por uma causa isolada, nem por um gene. E sim em razão dos bilhetes de loteria, alguns saem ganhadores e outros perdedores, que acumulamos ao longo da vida e cujos números surgem com força após décadas. Nenhum comprimido pode consertar isso.

A demência não é uma doença. Alzheimer não é sequer uma doença, mas uma síndrome clínica – um lote de sintomas – causada por diversos processos em pessoas distintas. Pessoas com uma forma de demência têm mudanças cerebrais diferentes daquelas em quem tem outro tipo de demência. Muitas pessoas têm vários tipos de mudanças cerebrais que contribuem para a demência. Na verdade, uma forma comum de demência apresenta alterações nos vasos sanguíneos *e* nas placas e emaranhados da doença de Alzheimer.

Antes, pessoas com demência eram parte de uma floresta enorme de pacientes com sintomas indesejáveis; suas necessidades mal eram reconhecidas. Agora, a demência é uma floresta por direito. Mas, mesmo assim, é preciso olhar em seu interior para identificar os diversos tipos e combatê-los melhor. Cientistas atuando nisso separam os tipos distintos de demência da mesma maneira que um silvicultor andando pela mata diria, "isto aqui é uma nogueira-amarga, isto é sassafrás e aquela é uma macieira antiga". Algumas intervenções podem ajudar em qualquer tipo de demência, mas outras serão benéficas apenas para um determinado tipo.

Resolver o enigma da demência demanda o empenho de muitas mentes afiadas. Nenhum herói solitário erguerá a cabeça e gritará, "eureca!". O êxito se forma incrementalmente, não como um trovão inesperado. Um teste clínico que dê certo poderá ajudar algumas pessoas e será um ponto de partida para a ciência progredir. Pesquisadores ainda estão tentando reduzir a monta de amiloide no cérebro, mas, agora, há empolgação e fundos para abordagens diferentes, o que é ótimo mesmo que um fármaco para reduzir a amiloide finalmente seja eficaz. (Não estou prendendo a respiração, como diante de um filme de suspense, mas admito que não sou a grande sabichona.) Outras abordagens – sejam com outros fármacos ou um programa já testado e aprovado de exercícios físicos e dieta, ou algo completamente diferente – poderiam escorar um fármaco que tenha um pouco de eficácia, beneficie grupos maiores ou gere ganhos maiores. Esse modelo – o uso conjunto de múltiplas intervenções – é o que tem tido mais êxitos médicos nas últimas décadas. É ele que ajuda a tratar a Aids e a transformou em uma doença crônica, em vez de uma sentença de morte. É com ele que abordamos muitos cânceres e outras doenças graves. E, conforme Reisa Sperling salienta, um estudo como o A4 não tem de curar a demência, "só tem de abaixar a curva. Se conseguirmos manter as pessoas assintomáticas por mais cinco anos, elas morrerão dançando em um salão de baile, e não em uma casa de repouso".[51]

Antes de encerrar este tópico, quero dar boas notícias. Tem havido progresso na desaceleração da demência – mas não em função de um fármaco. A *porcentagem* de pessoas mais velhas que desenvolvem demência está diminuindo.[52] (Contraditoriamente, o número real de pessoas recém-diagnosticadas com demência ainda está aumentando, porque há muito mais pessoas longevas.) Conforme Yaffe comentou, "essa é uma das poucas coisas positivas de que ouvimos falar, e as implicações para a saúde pública são enormes. Não se trata da Big Pharma desenvolvendo um medicamento muito caro ou uma tomografia computadorizada muito sensível. Isso tem a ver com questões de saúde pública, como melhorar a conscientização pública e tratar as doenças cardiovasculares". Essas notícias positivas enfatizam as razões para as pessoas se exercitarem, comerem de maneira saudável e serem ativas social e intelectualmente. Tudo isso ajuda a fortalecer a reserva cognitiva e a proteger o funcionamento cerebral.

Precisamos questionar o estereótipo do octogenário calado, sentado em uma cadeira de balanço na varanda. Essa pode ser a escolha mais apropriada para alguns, mas devemos atualizar nossas expectativas e incluir idosos que embarcam em projetos novos e empolgantes. Eu conheci uma animada cabeleireira aposentada, na faixa dos 80 anos, que recentemente decidiu ser cantora. Embora nunca tivesse cantado diante de um público, ela resolveu tentar e foi aceita em um curso para cantores profissionais. Por ser muito baixinha e ter a voz enfumaçada, talvez o pessoal achasse que ela era uma espécie de piada. Mas ela levou as aulas extremamente a sério, melhorou, cantou em público e iniciou uma carreira. Quando a conheci, ela acabara de fazer uma apresentação solo muito bem-sucedida em um clube chique de jazz em Manhattan. Ela estava muito orgulhosa com sua nova proeza – não esperava ficar rica, mas estava se divertindo muito e fazendo outras pessoas felizes, enquanto cantava clássicos do jazz. Ficou radiante ao descrever seu gosto renovado pela vida. Uma carreira como cantora à qual pedem bis não seria a escolha certa para mim. (Meu marido até me pediu para não cantar no chuveiro... Que golpe duro!) Mas muitos idosos gostam de aprender e explorar, o que acarreta vários benefícios. Não é possível mudar os próprios genes e, em última instância, evitar a demência, mas você pode ter mais alegria por mais tempo e retardar durante anos o surgimento da doença.

Pensar no envelhecimento e na demência gera muita ansiedade, mas é possível driblar isso. Faça uma caminhada. Passe tempo com quem você ama. Cante. Coma frutas. Aprenda uma nova habilidade ou um passatempo. Não há garantia de que essas coisas retardem o surgimento da demência, mas são uma boa aposta nesse sentido e podem aumentar sua reserva de felicidade ao longo do caminho.

9

Dinheiro, sempre o dinheiro

No filme *Perdido em Marte*, Matt Damon interpreta um astronauta corajoso que fica encalhado em Marte durante anos, com poucos suprimentos alimentares e sem esperança de ser resgatado. O que ele faz nessa situação apavorante? Nunca se desespera e fica matutando soluções. Descobre como plantar batatas usando as próprias fezes como fertilizante e sobrevive até seus amigos viajarem novamente ao espaço para resgatá-lo. Em suma, a história do astronauta corajoso tem um final feliz! Bem, vamos examinar como esse herói usa a ciência para sobreviver. Ele não fica sentado à espera de uma máquina reluzente e cara que pode aparecer para salvá-lo, pois isso resultaria em sua morte. Ele faz as coisas à moda antiga, combinando métodos de baixa tecnologia e a criatividade para preencher a lacuna entre suas necessidades atuais e sua esperança em um futuro melhor. Ele usa a mente e as mãos; a tecnologia é sua serva, e não sua patroa.

Nós estamos tentando imaginar uma saída para o problema da demência. Investimos bilhões para descobrir comprimidos mágicos, a fim de evitar o custo de cuidar daqueles que têm essa doença. Se e quando obtivermos tratamentos ou prevenção realmente eficazes, isso será maravilhoso, mas um comprimido não vai poupar os *baby boomers*. Juntando os que já estão doentes e aqueles cujos cérebros estão desenvolvendo alterações patológicas, haverá números crescentes de pessoas com demência durante 20 anos ou, talvez, muito mais. É melhor começarmos a plantar batatas. Teremos de alocar uma parcela maior das verbas de pesquisas, dos dólares para cuidados e nosso melhor raciocínio para lidar com o problema de prover assistência.

Nossa política nacional nos últimos 30 anos pode ser resumida da seguinte maneira: é melhor gastar dinheiro com pesquisas sobre fármacos para poder economizar nos cuidados. O argumento padrão para financiar pesquisas é que precisamos vencer essa batalha, ou teremos gastos astronômicos cuidando dos milhões de pessoas que terão demência à medida que a população norte-americana envelhece. Aliás, já estamos nesse ponto e não dá para se esquivar dessa bala de canhão.

Eis aqui um plano mais realista. Primeiro, chega de esperar por um comprimido mágico. Basta lembrar que a taxa de insucesso para novos fármacos contra a demência é de 99,6%. Faz 15 anos que não surgem novas medicações, e as disponíveis são no máximo paliativas. E, segundo, um tratamento bem-sucedido vai requerer uma intervenção multifacetada para lidar com os múltiplos caminhos até a doença. Foi assim que progredimos em relação à Aids e ao câncer. Vamos precisar de várias vitórias, porque até agora não tivemos nenhuma. Terceiro, esses fármacos não são de graça. O êxito em tratar o câncer mais que dobrou o custo dos tratamentos dessa doença nas últimas décadas. É ótimo haver tratamentos melhores para o câncer, porém, agora gastamos muito mais com eles. Eles não poupam dinheiro; e sim *custam* dinheiro. Se algum dia for criada uma porção de fármacos que diminua os sintomas da demência, isso também será formidável, porém, não poupará dinheiro e só tornará a Big Pharma ainda mais bilionária.

Ainda mais importante é que, mesmo que haja a descoberta de fármacos que realmente funcionem, continuará sendo necessário cuidar das pessoas com demência durante muitos anos, pois a patologia cerebral que causa a demência se forma ao longo de décadas. Pode levar aproximadamente dez anos até um novo fármaco ser introduzido no mercado. Até lá, mais alguns milhões de pessoas terão demência. E, se certos fármacos tiverem êxito em retardar a progressão da doença, teremos de cuidar de *mais* pessoas com demência, pois a sobrevivência delas aumentará. Teremos ainda mais idosos vivendo por mais tempo, com incapacidades e precisando de cuidados e apoio.

Apoiadores de pesquisas sobre fármacos vão se opor aos meus comentários, argumentando que precisamos de mais estudos farmacêuticos, não menos. Eles não estão inteiramente errados – como médica, apoio a manutenção de pesquisas sobre demência, incluindo na área de farmacologia. A sucessão de fracassos nesses testes com fármacos não é minha maior preocupação. Afinal, já está evidente que não haverá uma cura para a demência a tempo para milhões de *baby boomers*. Estou preocupada com a falta de uma política nacional realista para prover e pagar os cuidados com a demência. Se focássemos mais

Dinheiro, sempre o dinheiro

na realidade dos cuidados e menos na fantasia da erradicação, finalmente poderíamos lidar com essas questões urgentes.

Um plano de cuidados deve ser empático, acessível e flexível. A ciência não gira só em torno de equipamentos reluzentes; ela utiliza as evidências para corrigir problemas importantes. Qual seria uma estratégia viável para arcar com os cuidados de longa duração? Como preservamos a dignidade? Como equilibramos liberdade e segurança? O que é uma boa morte para alguém com demência? Como podemos usar sabiamente a tecnologia e as verbas, aliando os cuidados com conforto, escolha e dignidade?

Em uma agradável manhã de maio, a dra. Mirnova Ceide e eu chegamos a um prédio residencial para encontrar a senhora B, uma idosa com demência. Há quatro degraus até a porta principal do prédio e mais quatro partindo do saguão até seu apartamento, no primeiro andar. Para a senhora B e sua família, esses oito degraus são um empecilho, pois ela não consegue mais andar. Tirá-la e trazê-la de volta para o apartamento requer a ajuda de várias pessoas e é arriscado e sofrido para ela. Grande parte dos imóveis na cidade de Nova York e nos Estados Unidos é velha e de acesso difícil para pessoas com deficiência física. Há listas longas de espera por imóveis acessíveis, e a solução pode demorar anos. Para uma idosa frágil como a senhora B, a lista de espera é mais longa do que sua expectativa de vida. Se possível, ela continuará morando aqui. Como ela não consegue ir e vir facilmente, receber visitas em casa é uma dádiva. A dra. Ceide é especialista em psiquiatria geriátrica e professora adjunta na Einstein e no Montefiore, onde eu trabalho. Faz parte de seu trabalho visitar esses membros da comunidade em suas residências.

Lá fora o dia está ensolarado; dentro do apartamento, a luz é crepuscular e a Virgem Maria se destaca em uma prateleira. Imagens religiosas enfeitam todas as paredes. A senhora B é tão miúda que fica quase invisível sob os cobertores no leito de hospital instalado na sala de estar. Ela mora aqui com seu companheiro de muitos anos. Uma ajudante fica aqui oito horas, cinco dias por semana. O senhor e a senhora B falam espanhol, mas o senhor B e a ajudante também falam um pouco de inglês. A senhora B também tem perda grave de audição. A dra. Ceide emana simpatia e gera confiança. Ela se comunica com desenvoltura, mas fala pouco espanhol, então temos uma dificuldade de comunicação. Décadas atrás, eu falava espanhol de maneira fluente, embora um tanto infantil, mas agora estou enferrujada no idioma. Embora haja aplicativos de tradução nos celulares, o sinal de telefonia móvel na comunidade é ruim, e, para uma pessoa demente que escuta mal, uma conversa telefônica com três participantes é atordoante – a tecnologia não resolve todos os desafios de comunicação. Quixotescamente, eu tento superar o impasse com meu espanhol vacilante.

Minha tentativa de administrar um exame de *status* mental parece um *sketch* de comédia especialmente insensível. Eu berro instruções em um espanhol capenga, e a senhora B parece confusa. A ajudante, então, se inclina perto do ouvido dela e grita as instruções bem alto em um espanhol melhor. A senhora B faz o melhor possível, repetindo três palavras ou falando os nomes dos objetos diante dela. A ajudante dedicada adapta automaticamente as tarefas para torná-las mais fáceis. Por exemplo, eu digo em um espanhol canhestro, "levante a mão direita, toque o nariz e abra a boca", para verificar se a senhora B consegue se recordar de instruções complexas. A ajudante se inclina carinhosamente e berra, "levante a mão direita, minha querida", e a senhora B a obedece. Então, a ajudante diz, "muito bem, meu anjo! Agora toque o nariz. Ótimo! Você está indo muito bem, meu amor!", e, depois, "abra a boca, meu coração". Essa foi uma bela demonstração de como cuidar com carinho de uma paciente vulnerável, mas não um exame médico válido. O exame mostra que a senhora B consegue se concentrar por breves períodos e que sua memória está muito comprometida; é difícil dizer mais do que isso.

Fomos informadas de que a senhora B precisa de cuidados para tudo. Ela usa fraldas e não consegue mais andar. A ajudante a tira do leito e a coloca sentada em uma cadeira quando possível. Agora, o maior problema dessa família é que já faz meses que a senhora B fica acordada à noite, chorando e pedindo para o senhor B ajudá-la. Como ela enxerga e ouve mal, as noites são apavorantes. Ela tem medo de ficar sozinha, teme que o senhor B tenha ido embora e o que possa acontecer com ela. Durante o dia fica menos amedrontada, pois a presença dele a conforta e vice-versa. O senhor B claramente ama sua mulher, mas tem 82 anos e fica exausto de ter de correr diversas vezes para a sala de estar todas as noites. Eles estão juntos há 55 anos. Ele diz calmamente a ela, "devo ir agora?", e a senhora B fica instantaneamente chorosa, dando um breve lampejo do drama noturno de seus choros e lamentos. Obviamente, a ajudante está lá durante o dia, mas esse casal idoso e enfermo precisa desesperadamente da ajuda de alguém à noite.

A dra Ceide examina todos os medicamentos na mesinha de cabeceira e diz que tentará conseguir ajuda noturna para o casal. A senhora B sempre foi religiosa, e a dra Ceide acha que conseguirá descobrir um padre local que faça visitas domiciliares, a fim de diminuir o isolamento do casal. Na hora de nos despedirmos, o senhor e a senhora B e a ajudante nos dão apertos de mão calorosos e pedem a Deus que zele por nós.

Uma razão muito frequente para uma família não poder mais manter uma pessoa com demência em casa é que o enfermo tem padrões de sono alterados. A família, que, muitas vezes, se resume a um cônjuge igualmente idoso, fica exausta por ter de lidar com as crises noturnas. A família B está bem na beira desse precipício. A senhora B gostaria de continuar envelhecendo em casa, em vez de ir para uma clínica de repouso. Essa é a vontade de muitas pessoas, ricas ou pobres, independentemente de seus lares serem uma propriedade magnífica ou um apartamento minúsculo. O senhor B concorda que esse apartamento, onde o casal mora há tanto tempo, é o lugar certo para ela. Mesmo assim, as noites em claro estão exaurindo cada vez mais sua disposição. A senhora B é elegível para o Medicaid, que provê uma ajudante diurna. Não é fácil conseguir essas ajudantes, e muitas pessoas precisam de mais ajuda em casa do que o Medicaid cobre financeiramente. Isso se aplica até ao estado de Nova York, que dá uma cobertura mais generosa do que a maioria dos estados. Talvez, a senhora B e o marido não consigam ajuda adicional e ela tenha de ir para uma clínica de repouso. Eles não querem isso. O estado de Nova York também não, pois os cuidados em uma casa de repouso custam a partir de US$ 85 mil por ano. Mas os cuidados em casa, 24 horas por dia, custam ainda mais, e o Medicaid não arca com isso.

A geriatra Amy Ehrlich é uma clínica muito admirada e diretora médica da Montefiore Home Care, uma agência certificada de serviços de saúde domiciliares. Ela vê muitas famílias como as da senhora B lutando para manter um parente em casa. Eu perguntei a ela quais são os dilemas éticos enfrentados por essas famílias. Ela respondeu, "vamos chamar as coisas pelo nome certo. Isso não tem nada a ver com ética, e sim com economia. É muito mais barato manter alguém em uma instituição médica do que em casa", caso alguém precise de cuidados 24 horas por dia.[1] Diariamente a dra. Ehrlich encara questões sobre o que significa dar suporte a idosos em casa quando eles precisam desse nível de cuidados. Nós duas somos velhas amigas; temos discussões intensas e acaloradas desde que éramos calouras em Harvard nos anos 1970 e usávamos cabelos bem volumosos. Eu repliquei argumentando que políticas fiscais *são* escolhas éticas sobre como nós, como uma comunidade e uma nação, empregamos o dinheiro. Ética, dinheiro, segurança e qualidade de vida são entrelaçados.

A dra. Ehrlich observa que não são apenas os pacientes do Medicaid que têm de se virar sem os serviços necessários para ter segurança em casa. Uma de suas pacientes tinha justamente dinheiro demais para se qualificar para o Medicaid, embora estivesse quase cega e muito comprometida cognitivamente. Essa senhora disse orgulhosamente à dra. Ehrlich que seu rabino havia permitido acender as velas cedo no Sabá. "Como assim?", perguntou a dra. Ehrlich. Como enxergava muito mal, a mulher não tinha como saber se estava acendendo uma vela ou outra coisa, talvez as cortinas – sendo que demonstrava sem cerimônias seu gosto por fazer isso. Horrorizada, a dra. Ehrlich telefonou para o rabino e salientou os perigos reais para sua paciente e os seus vizinhos. Será que ele poderia dizer à sua paciente que era melhor deixar de lado o preceito judeu de acender as velas? E que ela deveria contratar uma ajudante ou usar velas falsas à base de pilhas? Amy é mestra em achar meios para manter seus pacientes em casa, sem colocar sua segurança e a dos vizinhos em risco.

O plano do estado de Nova York é reduzir o número de residentes em casas de repouso. Para isso, está aumentando as exigências para a obtenção de uma vaga nessas instituições, reduzindo o reembolso e pressionando o setor a ter menos leitos disponíveis. O problema da família B é típico dos cuidados com a demência. Muitas pessoas gostariam de continuar envelhecendo em casa. O estado e os contribuintes gostam de apoiar a liberdade de escolha e da ideia de evitar clínicas de repouso caras. Mas essas pessoas precisam de serviços que custam dinheiro. Quando se deve dizer a elas que, independentemente de suas preferências, é hora de se sujeitar aos cuidados institucionais? E o que determina essa decisão? É quando as necessidades são tão prementes que simplesmente é impossível garantir sua segurança? Ou é quando não gostamos do preço para fazer isso? A família B enfrenta questões práticas em relação à ajuda que o Medicaid proverá. A dra. Ehrlich aponta questões cruciais nesse sentido. Que custo é excessivo para ajudar alguém a continuar em casa? E que tipos de custo importam em nossa contabilidade, pois estamos computando o custo de separar o senhor e a senhora B, e de levá-la para longe de sua casa e do marido? Até que ponto um benefício justifica um determinado gasto?

Remunerar os cuidados com pessoas que possuem algum tipo de deficiência física obviamente não é um problema novo. No século XIX, autoridades públicas construíram muitos hospitais psiquiátricos sob a premissa de que surgiria uma cura e os custos diminuiriam. A ideia não se concretizou. Após a Segunda Guerra Mundial, o governo passou a instalar idosos frágeis em casas de repouso, em vez de hospitais psiquiátricos, esperando que eles se arranjassem com cuidados e custódia menos caros. Isso também não funcionou. Agora, muitos defendem a cura para a demência só porque os cuidados são caríssimos. Por ora, não há cura à vista. Ademais, é irracional esperar que a necessidade e o custo dos cuidados diminuam. Prover bons cuidados para quem tem necessidades crônicas é e sempre será caro. É eticamente possível e até recomendável buscar maneiras de gastar o dinheiro com prudência, mas sem sacrificar a qualidade e a dignidade. Contudo, é inútil afirmar que há uma maneira de se livrar do pagamento desses custos, seja por meio da cura ou transferindo o fardo para outro lugar. Nesse sentido, qual seria uma maneira efetiva de prover e arcar com os cuidados para idosos com demência?

Soluções atrativas mudam no decorrer do tempo. As políticas que empurraram idosos frágeis com deficiências para clínicas de repouso têm muitos problemas, incluindo o fato de que essas instituições restringem a liberdade das pessoas. A liberdade dos incapacitados não tinha muito peso político algumas décadas atrás, mas vários movimentos pelos direitos civis – de minorias, mulheres, pacientes, doentes mentais e deficientes físicos – se aglutinaram em um reconhecimento mais amplo dos direitos universais. A política nacional recebeu um empurrão significativo na direção da liberdade em 1999, com a decisão da Suprema Corte no caso Olmstead, a qual deliberou que pessoas incapacitadas têm o direito de ter suas necessidades atendidas da maneira menos restritiva possível. A partir daí não seria mais aceitável forçar alguém a ir para uma instituição se suas necessidades pudessem ser supridas na comunidade.[2] Essa decisão levou a uma revisão de muitas políticas públicas e deu um apoio enorme a agências de base comunitária que poderiam viabilizar a vida dos incapacitados fora de uma instituição. O caso Olmstead inaugurou uma nova era, na qual as preferências e valores das pessoas incapacitadas passaram a ter importância.

Esse foco em autonomia foi um grande passo em termos éticos. Mas respeitar essas preferências suscita questões igualmente complexas. Quais são os custos financeiros e pessoais de manter alguém com deficiência em casa, e não em uma instituição? O Estado tem o direito de dizer que custos acima de um certo teto ou sob certas circunstâncias são altos demais para ser pagos? E há limites para os custos monetários e outros mais amplos que os membros da família devem pagar? Para o senhor e a senhora B, o Medicaid deveria arcar com mais ajuda em casa, mesmo que esses custos ultrapassassem aqueles em uma clínica de repouso? Ou, talvez, seja preciso haver mais acesso a outras opções, talvez um lugar onde o senhor e a senhora B pudessem ficar juntos contando com mais apoio de profissionais de saúde? Por todo o país, famílias e provedores enfrentam grandes desafios éticos. O que é desejável segundo a perspectiva de alguém? O que é viável? Qual é o equilíbrio ideal – para essa família específica e para toda a população – entre liberdade, segurança e responsabilidade fiscal?

A desinstitucionalização de pacientes com doenças mentais teve consequências devastadoras, pois as redes comunitárias de apoio adequadas nunca se materializaram. Os esforços atuais para manter pessoas com demência fora de clínicas de repouso suscitam comparações preocupantes. Os estados suprirão os serviços necessários para que esses idosos vivam em casa de maneira segura? Atualmente, defensores de políticas públicas de saúde estão se empenhando para materializar os apoios corretos e evitar que a história se repita, mas esses paladinos não controlam os fundos. Em uma época de governo enxuto, é difícil montar uma nova rede de programas de segurança. Muitos já existem ou estão em desenvolvimento, mas ainda não se sabe com exatidão até que ponto eles funcionam e para quem. Por ora, restam controvérsias sobre o grau da potencial redução de gastos quando pessoas com demência moram em uma comunidade com o devido apoio e segurança.

O custo de cuidar de pessoas com demência é desconcertante. De acordo com um estudo de 2010, liderado por Michael Hurd para a Rand Corporation, esse custo é de aproximadamente US$ 200 bilhões por ano, ou seja, a demência é uma das doenças mais caras nos Estados Unidos.[3] Esse montante só aumentará nos anos vindouros. Nossa sociedade está envelhecendo e cada vez mais haverá pessoas dementes. As pesquisas médicas não mudarão essa realidade tão cedo nem antes que muito mais pessoas desenvolvam demência. Um tratamento exitoso pode retardar seu progresso, mas isso significa que um número sempre crescente de pessoas permanecerá na fase leve a moderada por mais tempo, precisando de apoio de longa duração. Nós não estamos preparados para cuidar delas.

Uma porcentagem substancial dos gastos do Medicaid é com idosos em casas de repouso. Há muita pressão política para reduzir esses custos, em parte por meio da eliminação de leitos ocupados por um longo tempo. Algumas residências para idosos dependentes estão fechando e outras estão transformando seus leitos para cuidados de longa duração em leitos de reabilitação de curto prazo, que são mais lucrativos e cobertos pelo Medicare. O objetivo é estimular os idosos, incluindo aqueles com demência, a envelhecerem em casa. Mas prover apoio real fora de instituições requer arcar com serviços comunitários. Para pessoas como a senhora B, esse apoio custa mais do que em uma casa de repouso. E a autonomia parece menos atrativa nessa conta, já que custa mais do que em uma instituição. Mas é aqui que nossas políticas públicas ficam em um impasse. Para cortar os gastos com casas de repouso, elas estão reduzindo o número de leitos, mas repudiam ainda mais os gastos maiores com o suporte integral à reabilitação domiciliar para idosos dementes e estão impondo limites para os serviços domiciliares. O problema é que a população de idosos dementes fragilizados continua aumentando. Uma maré turbulenta está se armando contra as senhoras B dos Estados Unidos.

Muitos norte-americanos acham equivocadamente que cuidados de longa duração para idosos em uma casa de repouso ou a cargo de ajudantes em casa são cobertos pelo Medicare. Na realidade, o Medicare só cobre a reabilitação de *curta duração* em uma casa de repouso e a assistência temporária em casa. Por sua vez, o Medicaid arca com mais de 60% dos custos de cuidados de longa duração, mas somente para pessoas de baixa renda.[4] Por definição, a maioria dos norte-americanos, certamente, é de classe média e não elegível para esse tipo de suporte. A triste verdade é que a falta de um plano nacional coerente para arcar com os cuidados de longa duração arrasta um número imenso de idosos norte-americanos para a pobreza. Nossa política nacional pode ser considerada uma perversão do adágio shakespeariano: alguns nascem pobres, alguns se tornam pobres e, para alguns, a pobreza lhes é imposta. Nós estimulamos os idosos a se tornarem pobres e, se isso não der certo, os arrastamos para a pobreza.

Vejamos o caso de Rita Sherman, que foi descrito pelo jornalista Ron Lieber.[5] Sherman fez tudo corretamente. Poupou conscienciosamente, aposentou-se com mais de US$ 600 mil e comprou uma apólice de cuidados de longa duração que lhe daria cobertura por três anos. Mas, em seus últimos anos de vida, passou a depender do Medicaid e, quando morreu, aos 94 anos, após mais de cinco anos morando em uma casa de repouso, todos os seus recursos estavam esgotados. Ela planejou bem, viveu de acordo com suas posses e tomou todas as providências recomendadas para ter segurança na velhice, mas isso não foi o suficiente. E Sherman não é um caso isolado. Nós vivemos muito mais tempo com incapacidades do que qualquer geração anterior. Quando a idade mínima para se aposentar se tornou 65, as pessoas viviam até os 70 anos. Agora, muitos norte-americanos vivem até os 90 anos ou mais. Uma das *Fábulas de Esopo* é aquela da cigarra que passou o verão farreando e enquanto a formiga se precavia contra os rigores do próximo inverno. A cigarra tem de mendigar quando chega o frio, ao passo que a formiga se sente moralmente superior e tem recursos abundantes. No sistema atual, até as formigas acabam mendigando. Os custos dos cuidados são muito mais altos e se estendem por muito mais tempo do que a formiga mais precavida conseguiria poupar.

Muitos questionam se as famílias poderiam fazer mais para ajudar os idosos dementes. Dar uma olhada nos dados é um choque de realidade. As famílias já proveem uma monta extraordinária de cuidados não remunerados a seus membros idosos incapacitados. Dos US$ 200 bilhões de custo anual com a demência, o Medicare arca com apenas US$ 11 bilhões. Os cuidados prestados por familiares não remunerados é disparadamente a maior fonte disso.[6] Dos mais de 2 milhões de cuidadores de idosos moribundos nos Estados Unidos a cada ano, nove entre dez não são remunerados.[7]

Os idosos poderiam poupar mais para pagar pelos próprios cuidados? Com raras exceções, nossas políticas públicas atuais desestimulam claramente que as pessoas poupem para cuidados de longa duração. Especialistas em leis para idosos por todo o país aconselham seus clientes a "dissipar" – ou seja, torrar a poupança até ficarem pobres e se qualificarem para o Medicaid. Anteriormente, as políticas do Medicaid eram tão draconianas que, às vezes, forçavam os cônjuges daqueles que precisavam de cuidados de longa duração a se tornarem indivíduos em situação de rua. Agora, muitos estados permitem, até certo ponto, que alguns casais salvaguardem sua residência desses ativos que importam na avaliação de elegibilidade para o Medicaid. E algumas inovações permitem que os idosos mantenham outros ativos e continuem sendo elegíveis para os cuidados de longa duração do Medicaid acima de um certo custo.[8]

Empurrar pessoas da classe média para a pobreza e torná-las dependentes de programas sociais para pessoas de baixa renda com o objetivo de cobrir os custos com cuidados de longa duração são atitudes insustentáveis. À medida que um número crescente de norte-americanos envelhece e desenvolve demência, será impossível acomodar todos eles no bote salva-vidas furado do Medicaid. O Medicaid já é o maior item no orçamento do estado de Nova York, perfazendo quase um terço dos custos e superando até educação e transporte.[9] Aqueles que querem acabar com o Medicaid, geralmente, dizem que seus usuários são adultos aptos fisicamente que optam por não trabalhar. Na verdade, uma parte enorme do orçamento do Medicaid é para idosos com demência em casas de repouso. Eles não conseguem sair da cama nem comer sem ajuda e são incontinentes, mas com frequência sobrevivem por mais tempo do que todos os outros membros da família. As necessidades desse segmento imenso só vão aumentar. Há uma população crescente que precisará de cuidados de longa duração, e nós não estamos preparados para cuidar dessas pessoas.

Norte-americanos que não são muito pobres nem muito ricos estão cada vez mais cientes dos riscos financeiros que os aguardam e avidamente buscam soluções. Após viver da aposentadoria há décadas, poucos norte-americanos têm fundos de aposentadoria suficientes para bancar cuidados em uma casa de repouso durante cinco anos, mas uma minoria pode requerer justamente isso. Então, por que não fazer seguro caso os gastos saiam do controle? O seguro para cuidados de longa duração exerce um apelo intuitivo, porém, hoje não é uma opção viável para muitos. Quinze anos atrás, mais de 100 companhias vendiam seguro para cuidados de longa duração, o qual era um produto relativamente novo e visto como tendo um futuro brilhante. Do ponto de vista dessas companhias, o comprador ideal era um adulto saudável na faixa de 50 anos, não em vias de se aposentar, mas na fase certa para começar um planejamento. Esse adulto pagava uma taxa anual baixa para o seguro para cuidados de longa duração, em vista da baixa probabilidade de utilizar a apólice naquele ano. O seguro é um produto válido por um ano; você paga para ter cobertura este ano, mas, se não a utilizar, esse dinheiro é perdido para sempre. Você compra um seguro novamente no ano seguinte, e assim por diante, até precisar de cuidados de longa duração e requerer seus benefícios. É improvável uma pessoa com 50 anos requerer cuidados de longa duração naquele ano, então poucos comprarão o seguro, a menos que haja outra vantagem. Tanto o comprador quanto o vendedor percebem que dali a 20 anos, quando o comprador estiver com 70 anos, a probabilidade de precisar da apólice será muito maior. Fatores que estimulam a compra antes da velhice, quando a pessoa ainda está saudável, incluem o custo baixo e a capacidade de pagar um preço módico futuramente.

As seguradoras se deram mal. Por vários motivos, elas erraram em seus cálculos do quanto precisariam ganhar em prêmios para atender às demandas. Os custos dos cuidados para idosos aumentaram rapidamente. As taxas de juros tiveram quedas históricas, de modo que as seguradoras tiveram menos lucro com os fundos que mantinham. A mortalidade em consequência de derrame cerebral, doenças cardíacas e cânceres diminuiu, mas as pessoas que sobrevivem a esses males ficam com incapacidades crônicas e precisam de ajuda para comer, fazer as necessidades fisiológicas e se movimentar. À medida que as demandas por cuidados dispararam, os vendedores de seguro para cuidados de longa duração tiveram perdas épicas; uma grande seguradora desse segmento viu o valor de suas ações despencar 50% em um ano.[10] Seguradoras peticionaram aumentos nos prêmios junto às agências reguladoras. Para alguns consumidores idosos, o custo do seguro para cuidados de longa duração – totalmente separado do seguro de saúde – é de cerca de US$ 7 mil por ano.[11] A probabilidade de que os custos anuais continuem baixos, até para alguém que comprou um seguro cedo, é mínima.

As seguradoras não querem mais atuar nessa área e estão se livrando em massa dos cuidados de longa duração. O custo anual das apólices aumentou, e a capacidade de comprá-las diminuiu. Qualquer informação sobre doenças preexistentes pode e será usada contra você. (A Lei de Cuidados Acessíveis protege consumidores com doenças preexistentes quando eles compram seguro de *saúde*, mas essa proteção não se aplica a cuidados de longa duração nem ao seguro de vida.) Há muito debate sobre a razão de poucos idosos comprarem seguro para cuidados de longa duração.[12] Mas isso está longe de ser um mistério. As apólices são caras, cobrem pouca coisa e excluem pessoas em demasia. Desigualdades de gênero também têm peso nisso. Homens têm probabilidade menor de precisar de cuidados pagos de longa duração, pois a maioria tem a esposa encarregada disso e sem qualquer remuneração. Isso significa que apólices para homens são mais baratas e mais fáceis de obter. Mulheres representam um risco maior no sentido de precisarem de cuidados de longa duração, pois são mais longevas e sobrevivem à morte dos cônjuges, os quais dificilmente cuidariam delas. A triste recompensa para as mulheres que costumeiramente cuidam de outras pessoas são apólices mais caras e mais difíceis de obter. Atualmente, é baixa a porcentagem de pessoas que têm apólices para cuidados de longa duração; e esse número não aumentará, a menos que ocorra uma grande mudança. Por ora, o mercado para seguros privados de cuidados de longa duração está em maus lençóis.

O governo federal poderia resolver esse problema? Não com facilidade, embora continue seja a fonte mais provável para uma solução. A Lei de Cuidados Acessíveis (ACA, na sigla em inglês) tentou melhorar a situação. O falecido senador Ted Kennedy apadrinhou uma cláusula na ACA para ajudar a arcar com cuidados de longa duração por meio do projeto de lei de Apoios e Serviços de Assistência em Instituições Comunitárias (CLASS Act, na sigla em inglês), que propunha contribuições voluntárias dos usuários e complementos do governo.[13] O Departamento Orçamentário Congressional estimou que seus custos seriam bem mais altos do que os proponentes pensavam. A má notícia enterrou uma estaca no coração do CLASS Act, que morreu logo depois de seu principal defensor, o senador Kennedy. Sinceramente, até quem defendia os cuidados de longa duração tinha dúvidas em relação ao CLASS Act. A maioria dos especialistas não acredita que contribuições voluntárias cobririam sequer os custos prováveis. O que de fato funcionaria seria um plano obrigatório que incluísse a ampla variedade de pessoas, jovens e idosas. Atualmente, as chances de criação dessa nova rede de segurança são zero ou ínfimas. Estamos criando um problema insolúvel para a geração que precisará cuidar dos *baby boomers*.

Há um exército de especialistas em políticas públicas de saúde que trabalha nessas questões, tentando controlar os custos e prover os cuidados. Conheci muitos deles quanto tive a sorte de passar um ano como membro do Programa de Políticas Públicas para Envelhecimento e Saúde.[14] Esse programa reúne especialistas em envelhecimento com agências do governo e outros grupos; o governo obtém *expertise* de graça à medida que eles desenvolvem políticas públicas relacionadas ao envelhecimento, e os acadêmicos aprendem como as coisas realmente funcionam no governo federal. Meu principal projeto no programa foi trabalhar no Departamento de Saúde e Serviços Sociais em apoio ao Plano de Ação Nacional de Alzheimer (NAPA). Fiquei profundamente impressionada com os funcionários federais que conheci. Eles eram idealistas, inovadores e sagazes; muitos tinham Ph.D., e, certamente, ganhariam mais dinheiro em outros lugares, mas esperavam fazer a diferença para melhorar a vida dos norte-americanos. Eu penso neles quando leio sobre esforços para amputar aleatoriamente partes do governo federal, geralmente por falta de informações sobre o que esses grupos fazem e o que aconteceria se eles fossem desfeitos.

Um grande obstáculo é decidir como pagar as pessoas que proveem cuidados. Cuidar de pessoas com demência é um trabalho físico árduo. Dar comida, banho e limpar a pessoa com fezes e urina são tarefas físicas complicadas. Grande parte disso fica a cargo dos membros da família, mas nem tudo. Há um exército de assistentes pagos que vai às residências privadas para ajudar. Alguns são veiculados a agências apoiadas pelo Medicaid. Outros vêm por meio de agências pagas por fundos privados, seja de bolsos fartos ou, em parte, cobertos pelo seguro para cuidados de longa duração. Muitos cuidadores são do mercado informal e recomendados por amigos ou parentes de idosos. Esse grupo é vulnerável; 89% são mulheres, em sua maioria não brancas, e cerca de um quarto nasceu em um país estrangeiro.[15] A maioria ganha quase um salário mínimo ou menos. Muitos não recebem quando pedem licença médica. Uma trabalhadora com resfriado sabe que seu cliente debilitado pode morrer em virtude da exposição à doença, mas tem de optar entre ser paga ou se afastar para proteger o paciente. Muitos não recebem cobertura de seguros de saúde; quem é apto para comprar um seguro de saúde por meio da Lei de Cuidados Acessíveis está novamente em perigo sob o regime atual. Em razão da à sua baixa remuneração, eles dependem de programas de assistência pública, como o Medicaid e o Programa de Assistência Nutricional Suplementar, para sustentar suas famílias.

Seu trabalho geralmente é descrito como "não especializado", mas você mudaria de ideia se tentasse fazê-lo. Tente erguer um adulto que não quer tomar banho, carregá-lo e tirá-lo da banheira ou ajudá-lo a fazer as necessidades fisiológicas. Muitas tarefas de cuidado domiciliar causam lesões. Como o trabalho é árduo e mal pago, as taxas de rotatividade em muitas agências são acima de 50%.[16] Para a pessoa que possui a doença e sua família, essas trocas constantes de pessoal são um verdadeiro fardo. Paranoia e medo são comuns na demência. Introduzir um novo cuidador para fazer tarefas íntimas para o paciente gera tensão em ambos. Ao mesmo tempo, nos próximos anos haverá um aumento substancial no número de cuidadores domiciliares necessários para cuidar de nossa população idosa.

Agências de atenção domiciliar à saúde têm um papel misto. Algumas têm fins lucrativos e outras são filantrópicas. Seja como for, uma agência geralmente abocanha metade da remuneração por hora, ao passo que a outra metade vai para o cuidador; a família ou o Medicaid pode pagar mais de US$ 20 por hora, mas o cuidador leva menos de US$ 10 para casa. Algumas localidades requerem que usuários do Medicaid procurem uma agência para contratar um ajudante. Com isso, o estado deixa de supervisionar a qualidade dos cuidados, o número de horas trabalhadas e processos de revisão de queixas. Se o cuidador não comparecer ao trabalho, a agência acha um substituto.

Os cuidadores domiciliares tiveram papel ativo no movimento para aumentar o salário mínimo para US$ 15 por hora. Eles tiveram de lutar contra muitas agências de atenção domiciliar à saúde, que se apoiavam em uma decisão de anos atrás que as isentava de seguir normas federais para o salário mínimo e as horas extras de trabalho. Essa decisão foi derrubada em 2017 e, finalmente, os cuidadores estão cobertos pelas mesmas proteções asseguradas aos trabalhadores de estabelecimentos de *fast-food* e outros. Cuidadores domiciliares também pressionaram pela sindicalização, como parte do esforço para obter benefícios, treinamento e proteções trabalhistas.

Nem todas as famílias recorrem a agências para achar cuidadores pagos. Algumas querem ter mais controle sobre quem trabalha em suas casas e sobre como esse trabalho é conduzido. Outras ficam frustradas com as regras das agências que permitem que um cônjuge idoso administre um complexo regime médico, mas proíbem que um cuidador treinado e pago faça isso. Uma família que conheci começou a contratar por meio de uma agência, mas, então, amigos indicaram o contato de uma rede informal de ajudantes da antiga União Soviética, as quais tinham alto nível educacional, inclusive com diplomas na área de saúde. Quando alguma delas ia visitar seu país ou arranjava outro trabalho, a rede achava uma substituta dentro da comunidade. Em alguns desses arranjos, as famílias pagam acima da taxa vigente e as cuidadoras levam o pagamento integral para casa, sem ter de preencher papeladas maçantes. Embora pareçam atrativos, esses arranjos comumente envolvem imigrantes sem licença para atuar no país e que não declaram renda, o que é ilegal.

Contratar sem recorrer a uma agência implica encargos para o empregador e o cuidador. Uma família pode contratar cuidadores privadamente e registrá-los nos livros contábeis, para que tenham direito à Previdência Social e paguem impostos, mas somente se eles tiverem a devida documentação para atuar nos Estados Unidos. Até entre os estrangeiros com licença para trabalhar, muitos infringem a lei e não cumprem a burocracia. Um cuidador que se machuque durante o trabalho tem poucas garantias; além de não receber indenização, ele não conta com um sindicato para lutar por condições melhores, pagamento de salários atrasados nem benefícios, e os empregadores, eventualmente, deixam de pagar a Previdência Social. Não obstante, esse mercado negro é substancial, particularmente em cidades grandes com imigrantes dispostos a aceitar empregos desprezados por norte-americanos e estrangeiros em situação legal.

Aqueles que pagam os cuidados de longa duração por conta própria podem cavar um buraco mesmo que seus bolsos sejam bem fundos. Tara Cortes é diretora-executiva no Instituto Hartford de Enfermagem Geriátrica, professora na Escola de Enfermagem Rory Meyers, da Universidade de Nova York, e especialista de renome internacional em cuidados geriátricos. Apesar disso, teve muito a aprender quando seu pai, John Siegal, desenvolveu demência. Seu pai era um homem notável, a personificação do sonho americano. Seus pais emigraram da Polônia na infância e se casaram aos 16 anos. Ele nasceu em 1918 e jogava futebol universitário em Columbia. Após a faculdade, o time Chicago Bears o recrutou, e ele conseguiu permissão para cursar a faculdade de odontologia em paralelo à carreira esportiva. Após ajudar o Bears a vencer três campeonatos, passou a se dedicar exclusivamente à odontologia. Quando morreu, aos 97 anos, ele era o Chicago Bear mais antigo.[17]

Na velhice, Siegal começou a apresentar mudanças comportamentais e acusou sua mulher de 70 anos de retomar o relacionamento com um namorado dos tempos de faculdade. Seu declínio foi lento e inevitável, e, então, ele ficou em uma clínica para doentes terminais por mais de três anos. A professora Cortes observa: "Ele tinha um seguro incrível e o Medicare pagava a clínica. Tinha também um complemento da Blue Cross e, por conta de um acordo com a NFL em razão da sua demência, mais para o fim da vida recebia cerca de US$ 100 mil por ano. E, apesar de tudo isso, precisou gastar mais US$ 80 mil em cada um dos anos finais".[18] Não obstante ter acesso excepcional aos cuidados de longa duração, no final ele quase se qualificou para o Medicaid. Seus anos recebendo cuidado domiciliar drenaram todos os seus recursos.

Os cuidados com Siegal foram tão caros não pelo tempo em que ficou na clínica para doentes terminais, mas porque sua família o manteve antes em casa achando que era a coisa certa a fazer. Ele tinha uma equipe completa de cuidadores, dois para o turno diurno e dois para o noturno, além de uma assistente para coordenar a equipe. Como a maioria dos jogadores de futebol americano profissionais, ele era grandão, o que dificultava erguê-lo, mudá-lo de lugar e lhe dar banho. Vários cuidadores eram muito devotados ao dr. Siegal e ficaram por lá durante anos, mas também havia uma rotatividade considerável e alguns ajudantes grosseiros. O dr. Siegal tinha um seguro abrangente e fundos adicionais, além de contar com uma especialista internacional em enfermagem geriátrica para orientar seus cuidados. Ele não requereu a assistência do Medicaid. Sua situação era a melhor possível, mas isso deveria ter acionado os sinais de alerta. Para a maioria das pessoas, a realidade é muito precária em termos de acesso, qualidade e duração dos cuidados.

Aparentemente há um conflito direto entre pagar salários melhores aos cuidadores domiciliares e oferecer mais cuidados em casa para pessoas com demência. Eticamente, porém, não se pode cuidar de pessoas com demência sem que os cuidadores recebam um salário sustentável. Um número crescente de defensores de causas públicas está abordando o problema. Rick Surpin, um pioneiro na área de cuidados domiciliares, ajudou a fundar a Cooperative Home Care Associates (CHCA), em 1985. Surpin é um esquerdista aguerrido que há 30 anos trabalhou em uma agência comunitária. Sua busca por empregos para mulheres de baixa renda no South Bronx evoluiu para a criação de uma agência certificada de cuidados domiciliares, que funcionava como uma cooperativa pertencente aos próprios cuidadores. A CHCA tornou-se a maior cooperativa de trabalhadores nos Estados Unidos. Seus cuidadores certamente precisam desses empregos; 66% dos *trainees* são os provedores de lares com crianças pequenas, 42% não se formaram no ensino médio e 56% não haviam trabalhado no ano anterior a seu ingresso na CHCA.[19] A inovação crucial da CHCA foi forjar uma aliança entre os cuidadores domiciliares e seus empregadores. Em vez de instigar o trabalhador contra o usuário, Surpin e colegas criaram um sistema no qual cuidados melhores e empregos melhores beneficiam ambas as partes. A CHCA oferece treinamento gratuito e checa rigorosamente quem entra no programa. Após um período de experiência, os cuidadores têm direito a benefícios de saúde, licença médica remunerada e férias remuneradas. A CHCA promete horário integral para cuidadores dispostos a prestar serviços de longa duração. Os cuidadores se sentam junto com a diretoria e ajudam a delinear as políticas da agência. A rotatividade é ínfima em comparação com as taxas do setor. A CHCA e seu braço político tiveram papel importante no aumento do pagamento e da qualidade dos empregos não só dentro da CHCA, mas em todo o setor de cuidados domiciliares.[20]

A genial Aijen Poo, da MacArthur Foundation, esperava melhorar as condições para cuidadores domiciliares ao fundar a Aliança Nacional dos Cuidadores Domésticos (NDWA, na sigla em inglês), em 2007. Baseada em temas apontados por Surpin e outros, Poo visa aumentar o senso de dignidade dos cuidadores e dos pacientes.[21] Suas vitórias incluíram a aprovação da Lei dos Direitos dos Trabalhadores Domésticos, em 2010, estendendo proteções trabalhistas a trabalhadores domésticos no estado de Nova York. Ela imagina um futuro no qual as famílias cuidem de seus membros idosos e incapacitados, às vezes, com apoio de cuidadores pagos, e que todos se beneficiem com uma mudança cultural que valorize cuidar do próximo.

O que é preciso para melhorar o apoio em casa? O certo é começar pela própria casa. Ela é acessível para uma pessoa que usa cadeira de rodas ou tem dificuldade para andar? Há degraus para entrar em casa ou dentro dela? As portas, incluindo a do banheiro, são largas o suficiente para a passagem da cadeira de rodas? Quem poderia examinar a casa e recomendar as devidas reformas? Quem pagaria as reformas? Nos últimos anos está havendo um foco maior em adaptar as casas, por meio da instalação de rampas, plataformas elevatórias para cadeiras de rodas, portas mais largas e iluminação melhor, para que as pessoas envelheçam nos próprios lares.[22] Investir dinheiro na acessibilidade da casa ajuda a protelar os gastos bem maiores com uma casa de repouso. Até a instalação de um bidê, ou de um bidê acoplado ao vaso sanitário, que é mais caro, pode ter uma relação custo/benefício melhor do que enviar o idoso para uma casa de repouso.[23] Muitos idosos com demência detestam tomar banho, e se têm incontinência a situação é pior ainda. É mais fácil e mais seguro ajudar alguém a se limpar em um bidê, e isso pode fazer toda a diferença em termos de quanto tempo mais se pode cuidar do idoso em casa. É complicado instalar elevadores, porém, plataformas elevatórias para cadeiras de rodas são muito úteis. Certos problemas são insolúveis. Um homem pode adorar o apartamento no quinto andar e sem elevador em que mora há 60 anos, mas, se não conseguir mais andar, não escapará caso haja um incêndio.

Ampliando a visão para os bairros, um conjunto interessante de programas apoia o envelhecimento em casa. Embora não sejam só para pessoas com demência, esses programas prestam uma ajuda imensa a elas. A NORC, ou comunidade de aposentados formada naturalmente, é uma comunidade residencial que não visa especificamente os idosos, mas a maioria dos moradores tem mais de 60 anos. A primeira NORC surgiu em 1986 em um grande condomínio de edifícios na cidade de Nova York,[24] mas atualmente há NORCs por todo o país conectando idosos com serviços de saúde e interação social. As NORCs tendem a operar em áreas urbanas para residentes com vulnerabilidade econômica e comprometimento funcional, e dispõem de equipes pagas e verbas do governo. Uma NORC pode fazer toda a diferença entre continuar morando em casa ou ser forçado a se mudar para uma casa de repouso. Uma assistente social em um escritório perto do saguão, um agendamento fácil para transporte a consultas médicas, coordenação com o programa Meals on

Wheels, saídas e aulas de exercícios físicos são fatores suficientes para manter um edifício residencial repleto de idosos, cercados de segurança.

De maneira semelhante, o Village Movement começou em Beacon Hill, uma área afluente em Boston. Agora, há muitos Villages nos Estados Unidos, os quais tendem a ter clientes financeiramente mais estáveis e com menos incapacidades funcionais. Os Villages fazem intercâmbios de serviços voluntários e se mantêm principalmente com as cotas pagas pelos afiliados.[25] As NORCs e os Villages variam, mas todos facilitam o acesso a serviços, aumentam a interação e reduzem o isolamento social. As NORCs são mais propensas a ligar os moradores com serviços do governo, ao passo que um Village pode prover uma lista de prestadores que dão descontos em consertos domésticos. Ambos podem ajudar a organizar a entrega de compras de mercearia para alguém que acabou de chegar do hospital, além de estimular diversas atividades sociais. As NORCs e os Villages não se destinam a idosos dementes. No entanto, os serviços e redes sociais ajudam uma pessoa com demência leve ou moderada a protelar ou evitar a institucionalização, assim como o cônjuge dessa pessoa a enfrentar o desafio de mantê-la em casa.

Para pessoas com comprometimentos mais graves, há programas diurnos para adultos. A NORC pode organizar uma saída para ver um jogo de futebol local, mas o típico programa diurno para adultos oferece ajuda para que eles se alimentem, vão ao banheiro e não se percam. Esses programas ajudam também os cuidadores de pessoas incapacitadas, pois representam uma folga e valorizam sua capacidade para manter os empregos e cuidar de outros membros da família.[26] Embora a meta principal dos programas de serviços diurnos para adultos seja protelar a mudança para uma casa de repouso, as pesquisas são inconclusivas se eles atingem esse objetivo.[27]

Um exemplo bem-sucedido é o programa PACE, ou Programa de Todos os Cuidados Inclusos para Idosos. O pioneiro, nesse sentido, foi o centro para idosos On Lok, em San Francisco, em 1971. O nome significa "morada feliz e pacata" em cantonês.[28] Para ser elegível para o PACE, a pessoa deve estar incapacitada o suficiente para se enquadrar nos critérios para obter uma vaga em uma casa de repouso, e também se qualificar para o Medicare e o Medicaid. O PACE pode ser a solução que tanto almejamos: a pessoa fica feliz e segura em casa, que é onde quer estar, e o governo não precisa bancar os cuidados caros em uma casa de repouso indesejada. O programa PACE diminui o uso de hospitais e casas de repouso, e a maioria dos participantes melhora ou mantém as funções.[29] O PACE economiza dinheiro por meio de serviços preventivos de custo menor, como terapia física, *day centers*, visitas de assistentes sociais ou de ajudantes para cuidados básicos. Isso permite que os participantes evitem idas caras (e, às vezes, catastróficas) ao pronto-socorro, internações hospitalares e o uso de casas de repouso. Como evita gastos para o Medicaid, o modelo do PACE foi adotado em 114 locais e continua se expandindo.[30]

Depois que uma pessoa se muda para uma casa de repouso, suas chances de retornar à comunidade minguam. Um programa que luta contra isso é o Money Follows The Person, chamado MFP por burocratas que adoram siglas; ele derruba barreiras ao retorno para casa coordenando serviços comunitários e driblando regras do Medicaid que impedem o uso de verbas para cuidados de longa duração fora de uma casa de repouso.[31] O financiamento por meio desse programa dura um ano e, após esse prazo, programas comunitários devem assumir os custos. O programa já ajudou mais de 40 mil pessoas a saírem de casas de repouso e voltarem às suas comunidades.[32] Posteriormente, alguns desses idosos retornaram a casas de repouso, mas muitos são gratos por terem passado mais algum tempo no próprio lar.

Uma proposta curiosa e até radical para apoiar idosos em casa é a da Medicaring Communities, uma criação da médica geriatra Joanne Lynn, diretora do Center for Elder Care and Advanced Illness, no Instituto Altarum. A dra. Lynn é um exemplo de contrastes por ser uma pessoa de energia exuberante cuja *expertise* acadêmica é fragilidade. Ela passou a infância explorando as montanhas na Virgínia Ocidental, comendo os cogumelos certos e evitando os venenosos. Ela é uma médica e acadêmica altamente respeitada, especialmente por ter fundado o movimento contra instituições para doentes terminais. Ela se interessou por essas instituições para poder se sustentar enquanto ensinava filosofia após a faculdade de medicina. À medida que sua carreira progrediu, Lynn focou na fragilidade em idosos, definida como perda involuntária de peso, exaustão, fraqueza e dificuldade para andar. Muitas pessoas com demência também têm diversas deficiências que constituem a fragilidade. Graças à sua *expertise*, Lynn é uma crítica irrefutável das instituições voltadas a doentes terminais. Conforme ela observa, "essas clínicas ou hospitais se baseiam na ideia de que o paciente pode prometer que vai morrer logo. Mas, se uma pessoa está seguindo uma trajetória na qual não tem como saber quando vai morrer, o conceito dessas instituições cai por terra".[33] A frustração de Lynn com os apoios atuais disponíveis a levaram a criar o Medicaring Communities, que gira em torno de planos de tratamento individualizados e bairros locais. "Nós arcamos com tudo que é médico, mas com quase nada dos serviços de apoio. É preciso haver uma maneira de arcar, em princípio, com as necessidades mais prementes. Habitação, alimentação, abrigo e alguém que cuide de você. Atualmente, há muitas pessoas com fragilidade, mas não existem arranjos sociais adequados para apoiá-las."[34]

Como sua criadora, o Medicaring vai direto ao ponto, propondo diferenças revolucionárias na maneira de prover cuidados. Ele reúne programas comprovados, incluindo o PACE, mas os enquadra em um bairro específico. Lynn argumenta que ancorar programas em um bairro faz sentido, pois os clínicos podem visitar muitos pacientes locais de uma só vez, poupando, assim, tempo e dinheiro com os deslocamentos. Mas a maioria dos programas não funciona desse modo. Há uma crença de que todos os provedores devem atender todas as comunidades, caso contrário bairros mais pobres não receberão serviços iguais. Embora seja verdade que comunidades pobres geralmente são negligenciadas, há pouca evidência de que elas se deem melhor quando os provedores estão espalhados por uma região extensa. Lynn argumenta que, a menos que você foque e coordene os serviços em um bairro, o esforço para ajudar as pessoas a continuarem em casa é em vão. "Você não consegue cuidar de um paciente de demência em casa se não conseguir garantir sua alimentação nem marcar uma consulta médica, e nenhum médico irá ver o paciente em casa."[35] Lynn apresenta dados impressionantes que comprovam que o Medicaring ajuda a manter idosos frágeis fora do hospital ao oferecer apoios básicos melhores, e poupar dinheiro suficiente para arcar com eles dispensando intervenções médicas caras e inúteis.[36] Ela pretende iniciar projetos de demonstração, mas ainda não obteve verbas. Se ela estiver certa, o Medicaring é um meio de prover os cuidados domiciliares que as pessoas querem, com segurança e custos mais baixos. Essa é a receita que estamos procurando.

Podemos aprender muito analisando como outros países desenvolvidos cuidam de idosos dementes e frágeis. *The American Health Care Paradox*, de Elizabeth Bradley e Lauren Taylor, documenta que bons resultados de saúde não derivam apenas de gastos com cuidados médicos tradicionais.[37] Há muito tempo outros países desenvolvidos têm resultados melhores de saúde do que os Estados Unidos, um fato lamentável que gera perplexidade, já que nosso país é o que mais gasta com assistência médica. O problema é que gastamos menos com serviços sociais. Se somarmos o que é gasto com assistência médica com o que é gasto com serviços sociais, estamos no meio dos países desenvolvidos, o que explica nossos resultados medíocres de saúde. Gastar com serviços sociais faz uma enorme diferença. Os serviços propostos por Lynn no Medicaring – como refeições, transporte, visitas de assistentes sociais – são justamente aqueles que geram índices melhores de saúde em outros países desenvolvidos.

Fazer os Estados Unidos oferecerem serviços melhores de apoio social é uma tarefa árdua. Aqui é considerado mais fácil gastar com tecnologia cara, especialmente tecnologia médica. Não gostamos de "tecnologia intermediária" que apenas apoie alguém com incapacidade. Temos mania de *consertar*, mas idosos frágeis com demência não têm algo passível de conserto. Eles precisam é de apoio, mas a mentalidade vigente é que não podemos arcar com isso, em parte porque já gastamos nosso dinheiro com outras coisas, incluindo intervenções médicas inúteis.

O número de pessoas em casas de repouso está diminuindo e o número de leitos nessas instituições está encolhendo, em razão do fechamento de casas de repouso e à conversão dos leitos para cuidados de curta duração, cujo reembolso é melhor. Há ameaças constantes de cortes no Medicaid, os quais afetariam diretamente os pacientes em casas de repouso. Embora estejam surgindo programas em todo o país para arcar com os cuidados que ajudam a manter os idosos com demência em casa pelo máximo de tempo possível, a distribuição de tais programas é desigual. É bem mais fácil montar uma NORC em uma área urbana, com uma assistente social ou uma clínica de assistência primária no edifício, do que nos subúrbios e em áreas rurais. Em comunidades mais pobres e com pouca infraestrutura de saúde pública, a vida com demência é ainda mais perigosa e solitária. Há quem possa recorrer à família, a pessoas da mesma religião e aos vizinhos, o que pode ser suficiente ou não. Uma grande parcela de pessoas com 85 anos ou mais mora sozinha e não tem parentes que as ajudem.

Nosso país não tem um plano viável para arcar com os cuidados com a demência. As pessoas ficam sem a ajuda necessária porque gastamos nosso dinheiro com coisas que não melhoram a qualidade e a duração da vida. Conforme Joanne Lynn nota, uma pessoa acima de 65 anos pode até conseguir uma estada paga em um hospital caro, mas terá muita dificuldade para obter ajuda no sentido de evitar a internação hospitalar. Há muitas pessoas boas combatendo esse problema, mas, atualmente, temos uma lacuna enorme na política de assistência à saúde. A falha em arcar com os cuidados com a demência está vindo como um meteoro na direção dos filhos dos *baby boomers*. Precisamos corrigir isso com urgência. O governo atual não se importa com esse problema, porém, isso não fará com que ele desapareça.

10

OPERÁRIOS DO AMOR

O dinheiro resolve alguns problemas, porém nem todos. A senhora S mora em um apartamento elegante em um imponente edifício antigo no Upper West Side, em Manhattan. A senhora S é miúda, muito decidida, engraçada e franca. Como é pintora, seu apartamento é encantador. A luz entra por três lados e as cores reluzem como joias. Mas não foi fácil para a senhora S cuidar de seu marido quando ele teve demência. Refletindo sobre seu casamento, ela me disse o seguinte: "Durante 60 anos tivemos uma convivência difícil, jamais concordávamos a respeito das coisas, mas a relação também era boa em certos aspectos".[1] Ao completar 80 anos, o senhor S começou a mudar para pior, e a senhora S foi ficando cada vez mais frustrada com a própria incapacidade de fazer o médico dele ouvi-la e tomar alguma providência. O senhor S havia tido anteriormente um problema na próstata e se tratado com um urologista, mas se recusava a vê-lo novamente, mesmo quando passou a ter incontinência. "Ele recusava ajuda e não usava fraldas, porém ia à cozinha e urinava no chão. Como não fazia isso na sala de estar, ele parecia ter algum controle, mas até que ponto? O que estava acontecendo?... A certa altura, parei de sair com ele, pois tinha medo do que poderia acontecer."

A personalidade do senhor S também mudou. Embora o casal sempre tivesse atritos, o tom mudou e ele passou a xingar a mulher. "Eu perguntava alguma coisa e ele dizia, 'ah, cai fora. Você é um pé no saco'." Ele a empurrava e a ameaçava fisicamente, mas não agia assim com todo mundo. Continuava se comportando bem com visitantes e pessoas que não conhecia bem, reservando seus abusos para sua mulher, com quem convivia havia quase 60 anos. Ele era voluntarioso e começou a insistir em coisas irracionais, como querer ir à rua tarde da noite, inclusive no inverno. Dizia que ia viajar e precisava ter sempre US$ 200 nos bolsos da calça "para as despesas". Mas ele tinha incontinência urinária, então as cédulas tinham que ser constantemente lavadas, demonstrando a resistência do papel em que eram impressas, assim como de seu dono. Seus ciclos de sono e vigília se alteraram e ele ficava acordado durante a maior parte da noite.

Quando os filhos se mudaram para outros lugares, o casal vendeu o apartamento original e se mudou para um menor com dois quartos, a fim de usar a sobra do dinheiro para garantir sua aposentadoria. Mas, à medida que o estado do senhor S piorou muito, sua incontinência e demandas de madrugada requeriam que a senhora S o ajudasse à noite. Uma ajudante dormia no outro quarto, que era minúsculo. Na faixa dos 80 anos, a senhora S não podia dormir com o marido na cama de casal molhada, então, costumava dormir no sofá da sala de estar. Essa não era uma solução satisfatória de longa duração, embora seja um arranjo comum para parceiros idosos de pessoas com demência. A senhora S conversou com seus filhos adultos e descobriu quanto poderia gastar. Sem consultar o marido, que outrora era altamente astuto com as finanças, ela vendeu o apartamento e o casal se mudou para outro de três quartos. Isso não era o que havia imaginado, mas ela estava feliz de ainda conseguir fazer essa mudança. Adeus, ninho vazio. Agora havia quartos separados para o senhor S, a senhora S e a ajudante.

A arquitetura fez a diferença para essa senhora cuidar melhor do marido. Se quiser envelhecer na própria casa, você precisa levar em conta onde você, um cônjuge incapacitado e uma ajudante vão dormir. Morar em um lugar menor parece uma ótima ideia em uma cidade cara como Nova York, mas o que parece ser uma decisão financeira prudente a certa altura pode gerar problemas. E o número de quartos não era a única questão. Os consultórios de alguns médicos do senhor S eram em casas antigas com fachadas de arenito pardo. Para levá-lo às consultas, a ajudante e a senhora S tinham de pegar o andador e a cadeira de rodas dele, descer os degraus, tocar a campainha, atravessar uma porta, tocar outra campainha, então manobrar o senhor S e toda sua parafernália em uma sala lotada de gente. Toda essa operação era perigosa e desagradável.

A senhora S montou uma equipe de ajudantes. Os custos eram altos, mas ela tinha uma apólice de seguro para cuidados de longa duração que cobria uma parte dos cuidados domiciliares. A senhora S pagava do próprio bolso os demais custos substanciais. Em seus últimos quatro meses de vida, o senhor S requeria cuidados 24 horas por dia, com ajudantes se revezando em turnos.

A família S teve sorte. Para a maioria dos norte-americanos, que não têm recursos privados suficientes nem o Medicaid, esse nível de cuidados é inviável.

A senhora S dá o devido crédito à sua principal ajudante, a senhorita M, por ajudá-la a suportar esses meses finais. Os laços de afeição entre as duas são evidentes. A senhorita M trabalhava anteriormente para outra família no mesmo edifício residencial e veio para a família S com pouco treinamento formal em cuidados de saúde, porém, com um grande talento nato. No decorrer do tempo e por ser uma observadora sagaz, a senhorita M aprendeu o que fazia bem e o que fazia mal ao senhor S. Não era fácil, e nem todo ajudante aguentou a pressão. Ele puxava os cabelos, xingava, empurrava e gritava, particularmente quando os ajudantes tentavam banhá-lo, pois tinha medo de cair e ficava mais agressivo. Também ficava agressivo quando era contrariado, então a senhorita M aprendeu a evitar dizer "não" a ele. Ele ficou sensível a ruídos e dizia a ela para ficar quieta. Como sabia que ele explodia facilmente, ela ficava em silêncio. Quando ele começava a sentir raiva, sua expressão facial mudava e ela o deixava sozinho por alguns momentos. Indagada sobre como conseguia trabalhar tão bem com o senhor S, ela respondeu: "Tendo compaixão. Acho que a [demência] pode ser meu futuro e eu gostaria de ser bem tratada. Sinto muita pena dele e meu pai também teve essa doença".

Eu perguntei à senhora S se chegou a pensar em colocar seu marido em uma clínica de repouso quando o comportamento dele piorou. Ela de fato pensou sobre isso, mas como o casal teve uma experiência muito breve e ruim, desistiu. Durante os preparativos da mudança para o apartamento maior, ficou acertado que o senhor S e um ajudante ficariam em uma casa de repouso local por alguns dias, enquanto o apartamento antigo era desmontado, e o novo, arrumado. Mas quando chegaram à tal casa de repouso em um domingo no início da noite, ninguém ouvira falar deles – nenhum leito estava preparado e não houve acordo para o ajudante ficar no quarto com o senhor S. A equipe era desorganizada e tinha má vontade. O senhor S também tinha câncer e, logo após esse episódio, começou a declinar rapidamente. A senhora S decidiu que uma casa de repouso era impensável: "Não podemos fazer isso com ele".

Ao que parece, esse casal não recebeu uma boa orientação dos médicos, apesar de morar em Manhattan, cercado por excelentes instituições médicas. Isso não é incomum. Cuidar adequadamente de pessoas com demência requer uma equipe, mas a medicina norte-americana pode apostar mais em especialistas individuais de redes distintas que nunca se comunicam, nunca se integram e nunca enxergam o quadro geral. Cada médico vê o paciente como um rim, um ouvido ou outra coisa com um pouco de pele ou membrana em torno, mas não como um ser humano com diversos problemas, muitos dos quais não são sequer físicos. Os padrões dos cuidados com a demência e de avaliação mudaram muito na década passada. Muitos médicos só reconhecem a demência na fase final, em que o paciente está sempre acamado, mas não naqueles com sintomas moderados. Em todos os lugares aos quais recorreu, a senhora S encontrou barreiras e acumulou frustrações. O médico principal do senhor S era um cardiologista, mas a senhora S não conseguia conversar com ele sobre o comportamento alterado do marido. Como um garçom negligente em um restaurante lotado, ele basicamente dizia a ela, "eu não atendo essa mesa".

Após um tempo considerável, quando o senhor S já estava incontinente e com pouquíssima capacidade cognitiva, o cardiologista o indicou para um psiquiatra – não um neurologista. Usualmente, um neurologista assume a liderança na avaliação da demência, mas há muitos psiquiatras, especialmente os psiquiatras geriátricos, que prescrevem bons tratamentos para pacientes com demência e se comunicam com outros especialistas para qualquer tipo de ajuda necessária. O ideal é um geriatra, que consegue ver os pacientes idosos no contexto de múltiplas doenças e se dispõe a fazer uma parceria com uma assistente social que oriente as famílias sobre as questões de cuidados e benefícios de saúde. A melhor forma de cuidar de um homem como o senhor S – com sintomas tanto comportamentais quanto cognitivos – envolve uma equipe integrada atuando em conjunto. Minha instituição, o Montefiore, patrocina o Center for The Aging Brain que oferece cuidados coordenados de múltiplos profissionais, e outros hospitais têm abordagens semelhantes. Mesmo assim, pouquíssimas pessoas obtêm o tipo de cuidado competente, bem fundamentado e completo que um paciente com demência merece. A senhora S diz que acabou concluindo que o psiquiatra do marido era "uma pessoa excelente, mas sem pulso firme". O senhor S era altamente inteligente e conseguia ser socialmente agradável durante as consultas. O médico disse à senhora S que, como seu marido não era verbalmente abusivo nesses encontros, não podia ajudá-la nessa questão. Ele não orientou a senhora S, que tem menos de 1,5 metro de altura, sobre o que deveria fazer quando o marido tentasse tirá-la da frente para sair do apartamento à noite. O psiquiatra não sabia ou não se importava que seu garboso paciente idoso urinasse habitualmente no chão da cozinha. Segundo a senhora S, o psiquiatra e seu marido conversavam principalmente sobre restaurantes locais. O médico não convidava a senhora S para participar da conversa. Não partilhava diagnóstico nenhum, medicações nem uma avaliação sobre o estado emocional ou cognitivo alterado do senhor S, não mencionava opções de tratamento, não dava sugestões sobre como ela deveria lidar com a situação e nem indicava outro profissional que pudesse preencher essas lacunas. Como psiquiatra, fico envergonhada com essa história. Obviamente, conheço apenas a versão dada por essa senhora pesarosa, mas os detalhes são plausíveis. Um médico não consegue curar todos os pacientes, mas todos deveriam se esforçar para fazer um diagnóstico e um plano ou indicar alguém que faça isso.

Então, certa vez o senhor S caiu, bateu a cabeça e foi encaminhado pela primeira vez a um neurologista. Meses depois, quando o ferimento na cabeça estava sarando, o neurologista notou de passagem que ele tinha demência – foi a primeira vez que um médico usou essa palavra. Já fazia anos que a senhora S notava as mudanças no marido e relatava isso a outros médicos, mas até hoje ela não sabe qual era o tipo de demência dele. Alguns aspectos de sua memória se mantiveram bem até o fim. Ele conseguiu explicar à senhorita M como chegar ao novo apartamento quando ela teve dificuldade para achar o caminho, mas tinha mudanças notórias de humor, personalidade, função executiva e discernimento. A senhora S não se surpreendeu com o diagnóstico; há anos ela dizia que havia algo errado, e finalmente os médicos dele concordaram. Quando indaguei o que mais queria que houvesse acontecido para facilitar sua vida tão atribulada, ela disse: "Um médico que escutasse a família, pois é a família que nota as coisas que acontecem. Um médico que respeitasse o observador". Que expectativa modesta. O senhor e a senhora S nunca deveriam ter sido privados dessa forma simples de respeito.

Após um tempo, ficou evidente que o senhor S sucumbiria à sua coleção de doenças – câncer, demência, doenças cardíacas e outras –, então a clínica para doentes terminais virou a melhor opção para essa família. A senhora S só tem coisas positivas a dizer sobre essa experiência que o casal teve. "A equipe por lá deu uma ajuda tremenda! Nunca vou me esquecer disso. Havia uma enfermeira maravilhosa que ficou com ele durante três noites no final. Ela se sentou com ele e ficou orando... Todos foram realmente incríveis. Se havia alguma necessidade de madrugada, sempre havia alguém à disposição."

O final do jogo nunca é fácil. Eu perguntei que cuidados a senhora S iria querer se, com uma idade mais avançada, estivesse fragilizada e talvez demente. Ela disse, com sinceridade absoluta, "eu gostaria de morrer". Ela pesquisou sobre suicídio assistido e eutanásia, e as opções disponíveis no Oregon, na Califórnia e na Suíça. Embora não tenha pressa, sua experiência como cuidadora a deixou preocupada, pois não gostou de assumir esse papel nem de ver o marido se tornar irreconhecível. Portanto, ela não quer que seus filhos ou outra pessoa tenha de assumir esse mesmo papel. O dinheiro ajuda em algumas coisas, mas nada elimina a dor de observar a pessoa amada se transformar em alguém desconhecido.

Estudar o impacto sofrido por cuidadores de pessoas com demência só confirma que coisas ruins acontecem com pessoas boas. Parentes cuidadores sofrem com tudo o que têm de suportar para ajudar os membros da família. Eles têm resultados piores de saúde do que seus pares, incluindo taxas mais altas de depressão e doenças cardíacas.[2] Sua longevidade é menor do que a de pessoas semelhantes que não cuidam de um parente demente em casa.[3] Se deixam de trabalhar fora para ser cuidadores, terão renda menor, menos dinheiro da Previdência Social poupado para a aposentadoria, poucos recursos restantes quando estiverem idosos e talvez incapacitados.[4] Se a demência faz parte do histórico de uma família, quem cuida dos pais com demência tem grande probabilidade de também ter demência.

Essas descobertas não são novidade, pois já foram demonstradas em múltiplos estudos ao longo dos anos. Mesmo assim, muitos cuidadores não desistem da função, porque é extremamente importante para eles apoiar um ente querido em casa. Assim como a senhora S, eles não conseguem enviar alguém com quem se importam para uma instituição. O ato de cuidar produziu algumas narrativas pessoais notáveis que elucidam melhor essa experiência do que dados impessoais. Por meio de suas lembranças, John Bayley, marido de Iris Murdoch, fez um relato comovente sobre como é ser um cuidador amoroso e quase ser esmagado pela função.[5] Bayley e Murdoch eram professores em Oxford, onde ela fez pós-graduação em filosofia. O intelecto aguçado de Murdoch a tornou uma ficcionista aclamada, mas, quando já estava mais velha, inadvertidamente mostrou seu declínio cognitivo em uma malfadada entrevista na televisão. Sua memória em declínio a impediu de responder a perguntas básicas; ficou olhando a câmera com um ar perdido até que o apresentador consternado interrompeu a entrevista.

Juntos há décadas, Murdoch e Bayley tinham padrões intelectuais altíssimos e eram cercados pela nata da *intelligentsia* inglesa. Porém, mesmo quando eram jovens e saudáveis, sempre foram muito negligentes com a higiene doméstica. Como um grande acadêmico da literatura inglesa, Bayley resume a visão do casal acerca da limpeza em casa citando Keats: "Mas onde a folha morta caiu, ali ela descansou". A realidade era menos poética: em fotografias e descrições da casa deles aparecem pilhas de pratos sujos, papéis amontoados nas escadas e condições que certamente seriam reprovadas por uma assistente social. Apesar da desordem e da sujeira, Bayley descreve um lar amoroso à medida que Murdoch ficava cada vez mais incapacitada, mas tendo sempre a seu lado o devotado marido idoso. Eles exploraram juntos um universo criado pela demência. Conforme Bayley escreve:

Estamos fisicamente mais próximos a cada dia; e o "chorinho de camundongo" de Iris, que é como penso nisso, significando solidão no aposento ao lado e o desejo de voltar a ficar ao meu lado, parece cada vez menos desesperançado, mais simples, mais natural. Ela não está navegando na escuridão: a viagem terminou, e apesar do séquito sombrio da doença de Alzheimer, ela chegou a algum lugar. E eu também.[6]

Bayley mostrou a fusão entre cuidador e receptor envelhecendo juntos da maneira que escolheram e desejaram. Não foi uma maneira isenta de dificuldades nem a que seria escolhida por todos, mas foi o jeito deles e deu certo.

Todos os cuidadores enfrentam diversos desafios. George Hodgman, em *Bettyville: A Memoir*,[7] descreve seu retorno à cidadezinha de sua infância em Missouri para cuidar de sua mãe idosa, viúva, com demência e ainda portadora outras doenças. Como muitos filhos adultos que cuidam do pai ou da mãe demente, Hodgman fica chocado com a aura de tabu, com a impossibilidade de dizer à mãe que sapatos ela deve usar, a que horas dormir e comer. Quem o colocou nessa situação? Certamente não foi sua mãe! O fato é que ela não consegue mais ter um mínimo de autonomia e Hodgman tem de fazer o máximo possível para ajudar, sem obrigá-la a admitir sua dependência ou expressar a gratidão que o reconhecimento inspira.

Muitos pesquisadores focam na situação angustiosa dos cuidadores. O que pode ser feito para aliviar o fardo, para que eles não fiquem tão abalados por seu trabalho tão valoroso? Há vários motivos para essa preocupação. Existe uma obrigação ética de honrar e apoiar aqueles que fazem o trabalho importante de cuidar de pessoas com demência em casa – seus esforços possibilitam honrar os desejos dessas pessoas doentes. Agências de financiamento do governo estão cientes de que, quando os cuidadores têm um esgotamento mental ou físico, há maior probabilidade de acabarem internando seu parente doente. Apoiar a família é um caminho para poupar muitos custos com casas de repouso. Protelar a institucionalização por um ano significa deixar de gastar dezenas de milhares de dólares por pessoa.

Carol Levine, uma das maiores especialistas em cuidadores, adotou essa linha de trabalho literalmente por acaso. Em 1990, ela e o marido, tiveram um terrível acidente de carro. Ela escapou, mas ele ficou gravemente incapacitado durante 17 anos, até sua morte.[8] Após o acidente, Howard Levine ficou em coma por quatro meses, então, finalmente, recobrou a consciência e foi para uma clínica de reabilitação. Foi lá, seis meses após o acidente, que um médico jovem disse a Carol Levine que seu marido dificilmente recuperaria seu nível anterior de capacidade física. Antes disso, o neurocirurgião que havia operado seu marido dissera a ela, com falso otimismo: "Ele vai sair daqui andando!". Levá-lo de volta para casa implicou adquirir diversas habilidades novas, como preencher montanhas de papelada para requerer serviços adicionais e insistir que um profissional de saúde reavaliasse os sintomas e ajudasse a achar uma solução. Seu marido foi para casa com depressão e apneia do sono não diagnosticadas pela equipe médica, que estava concentrada em questões mais ameaçadoras. Foi difícil decifrar todas as doenças dele e conseguir um tratamento apropriado, mas no decorrer do tempo essa mulher de fibra conseguiu.

O mais complicado, porém, foi se deparar com alguns comentários e atitudes dos profissionais que supostamente deveriam ajudá-la. Quando tinha qualquer dificuldade no sistema de saúde, diziam que o problema era sua atitude. Uma enfermeira na clínica de reabilitação disse, "se fosse uma boa esposa, você dormiria no chão". Uma assistente social a aconselhou a parar de trabalhar e a recorrer ao Medicaid. E ainda acrescentou: "Sua vida acabou. É melhor aceitar isso". A princípio chocada, Levine começou a reagir. "Fiquei um pouco mais fortalecida e comecei a ser mais assertiva. Eu estava aprendendo sobre o sistema e meu lugar nele, e fui me aprumando. Passei a perceber que ninguém tinha o direito de agir assim conosco."[9]

Levine percebeu que não era a única nessa situação e começou a estudar os cuidadores. Não parou de trabalhar nem recorreu ao Medicaid. Inclusive, logo após a sugestão rude da assistente social, ela ganhou um prêmio "genial" da MacArthur Foundation para realizar seu trabalho. Há 20 anos Levine dirige o projeto Families and Health Care no United Hospital Fund. Essa experiência variegada gerou muitas percepções. Uma delas é que procedimentos que requerem treinamento avançado quando realizados em hospitais, por profissionais de saúde, geralmente ficam a cargo de membros da família quase sem treinamento e no ambiente doméstico, sem supervisão. Esse não é um bom esquema, e um treinamento melhor para os membros da família ajudaria a evitar tensões e maus resultados para o parente incapacitado. Outra coisa útil é haver limites razoáveis para as expectativas sobre o que um parente pode fazer.

Outra percepção é que, mesmo havendo um treinamento melhor e supervisão, há uma profunda disparidade psicológica entre um profissional de saúde uniformizado manipular intimamente o corpo de um estranho e um membro da família fazer isso com um ente querido. Há toda a diferença do mundo entre uma enfermeira trocar a fralda de um paciente adulto na UTI e um filho adulto trocar a fralda da mãe na casa em que ele cresceu. Conforme Levine observa, "os profissionais de saúde parecem não perceber o componente emocional dessas tarefas – inclusive as mais corriqueiras –, ao passo que o parente cuidador sente estar fazendo algo condenável". Em geral, o sistema médico prepara muito mal os parentes cuidadores para os aspectos técnicos e psicológicos da função.

Ela também aprendeu que cuidar incessantemente do parente doente não é o mais difícil para um cuidador. Enfrentar o sistema médico, incluindo suas pressões e representantes insensíveis, foi a pior parte para ela. As montanhas de formulários do seguro, os telefonemas sem fim, a requisição para receber benefícios pelos quais você pagou, marcar consultas e receber vários profissionais em casa – "a falta de empatia, profissionalismo e humanismo de quem faz um trabalho que vai muito além de consertar a TV" –, tudo isso é torturante.

Ninguém sabe melhor do que ela o quanto é duro ser cuidador de um parente, mas Levine aproveitou integralmente sua experiência. Era importante para ela manter o marido, Howard, em casa todos esses anos, e integrá-lo o máximo possível com os filhos. Embora tenha morrido, ele ainda importa muito para todos eles. Ela sente que teve sorte em poder usar o que aprendeu para ajudar outras pessoas e, ao fazer isso, encontrou um novo sentido em sua vida, o que faz a maior diferença, para melhor. "Absorver a experiência pessoal e aplicá-la a um problema social foi meu jeito de dar sentido a tudo que passei. Não é só uma questão de se sentir melhor. O mais importante é fazer tudo se encaixar."

Levine salienta que a "bioética presta um desserviço às famílias por focar apenas na autonomia individual do paciente. Isso é um valor primordial, porém não o único. As famílias entram na seara de prestar cuidados de uma maneira que deve ser alvo da mesma consideração e respeito que a autonomia individual do paciente".[10] Ajudar pessoas incapacitadas a viverem em casa, recebendo o apoio necessário sem ter de ir para uma instituição, é um passo importante em direção a políticas mais éticas de saúde. A sociedade norte-americana também precisa dar mais apoio àqueles que, remunerados ou não, possibilitam a escolha de um doente de permanecer em casa. Há aqueles que deploram a falta de responsabilidade nas famílias atuais, dizendo que não haveria necessidade de programas caros do governo se elas cuidassem de seus membros como deveriam. Essa linha de raciocínio ignora o fato comprovado de que a ampla maioria dos cuidados para pessoas com demência fica a cargo de membros da família, que não recebem qualquer remuneração por isso. E também não reconhece que a demência é uma doença do envelhecimento. Muitas pessoas com demência vivem por mais tempo do que seus parentes – portanto, não se pode botar a culpa neles.

A bioética tem relativamente pouco a dizer sobre a questão de como equilibrar o apoio aos incapacitados com os valores e necessidades de seus cuidadores.[11]

Mary Mittelman, epidemiologista e professora no Departamento de Psiquiatria na Universidade de Nova York, está entre os acadêmicos proeminentes que atuam para dar mais apoio a parentes cuidadores. Se visse Mittelman em um barco no mar de Omã, você saberia imediatamente que ela é nova-iorquina. Ela fala rápido com um leve sotaque de Nova York e é sempre animada, genial e muito franca. É também engraçada, mas se exaspera com o que, geralmente, é considerado valioso na pesquisa sobre demência. Mittelman é muito conhecida por ter elaborado, implementado e avaliado uma intervenção terapêutica enganosamente simples e altamente efetiva para apoiar parentes cuidadores.[12] O programa consiste em algumas sessões terapêuticas para o cuidador principal e os demais membros da família, um grupo de apoio e a opção de telefonar pedindo apoio e orientações quando necessário. Ela faz a seguinte observação: "Não há esforços conjuntos na direção certa em termos de política. Nós apenas investimos zilhões de dólares em milhões de esforços para descobrir o fármaco que vai evitar a demência".[13] E graceja que, com a idade que tem, ela não será salva por essa cura tão ansiada. Ela está frustrada porque a intervenção junto aos cuidadores, na qual ela trabalhou durante anos, está subitamente atraindo mais atenção pelos motivos errados. "Nosso trabalho mostrou que se Minnesota disponibilizasse a intervenção para todo o estado pouparia US$ 998 milhões por ano. Estou contente com a repercussão, mas fico ofendida por não perceberem que o principal é que a intervenção ajuda os cuidadores a ficarem fisicamente mais saudáveis, menos estressados e menos deprimidos."[14] Um fato relevante é que, comparados com um conjunto de famílias sem a intervenção, os sujeitos do estudo protelaram por um período significativo a entrada de seu parente doente, inclusive se ele tivesse demência avançada, em uma clínica de repouso.

Zelar pelos cuidadores permite que eles possam manter essa função por mais tempo, assim poupando muitos gastos para Minnesota e o restante do país.

Indagada sobre o que deveria mudar na abordagem em relação à demência, Mittelman responde que intervenções psicossociais bem elaboradas deveriam fazer parte da maioria ou de todos os planos de tratamento. E não poupa os colegas de sua área. Ela acha que muitos estudos são mal elaborados e com um número insuficiente de sujeitos para chegar a uma conclusão válida. Para ela, esse trabalho é crucialmente importante. Ela quer ver mais verbas, padrões mais altos nas pesquisas, mais inovações e mais progresso. Como muitos pesquisadores de demência, Mittelman tinha um membro da família com a doença, mais precisamente sua mãe. Ela gostaria de ter recebido uma orientação melhor para oferecer cuidados mais adequados até sua mãe morrer. Quando apresenta a intervenção para novos grupos de cuidadores, ela sempre conta o que viveu quando sua mãe estava com a demência avançada. Naquela época, Mittelman tinha dois filhos pequenos, um marido que não cozinhava e um emprego em tempo integral. Seu pai então lhe disse: "É sua vez de cuidar dela". Ela não tinha a menor ideia de como começar a fazer isso, do que isso significaria e como daria conta de suas outras responsabilidades. Mittelman espera que a experiência que teve no passado possibilite que outras pessoas cuidem carinhosamente e da maneira correta de um parente com demência.

Há cuidadores que têm apoio de alguns programas excelentes, e outros que não contam com apoio algum. Às vezes, as mesmas pessoas se enquadram nas duas categorias. A CaringKind, que era um ramo em Nova York da Alzheimer's Association, visa ajudar os cuidadores. Ela oferece grupos de apoio para pessoas em diferentes estágios da demência, incluindo a fase inicial, e outros grupos para os cuidadores. Fui a uma dessas reuniões e fiquei impressionada com a força e compaixão dos participantes, assim como com a magnitude de suas responsabilidades. Os cuidadores estavam empolgados com a competência de sua facilitadora, Sharon Shaw, uma experiente assistente social clínica. Alguns deles haviam estado em outros grupos de apoio com facilitadores incompetentes, e a experiência havia sido tão ruim que só *aumentou* sua sensação de estresse. Eles elogiaram Sharon por entender tão bem o que cada um deles estava sentindo ou precisando. Ela aproveitou a deixa para aplaudir os participantes por terem aprendido tão bem a compartilhar suas vivências e disse que era por isso que o grupo era tão efetivo em termos de apoio. Essa foi uma intervenção muito hábil e eu só podia concordar que o conhecimento e a simpatia de Sharon eram brilhantes. Ela é de fato uma excelente facilitadora.

Os participantes falaram principalmente sobre a sensação de solidão ao cuidar de alguém com demência. Os amigos se afastam e as tarefas nunca têm fim. Mesmo de madrugada você ainda está acordada porque seu marido não dorme, ou então porque tem de limpar o banheiro que ele sempre deixa sujo. O grupo os faz se sentirem menos sozinhos. Havia também benefícios práticos. Alguém explicava um truque para acalmar a agitação e outro participante mencionava um novo medicamento sem efeito colateral. Eles estavam aprendendo, não estavam sozinhos e seu trabalho como cuidadores era compreendido e valorizado.

Todos eles enfrentavam diversos desafios. A perda da memória do doente não era o maior problema. Uma mulher contou que o marido periodicamente não a reconhecia, ficava com raiva e chamava a polícia.

"Ele sempre foi muito gentil, mas agora tem problemas comportamentais. Quando não acredita que eu também moro na mesma casa, é impossível convencê-lo do contrário. A polícia veio duas vezes e ele disse, 'tirem ela daqui!'. Na primeira vez havia quatro policiais. Dois tinham um parente com doença de Alzheimer e estavam bem familiarizados com essas situações. Os outros dois foram para outra sala com meu marido. Eu fiquei soluçando na sala de estar. Quinze minutos depois, eles voltaram e ele disse, 'vamos tomar um drinque!', como se nada tivesse acontecido."[15]

Após uma pausa, outro membro do grupo perguntou, "o que você faz quando ele fica tão agitado?". Ela respondeu, "apelo para o Seroquel [um medicamento antipsicótico]". Outra pessoa do grupo gracejou, "para você ou para ele?". Todos riram bastante, pois sabiam muito bem como era isso.

Para outro membro, o pior era a repetição. Sua mulher entrava em uma espiral e ficava repetindo as mesmas frases durante horas, às vezes, variando a ordem, como se estivesse em uma conversa imaginária. Perguntava onde ela mesma andaria usando seu sobrenome de solteira, assim como onde andaria uma amiga sua da aldeia em seu país de origem. Quando olhava no espelho, assumia diferentes papéis na conversa. Ela sempre ficava presa nessa espiral de repetir as mesmas frases sem sentido. Chamar isso de repetição não capta o quanto era horrível vê-la nesse estado. Suas redes cerebrais danificadas produziram uma espécie de gaiola, da qual ela não conseguia sair e na qual ele não conseguia entrar.

É impossível falar sobre essas coisas fora do grupo, pois as pessoas não querem escutar. Velhos amigos e a família podem perguntar como está a pessoa com demência, mas quase ninguém pergunta como o cuidador está se sentindo. No grupo, eles perguntam e podem responder com sinceridade, formando uma linha vital de comunicação.

Mesmo tendo um cuidador remunerado ou não, uma pessoa com demência não pode continuar em casa sem apoio quando a doença progride após certo ponto. Consideremos a senhora C, uma mulher meiga e falante, com demência moderada. Ela tinha quase todos os fatores de risco, incluindo pouca educação formal; embora mal conseguisse ler, ela cursou até a oitava série, então parou de estudar, principalmente porque era muito "rebelde". Na adolescência, caiu do telhado quando estava cheirando cola. Isso gerou traumas em todo seu corpo, inclusive na cabeça, o que resultou em uma lesão cerebral traumática. Atualmente ela está sóbria, mas tinha um longo histórico de consumo excessivo de bebidas alcoólicas. Ela tem depressão, doença cardiovascular e diabetes, e em consequência da última teve de amputar uma perna. Após anos de espera, ela mora em um apartamento que é acessível e conta com elevador. Sua ajudante, enviada pelo Medicaid, vem durante os dias de semana e fica várias horas. Ela cuida muito bem da senhora C, ajudando-a a se preparar para o dia, cozinhando e fazendo a limpeza. O ciclo de sono e vigília da senhora C está todo alterado, mas ela sabe que se acordar e ainda estiver escuro lá fora, deve ficar em casa vendo TV até sua ajudante chegar pela manhã. Seu pequeno apartamento é impecável e aconchegante. Há almofadões no chão para ela ver TV confortavelmente, apesar da perna amputada. No parapeito da janela há uma foto emoldurada de Jennifer Lopez, que é reverenciada no Bronx como uma deusa. Ela usa uma *scooter* motorizada para ir à mercearia e ao parque. Por ora, tudo está funcionando nos eixos.

Sem um cuidador, viver sozinho tendo demência é perigoso para a própria pessoa e para quem estiver no entorno. Para outra paciente da dra. Ceide, os riscos eram enormes. A senhora D tinha 95 anos, morava sozinha e tinha déficits cognitivos crescentes. Preocupadas, assistentes sociais haviam acompanhado a situação dela, tentando em vão por mais de um ano melhorar suas condições de vida. Um membro de sua família estendida morava na mesma área, mas à medida que foi ficando mais paranoide, a senhora D não deixava mais esse parente entrar em seu apartamento. A seguir, ela não permitia que ninguém entrasse. Mas a dra. Ceide tem um talento especial para comunicação. Pessoas que desconfiam de todo mundo confiam nela. A senhora D permitiu que a dra. Ceide passasse pela porta meio avariada. A senhora D estava muito magra, pois não estava mais se alimentando adequadamente. O apartamento estava imundo, com pilhas de papéis velhos e lixo ocupando todo o espaço; algo horrível estava lambuzado em uma parede. A própria senhora D estava imunda. A banheira estava cheia de lixo e, provavelmente, o encanamento não funcionava mais. Ela havia tapado as janelas na sala de estar por causa da paranoia. Havia vários pombos em um velho cesto de roupas sujas na sala de estar. Ela havia recusado muitas vezes a sugestão de que uma ajudante doméstica viesse limpar o apartamento e cuidar dela. O único filho dela morava a 1,6 quilômetro de distância, tinha mais de 70 anos e estava doente. A situação era insustentável. Há muito tempo não era mais seguro a senhora D morar sozinha. E não era seguro para as outras pessoas no prédio terem uma vizinha como ela. Após negociações delicadas com a senhora D, o filho e o parente distantes, as assistentes sociais e o pronto-socorro, a dra. Ceide ligou para o 911. Ela acompanhou a velha senhora até o pronto-socorro, confortando-a e se assegurando de que ninguém a amedrontasse ou a tratasse mal. O pessoal achou uma casa de repouso. A senhora D ficou infeliz por mudar de seu apartamento, mas não havia outra opção. Em algum momento, demência e isolamento são uma combinação fatal. Profissionais de saúde como a dra. Ceide se empenham ao máximo para respeitar a autonomia e achar maneiras de apoiar alguém que queira continuar em casa. Mas eles também devem detectar quando a dignidade da liberdade se deteriora e vira indigência e abandono. Atualmente, ainda há pessoas dementes vivendo igual àquela mulher abandonada e castigada pelo frio que Dorothea Dix achou. Aprendemos muito nos últimos dois séculos, mas ainda não aperfeiçoamos a arte de equilibrar liberdade e segurança, e de prover os devidos cuidados às pessoas carentes.

A experiência de ser um cuidador sempre é difícil, mas nem sempre é ruim. Há uma diferença sutil. A senhora T se lembra com carinho da experiência de cuidar do falecido marido. Quando conheceu R por meio de amigos em comum, ela havia enviuvado há poucos meses. A mulher dele havia morrido quase na mesma época que o marido dela. Após esse primeiro jantar com os amigos, ele se ofereceu para acompanhá-la por alguns quarteirões até sua casa. No dia seguinte enviou flores. Eles souberam imediatamente que eram feitos um para o outro, mas esperaram pouco mais de um ano para se casar. Ambos tinham filhos adultos e independentes. "Tudo era tão romântico", diz ela abrindo um sorriso largo.[16] Justamente quando a vida parecia tão desolada e suas expectativas eram mínimas, eles encontraram o amor e um casamento feliz. A vida em comum fluiu bem por mais de 20 anos. Eles eram muito sociáveis e encontravam constantemente os amigos, os filhos e os netos que se multiplicavam. Esse casal era de fato muito abençoado.

Então R começou a ter dificuldades no trabalho. Ele e o filho eram sócios e havia explosões terríveis entre eles. O discernimento de R se tornou errático e o negócio foi afetado. A senhora T sentia que alguma coisa estava errada, mas não sabia exatamente o quê. R continuava brincalhão com todos os amigos do casal e era sempre gentil com ela, como de costume. Todavia, o casal marcou uma consulta com um neurologista em um hospital renomado. R estava relutante, mas seu filho o convenceu a ir a essa consulta. O médico confirmou que ele estava tendo uma perda substancial de memória. A senhora T não levou esse médico a sério. "Ele foi horrível! Não teve a menor empatia!" O casal foi a outros médicos, mas R continuava declinando e, embora mantivesse sua personalidade solar, estava perdendo a capacidade de trabalhar, discernir e tomar decisões. Então, caiu e machucou um braço, que doía muito. "Após a queda, ele ficou amarelado e esse foi o início do fim. Meu ex-marido havia morrido de câncer de pâncreas e eu reconheci prontamente a doença antes de termos os resultados dos exames", comentou a senhora T.[17]

Daí em diante, tudo se desenrolou rapidamente. A senhora T tirou o marido do quarto, pois ele ficava acordado a noite inteira e não a deixava dormir. Pouco a pouco ela montou uma equipe de três homens, que atuou em tempo integral nos últimos meses. À medida que R foi enfraquecendo, ela fazia muitas refeições com eles e a proximidade aumentou. Ela sabia tudo sobre suas vidas privadas e se tornou uma espécie de avó honorária. Quando a entrevistei, um desses ajudantes passou por lá para nos cumprimentar. Enquanto estava consciente, R preferia que a mulher trocasse sua fralda, porque ficava constrangido com os ajudantes nesses momentos. Ela não se importava e ficava feliz em ajudá-lo. "No final, ele não sabia de mais nada." E não se importava com quem trocava sua fralda. A senhora T considerou a combinação de demência e câncer como um tipo de bênção. Em razão da demência, R não ficou apavorado com o câncer, pois não conseguia mais reter as informações a esse respeito. E foi uma bênção ele ter o câncer, porque isso colocou um limite para sua demência e seu tempo de sofrimento. A senhora T vê muitas coisas como bênçãos, visto que é uma pessoa espetacularmente resiliente e otimista. Embora tudo isso tenha sido difícil e representado sua segunda viuvez, ela não sente que sofreu cuidando de seu marido. Pelo contrário, ela é grata pelo apoio que recebeu da família. Uma filha foi "seu pilar", tanto os filhos dela quanto os de R ajudaram muito e os ajudantes foram extremamente dedicados. Ela também descobriu algumas atividades ótimas em sua comunidade e foi com R ao programa The Memory Tree, voltado a pessoas com perda de memória e às suas famílias na cidade de Nova York. Eles faziam ioga sentados e um curso para apreciação de arte. R nunca teria concordado em ir a um programa se soubesse que era para pessoas com demência, mas com sua mulher ao lado, não colocou empecilhos. Foi maravilhoso para ela estar em um grupo sem ter de explicar os lapsos do marido, apenas aproveitando a saída e a companhia. A senhora T tinha uma equipe ótima e uma família grande, carinhosa e solidária, mas o programa fez uma grande diferença.

Eu perguntei que tipo de cuidados a senhora T iria querer se estivesse frágil e demente, e ela respondeu prontamente que gostaria de ficar em uma casa. Eu não entendi direito, então perguntei, "a senhora gostaria de continuar em casa?". E ela esclareceu: "Não. Eu gostaria de ficar em uma casa de repouso, pois gosto de todas as atividades e não é uma vida tão solitária. Gosto de estar no meio de pessoas e detestaria que meus filhos fossem obrigados a cuidar de mim". Ouço essa resposta com certa frequência. Muitos cuidadores não colocariam o ente querido em uma casa de repouso, mas não se opõem a ir morar nesse tipo de lugar. Eles gostam da sociabilidade na vida comunitária e temem mais o isolamento do que a institucionalização, especialmente quando encontram o ambiente institucional certo. Além disso, não querem se tornar um fardo para alguém que amam.

Decisões sobre os cuidados atingem de maneira diversa cada família. Em 2013, J era presidente de um grupo de reflexão e tinha uma vida glamorosa. Mantinha uma dieta balanceada e era praticante de ioga. Então, em sua fase dos 50 anos, passou a apresentar uma sucessão rápida de sintomas estranhos. Era demência frontotemporal. Seu marido, D, descreve como a doença se desenvolveu:[18]

> Nós dois achávamos que [J] estava deprimida. Ela estava muito preocupada com minha saúde, pois tive uma recidiva de câncer. Isso foi muito mais difícil para ela naquela época do que para mim. Eu notei um comportamento estranho naquele outono... como comprar coisas desnecessárias e outras atitudes que não combinavam com sua personalidade. Mas a primeira vez que eu *realmente* me apavorei foi quando voltamos de uma viagem tarde da noite em uma terça-feira. Assim que entramos em casa, ficou claro que [J] havia faltado a um compromisso de trabalho naquela tarde. Ela disse, "irei amanhã". Eu disse, "não, estamos na terça-feira e o compromisso era hoje; não adianta você ir amanhã". E ela não conseguia entender que era terça-feira e não fazia sentido ir no dia seguinte. Ela simplesmente não entendia o motivo. Ficamos remoendo isso muito tempo. Eu fiquei pasmo com o que estava acontecendo – por que ela não entendia uma coisa tão óbvia? Afinal, ela era uma mulher que dirigia um grupo de reflexão. Muito assustador... Isso foi em janeiro. Em março tudo estava esclarecido.

"Esclarecido" nesse caso significa que J recebeu o diagnóstico de demência frontotemporal, para a qual não havia tratamentos efetivos. Subitamente, ela ficou muito incapacitada. Em questão de meses, não era possível deixá-la sozinha em casa. Seus ciclos de sono e vigília saíram totalmente dos eixos. J ficava tão agitada à noite que D passou a dormir no sofá, o que não lhe fazia bem. Ele tinha câncer e um emprego em tempo integral, portanto, precisava dormir. J, outrora "a pessoa mais atenciosa no mundo", não conseguia mais reter a informação de que deveria tentar se acalmar de madrugada. Ela nunca foi mal-intencionada; simplesmente havia perdido a capacidade de entender o impacto de suas ações.

J deteriorou rapidamente. Ela passou por uma internação hospitalar alarmante em decorrência de problemas no sistema imunológico. Quando voltou para casa, havia ajudantes para cuidar dela, mas elas ficaram desnorteadas. J tinha apenas 50 e poucos anos, como é comum em casos de demência frontotemporal. Não parecia doente, embora tivesse passado meses gravemente debilitada em um hospital. As ajudantes não entendiam bem qual era o problema e como podiam ajudar, e J não conseguia explicar. Como perdera toda a função executiva, não conseguia planejar e implementar uma série de ações visando sequer uma meta simples. Não conseguia se vestir; não sabia mais se devia colocar a calcinha antes das calças ou se colocava as calças antes dos sapatos. Não dava conta de fazer um sanduíche. Não podia ser deixada sozinha com o fogão ou com uma porta na direção da cidade. Ela se movimentava rapidamente, mas sem discernimento, como se fosse uma criança pequena. Portanto, era muito perigoso ela ir para a rua sozinha. D estava desesperado, então, teve de tomar uma decisão difícil. J foi para uma casa de repouso.

Quando D fala sobre isso, sua ambivalência é evidente. Não quer que as pessoas fiquem com pena dele nem menciona a recidiva do câncer como um fator. Diz que outra pessoa talvez não tivesse feito essa escolha e que, talvez, ele não tenha percebido na época providências adicionais que poderia tomar. Ele podia ter parado de trabalhar, embora fosse o trabalho que mantivesse sua lucidez. Podia ter ido morar em outro apartamento, mas isso também seria esquisito. Ele tomou sua decisão baseado nas informações que tinha, e foi a decisão certa para o casal. Mas isso ainda o incomoda, pois ele sente o estigma por ter mandado sua mulher para uma casa de repouso. Ele precisava manter J segura e isso era impossível em casa. Ela teve cuidados excelentes, inclusive à medida que ia ficando cada vez mais magra e fragilizada, como é típico no último estágio da demência. Dois anos depois ela morreu. O diretor da casa de repouso, que trabalhava lá há décadas, notou que J era a primeira pessoa mais jovem do que ele a entrar na instituição.

Há muita ambivalência em relação a casas de repouso. Algumas pessoas precisam delas, pois é o único ambiente apropriado para seu nível de incapacidade. E certos indivíduos preferem estar com outras pessoas a ficar totalmente ou quase sozinhos em casa. Eles temem a solidão já estando idosos e incapacitados e não querem que suas famílias assumam o fardo de cuidar pessoalmente ou administrar uma equipe de cuidadores. Algumas casas de repouso realmente se empenham muito e conseguem ser refúgios calorosos e confortáveis para seus residentes, mas são poucas as que cumprem esse objetivo. Muitas famílias temem internar um parente em uma casa de repouso. Apesar dos insultos e puxões de cabelo infligidos pelo senhor S, sua mulher não conseguiria fazer isso. Outras pessoas não internarão seus cônjuges em uma casa de repouso, mas não se importariam se fossem internadas. Cuidados de alta qualidade sob medida para alguém que você ama ou até para si mesmo podem ser prestados em sua casa, mas depende de cada caso. Para descobrir o que funciona melhor, é preciso ter flexibilidade e a mente aberta.

Muitas pessoas querem continuar em casa pelo máximo de tempo possível. Quanto mais ajuda for disponível e quanto mais a pessoa aceitá-la, isso será viável por mais tempo. A insistência exagerada em manter a independência pode resultar em um desastre. Certos sintomas são mais complicados para gerir em casa; as famílias geralmente ficam esmagadas pela paranoia, incontinência, ciclos alterados de sono e vigília, agitação e errância. Não se pode cuidar da demência apenas perguntando à pessoa o que ela gostaria. Alguém tem de assumir esses cuidados. É preciso criar um sistema que forneça essa ajuda às pessoas com demência e a seus cuidadores no sentido do que eles querem e precisam, ou então, aceitar qualquer ajuda disponível.

Se você não tiver família nem dinheiro, será difícil permanecer em casa. Será necessário ter ajuda, mas o Medicaid não lhe enviará uma ajudante, a menos que você, um parente competente ou até um vizinho assuma a responsabilidade de supervisionar a ajudante. Até quando há uma família, o trabalho de cuidar é muito mais árduo do que outros já feitos por pessoas muito esforçadas. Estamos começando a construir a rede de apoio necessária, na qual a pessoa com demência possa depender da família ou de cuidadores remunerados, e esses cuidadores, por sua vez, possam depender de outros. Os cuidadores também precisam de muito mais ajuda do que têm agora. Eles precisam de orientação sobre a doença; de treinamento para fazer coisas específicas e necessárias para uma pessoa com demência; de respiro; e precisam saber que também serão cuidados quando sua hora chegar. Sem toda essa conjunção de fatores, será impossível ajudar os milhões de pessoas com demência a continuarem em casa conforme desejam. Dinheiro obviamente faz a diferença, mas não é o único ingrediente necessário para o êxito e nem sempre o mais importante. A senhora T teve uma experiência importante ao cuidar do marido demente em casa, embora não fosse fácil. A senhora S teve mais dificuldades, mas se empenhou para que seu marido fosse bem cuidado. A senhora D estava sozinha com seus pombos, em perigo e não aceitava ajuda. Era impossível satisfazer sua vontade e manter tanto ela como seus vizinhos seguros. É um erro ignorar os cuidadores, pois eles são a rede de segurança e a chave para viver com demência.

11

TENHA UM POUCO DE TERNURA

Eis aqui uma maneira de assobiar no escuro e imaginar que existe alegria até na demência. A capacidade de usufruir e reagir à música é muito mais duradoura do que várias outras funções cognitivas; mesmo após a fala espontânea se tornar difícil, muitas pessoas ainda se lembram das letras de canções que aprenderam há muito tempo e conseguem cantá-las. Não obstante a doença avançada, quando a felicidade parece tão distante, as pessoas podem reagir a uma música que adoram. Então, peguei de empréstimo uma boa ideia; vou seguir em frente e fazer já minha *playlist*, a fim de me imaginar sendo feliz, apesar da demência.[1] Eu não vou me arrumar com esmero para impressioná-lo. (Conforme Louis Jordan diria, "não faz diferença o que você acha de mim; faz toda a diferença o que eu acho de você".) Essa é a música principal da minha juventude. O fato é que dancei muito totalmente imersa nessas canções; algumas evocam imagens das pessoas que amo. Essas são as músicas com maior probabilidade de me despertarem, mesmo que apenas por um momento, depois que eu tiver entrado para sempre no reino das princesinhas guerreiras hibérnicas.

> "Let's groove", com Earth, Wind & Fire
> "Respect", com Aretha Franklin (ou "Ain't no way"; fico em dúvida, mas não dá para ir a lugar nenhum sem Aretha)
> "Beans and cornbread", com Louis Jordan
> "Move on up", com Curtis Mayfield
> "Get down on it", com Kool & the Gang
> "Let's stay together", com Al Green
> "I'll take you there", com The Staple Singers

"St. Thomas", com Sonny Rollins (a favorita do meu marido)
"For what it's worth", com Buffalo Springfield (meu filho mais velho a interpretou no curso secundário com meu marido)
"Compared to what", com Ray Charles
"Brick house", com The Commodores
"Always be my baby", com Mariah Carey (evoca meus dois filhos)
"You can close your eyes", com James Taylor (canção de ninar para minha filha mais nova)
"Like a rolling stone", com Bob Dylan
"Try a little tenderness", com Otis Redding Jr.
"I'll be seeing you", com Billie Holliday

Essa *playlist* me ajuda a criar uma imagem positiva da vida com demência, algo que tenho dificuldade em fazer. Sua *playlist* obviamente será diferente, mas vale a pena tentar fazê-la. Tais listas ajudam a fazer um retrospecto de sua vida, a reunir alguns momentos de alegria e até de pesar, para levá-los até um tempo futuro no qual será difícil olhar para trás. A *playlist* será seu presente para si mesmo quando estiver com demência. Eu sei que é um presente pequeno diante de um problema tão grande. Mas o que eu espero, para você e para mim, é mudar nossa visão. A demência não é um horror o tempo todo. Tenha um pouco de ternura com o seu futuro.

Indubitavelmente, a demência é apavorante. Entre um terço e metade dos norte-americanos a terão quando chegarem aos 85 anos.[2] Suponho que estou na leva que terá demência e muitos de vocês também estarão. Essa probabilidade não é agradável, mas precisa ser encarada. Nossas identidades estão ligadas à nossa capacidade de lembrar – evocar o sorriso da mãe, o aroma na cabeça do bebê, após o banho, e outros aspectos que podem nos suscitar memórias. Orgulhamo-nos de fazer bem as coisas que aprendemos. É muito duro perder essas capacidades adquiridas com muito esforço; sentimos isso agudamente antes mesmo que aconteça. Esse medo nos impede de encarar o futuro, o que fará nossas vidas com demência não serem tão plenas e felizes como poderiam ser.

O surgimento da demência é lento; o dia do diagnóstico não é o dia do esquecimento total. Você pode optar por ver a perda gradual como um copo meio cheio ou meio vazio. É mais fácil ver a versão meio vazia, mas deveríamos considerar a versão meio cheia. Muitos de nós viveremos a realidade da demência, de perder pouco a pouco nossas capacidades cognitivas. Será possível ter alegria? Adaptando um ditado que circula em clínicas para doentes terminais, o que fazer para que cada dia que resta seja um bom dia?

Alguns leitores podem rejeitar a ideia de haver qualquer alegria na demência, pois se imaginam acamados, incontinentes, babando, e não querem que sua família jamais os veja nessa situação. Mas acompanhem meu raciocínio. Estou falando sobre o início da demência, não sobre o fim. A maioria das pessoas com a doença está andando por aí, se reunindo com a família nos aniversários e piqueniques no verão. A demência leve a moderada se estende por anos, conforme aconteceu com minha mãe e minha avó. Durante essa fase, a pessoa continua usufruindo muitas coisas preciosas, como a companhia da família e dos amigos. Algumas atividades se tornam impossíveis, mas muitas continuam viáveis e prazerosas. Não estou querendo minimizar a realidade de viver com a doença, mas, se houver uma maneira de sobreviver ou, talvez, até florescer com a demência, eu gostaria de explorá-la.

Ter uma vida boa com demência significa manter a independência e a dignidade pelo maior tempo possível, apesar da perda cognitiva. Paradoxalmente, aceitar ajuda é a melhor maneira de manter a independência. Mas que tipo de ajuda e quando? Estaremos vulneráveis, mas quais proteções fazem sentido? É difícil atingir um equilíbrio perfeito. A maioria das pessoas com sintomas leves a moderados continua morando em casa. Seja por conta própria ou com ajuda, elas precisam manter a casa suficientemente limpa e segura, fazer as refeições, encontrar os amigos e a família, fazer coisas que apreciam e ir ao médico, à igreja e a outros lugares conforme suas necessidades.

Eu não estou ignorando o estágio final da demência. Estou dizendo que o medo do fim nos impede de tomar providências de antemão para melhorar a vida depois, quando a doença se torna mais grave e presente em nossas vidas. Esse medo não é só da demência, mas de algo psicológico mais fugidio. Abominamos nossa própria imagem enfraquecida, frágil e incapacitada. Talvez você se considere um realizador, um decisor, mas, obviamente, essa autoimagem não resume toda a verdade. Você depende de outras pessoas. Dependência e até fraqueza são parte da condição humana. Você era incontinente ao nascer e pode voltar a ficar assim antes de morrer. Não estou minimizando o impacto da incontinência e de outros problemas físicos incapacitantes. Mas é preciso considerar questões práticas; o que mais nos transtorna é o peso simbólico de regredir ao desamparo da primeira infância.

Trata-se de um problema de perspectiva que pode ser examinado de várias maneiras. Por exemplo, pessoas com deficiência física frequentemente acham que têm uma qualidade de vida melhor do que acreditam os clínicos e o público em geral.[3] Viver permanentemente com um desafio físico ou cognitivo é compatível com uma vida boa. Pessoas com deficiência física comprovam isso todo dia. A incapacidade crescente é uma parte inevitável do envelhecimento.

Precisamos descobrir como achar a felicidade dentro dessa realidade; caso contrário, ficaremos amargos. Não há outra opção.

Eu não sou uma otimista nata nem fico contente por ter de lidar com esse desafio. É justamente o contrário. Sou muito apegada a meu cérebro e, para ser sincera, sou uma esnobe intelectual. Como acadêmica, vou a muitas conferências e ouço algumas palestras inspiradoras. Mas ficaria embraçada se vocês soubessem que frequentemente estou na plateia pensando, "quem deixou esse asno subir no palco?". Desde pequena sou uma devoradora de livros. Sou professora em uma faculdade de medicina e adoro ensinar conceitos sutis e complexos, tentando despertar o interesse da nova geração. Sempre fui extremamente competitiva na vida escolar e adorava isso. É um golpe avassalador pensar que vou ficar vez menos aguçada a cada dia que passa, mas acho necessário forjar um jeito de ir em frente com um eu e um cérebro transformados. Talvez eu não consiga. Ironicamente, acho uma estupidez não tentar, e não posso tolerar isso.

Eis aqui uma grande lição de otimismo: se deixar um problema sobrepujá-lo, você não vai procurar e nem mesmo encontrar soluções. Se ao menos procurar, você pode descobrir maneiras de engendrar melhoras. Não é preciso se sentir otimista. Só é preciso agir como se uma solução fosse possível. Para atacar um problema, você o decompõe e busca brechas para conseguir resolvê-lo; você experimenta soluções parciais, vê o que funciona em cada uma e junta os trechos da melhor maneira possível. No caso da demência, a solução total de uma cura não chegará a tempo para mim e o restante dos *baby boomers*, mas podemos melhorar nossa qualidade de vida durante anos diminuindo obstáculos específicos.

Vou analisar alguns desafios da demência e ver como perseguir o objetivo de ter uma vida feliz apesar da doença. Vou pensar em atividades das quais eu possa gostar. Vou refletir sobre os sintomas mais problemáticos. As pessoas associam a perda de memória à demência, mas não é exatamente isso que dificulta se manter feliz ou em casa. Andar sem rumo, agitação e incontinência são aspectos mais perturbadores. Há também grandes problemas relativos a dirigir, fazer sexo e dinheiro, para os quais precisaremos de ajuda. Eu não sei se os meios para contornar essas dificuldades funcionarão nem por quanto tempo. Estou tentando salvar meu futuro formando um quadro no qual a alegria ainda seja possível. A mera tentativa de fazer isso agora tem ajudado a me sentir melhor, pois estou menos temerosa. Será um bônus se isso me ajudar a usufruir o amanhã.

Vou me planejar para a demência de início tardio, como minha mãe e minha avó tiveram e milhões de pessoas terão. Obviamente, espero retardar seu surgimento por meio de exercícios físicos, dieta equilibrada e atividades cognitivas intensas. Mas, caso meus esforços virtuosos fracassem e eu desenvolva demência na faixa de 70 anos como minha mãe, o que ajudará a estender meu tempo não só de vida, mas de felicidade?

Muito provavelmente, estarei em casa e espero que meu marido esteja comigo. Ele parece predestinado a um envelhecimento saudável, pois possui uma constituição forte e esbelta e hábitos admiráveis. Mas a virtude não garante uma vida longa juntos. Então, espero vir a fazer parte de uma equipe, mas não dá para ter certeza. Se isso acontecer, poderei continuar em casa por mais tempo.

Eu detesto ficar desocupada – e minha mãe demente também era assim. Manter-me ocupada me fará bem e também a quem estiver cuidando de mim. Encontrar atividades compatíveis com a demência é o primeiro item em minha longa lista de problemas. O constrangimento por esquecer os nomes das pessoas ou as regras do jogo de cartas semanal pode levar os indivíduos a se afastarem do convívio, aumentando a probabilidade de depressão e de perda adicional das funções. Atualmente, há muitos programas para pessoas com sintomas leves a moderados. Preciso descobrir o que posso fazer, incluindo novas maneiras para sair e me relacionar com os outros. Eu nunca gostei muito de estar em grupos, mas estou tentado mudar minha atitude. A maioria dos grupos de apoio à demência requer a presença de um cuidador e representa uma chance de socializar e escapar do tédio e do isolamento domésticos. Você pode tentar algum programa oferecido por museus; alguns se baseiam no popular Meet Me at MoMA.[4] Caso sua comunidade não tenha um programa que lhe agrade, colocar-se agora à disposição para montar um programa ajudaria outras pessoas e o seu futuro eu.

Espero poder praticar jardinagem durante os estágios iniciais. Aliás, adoro essa atividade desde a infância, quando minha mãe me deixou plantar um jardim de rosas em um canto no pátio de casa. Meu presente de aniversário favorito durante vários anos era poder escolher um novo tipo de roseira. Eu passava horas folheando catálogos reluzentes, agoniada com a dúvida de qual roseira escolher. Lamentavelmente, acabei aprendendo que essas mudas lindas nem sempre dão bons resultados em seu jardim, mas é assim que os jardineiros evoluem. Atualmente, tenho um jardim, e há jardins comunitários por perto. Não importa que eu não saiba os nomes de todas as plantas e nem que não cave muito. Fico feliz de me sentar, contemplar as plantas e ver que pássaros e borboletas as visitam. Vou incluir isso em meu plano. Jardins comunitários com participação multigeracional promovem conexões sociais, o que é um benefício adicional. A jardinagem é transferida para dentro de casa durante os invernos rigorosos. Um jardineiro distraído pode matar inadvertidamente as plantas, regando-as até afogá-las. É muito mais difícil matar uma planta borrifando-a com água ou alguma mistura, então você pode deixar uma jardineira demente borrifando as plantas todo dia, mantendo-a ocupada e contente ao longo dos meses mais frios.

Outro problema que terei é com a leitura. Quando era pequena, costumava me esconder em lugares calmos para ler, a salvo dos meus cinco irmãos e irmãs. Havia um pinheiro muito alto diante de nossa casa e eu o escalava até achar um lugar oculto, onde ficava lendo durante horas. Eu não leio mais em árvores, mas não mudei tanto assim. Ler é meu consolo, prazer e vício. Em vez de dirigir até o trabalho, uso o metrô em Nova York para poder ler. Entre as pessoas que mais admiro e cuja companhia me dá muito prazer estão personagens de ficção. Fico triste ao pensar que, à medida que a demência se desenvolva, a névoa cerebral limitará minhas leituras.

Mas talvez eu possa me adaptar. Kay Redfield Jamison, em *Uma mente inquieta*, seu adorável livro de memórias acerca da luta para viver com transtorno bipolar, passou a ler livros infantis quando a doença se agravou.[5] Se *O vento nos salgueiros* serviu para entreter Jamison, vou lê-lo também. Vou continuar me atendo a bons livros, porém, diferentes dos atuais. Eu lia para meus filhos quando eram pequenos, assim como minha mãe lia para mim. Ainda tenho esses livros em casa, e minha família pode me direcionar a eles. Com mais um bônus: quando você relê muitas vezes suas obras favoritas, a memória fraca passa a ser uma desvantagem. Você não precisa se lembrar do que leu ontem e pode ler o mesmo livro novamente, com o mesmo resultado positivo. É possível se encantar com um livro, mesmo que você não faça parte de seu público-alvo. Tenho certeza de que terei prazer em revisitar o Ratinho Stuart Little, Madeline, *Bartholomew and the Oobleck* e *No Fighting, No Biting!* Quando não puder mais ler, talvez goste de ouvir um audiolivro infantil; aliás, tenho de adicioná-los à minha *playlist*. Percebo desde já que, após algum tempo, terei de desistir dos livros. Mas gostaria de ver como as adaptações poderão estender meu tempo fazendo o que mais aprecio. Ler não resolverá o problema maior de ter demência, mas pode me manter feliz por mais tempo, o que é um bom ponto de partida.

Prevejo as críticas daqueles que acham errado direcionar idosos com demência para atividades infantis. Há inclusive um debate acalorado se é errado ou não pessoas dementes terem prazer em se distrair com bebês de brinquedo.[6] Minha visão: se algo faz bem a meu eu demente e não prejudica ninguém, qual é o problema? Além disso, brincar com uma boneca pode ser melhor do que usar algo pior para acalmar minha agitação. Nos últimos anos tem havido bastante pressão para que o uso inapropriado de medicações antipsicóticas seja reduzido em casas de repouso. Esses fármacos têm efeitos colaterais graves, como delírios, internações hospitalares, fratura no quadril e mortalidade, e não são especialmente efetivos para tratar a agitação, para a qual são comumente usados.[7] Além de arriscados e ineficazes, eles podem ser extremamente caros. Acalmar uma pessoa agitada com uma boneca não é decididamente a pior opção.

Fora as bonecas, há um robô chamado Paro, que tem a forma de uma foca bebê com olhos grandes e é usado para acalmar pacientes dementes, substituindo efetivamente as medicações; ou seja, esses brinquedos têm uma finalidade nobre. Alguns têm objeções ao Paro, seja porque as pessoas incapacitadas se enganam achando que ele é real ou porque cuidados devem estar sempre a cargo de humanos, não de robôs.[8] Acho que nenhum desses argumentos é persuasivo. Meu objetivo é confortar de modo seguro quem tem comprometimento cognitivo e, se animaizinhos de brinquedo funcionam, não vejo problema. Minha única objeção a Paro é que ele custa US$ 6 mil. A Hasbro lançou depois um gatinho de US$ 95 chamado "Joy for All Tabby Cat", com a foto de uma vovó encantada com o falso bichano na embalagem.[9] Embora mais básico que o Paro, a ideia é a mesma. Ambos ronronam, mas nenhum deles arranha. (Eu adoraria ver um estudo comparativo sobre a efetividade dos dois.) Não há cuidadores humanos suficientes por aí, e sua proporção em relação à demanda de pessoas carentes está em queda. A insuficiência no número de cuidadores causa um retrocesso para contenções físicas e, mais recentemente, químicas. Eu prefiro ter o gatinho robotizado, que é mais seguro e mais barato.

Conforme já mencionei, a música é uma via importante para a alegria de quem tem comprometimentos cognitivos. A *playlist* no início deste capítulo é baseada no programa Music & Memory, que treina trabalhadores em casas de repouso para criarem *playlists* customizadas em iPods para os residentes, conforme suas reações positivas.[10] Um documentário maravilhoso mostra um paciente gravemente demente e alheio a tudo que começa a sorrir, cantarolar e marcar o ritmo com os pés quando a enfermeira aperta a tecla *play*.[11] Dá vontade de se juntar a ele. Eventualmente, pessoas com demência ainda conseguem cantar e tocar música. Isso nos remete ao coral Unforgettables, mencionado no início deste livro, no qual cuidadores e pessoas com demência cantam juntos, arrastando os ouvintes nessa maré de alegria.

A música tem tantos benefícios em casos de demência que é empregada no mundo inteiro. A Alzheimer's Society do Reino Unido patrocina o projeto Singing for the Brain, que consiste em grupos de canto semanais para pessoas com demência, incorporando exercícios lúdicos e jogos.[12] A Alzheimer's Association dos Estados Unidos tem uma página sobre musicoterapia e cita Oliver Sacks: "Música evoca emoção, e emoção pode suscitar lembranças".[13] Eu não sou muito ligada em canto, mas adoro dançar, o que ajuda a retardar o declínio cognitivo.[14] A Escola Nacional de Balé do Canadá e o Centro Baycrest de Cuidados Geriátricos estão desenvolvendo, com base em evidências, um programa de dançaterapia específico para pessoas com demência.[15] Caso eu desenvolva demência, espero continuar me encantando com música, seja cantando, dançando ou apenas ouvindo. Desfrutar música também é uma atividade recomendada para grupos, pois dispensa conversas, o que é perfeito para pessoas com problemas de fala.

Eu adoro caminhar, mas no caso da demência isso pode ser uma vantagem ou uma desvantagem. Os exercícios físicos fora de casa geralmente desaceleram o declínio cognitivo e melhoram o estado de espírito, mas pessoas com demência podem se perder pelo caminho e correr perigo. Vinte cinco anos atrás, quando havia menos conscientização sobre a doença, um homem idoso com demência não voltou para seu apartamento na cidade de Nova York, então sua filha adulta chamou a polícia. Os policiais acharam desnecessário procurá-lo, pois ele não tinha obrigação de dizer onde estava para a filha. Seu corpo foi encontrado alguns dias depois perto do rio Hudson. Esse incidente inspirou o aumento da pressão para haver mais proteção a dementes que se perdem quando saem de casa. Jed Levine, vice-presidente executivo da CaringKind, outrora o ramo da Alzheimer's Association na cidade de Nova York, observa que em média uma pessoa com demência se perde a cada dia por lá.[16] A CaringKind e a polícia local mantêm um sistema de registros que grava o nome e as informações de contato em uma pulseira que deve ser usada por pessoas com demência. Há também aplicativos de celular que permitem rastrear essas pessoas, desde que estejam com seus celulares. As soluções tecnológicas estão se aperfeiçoando e se multiplicando, mas as escapadas sem rumo continuam sendo uma grande preocupação ligada à falta de segurança de alguém doente que continua morando em casa.

Em 2010, o Reino Unido realizou um concurso de *design* em busca de soluções para os desafios da demência, e alguns estudantes escoceses sagazes sugeriram contornar o problema de pessoas dementes que se perdem treinando cães especializados para elas.[17] O cão sairia de casa com a pessoa. Nessas saídas, a pessoa conversaria com os vizinhos e deixaria as crianças afagarem o cão. O cão diminui o isolamento e aumenta o exercício – duas coisas que promovem a felicidade e a saúde. O cão sabe voltar para casa e leva a pessoa em segurança até lá. Os cães podem ser treinados para ajudar seus donos dementes a se lembrarem de comer, se hidratarem com líquidos e tomarem as medicações. Como um lembrete útil, um vira-lata lambe o braço de seu dono no ponto em que o medicamento adesivo deve ser aplicado. Obviamente, um cachorro não resolve todos os problemas e continua sendo arriscado sair na calada da noite ou quando o clima está muito frio. O treinamento dos cães é demorado e caro. O UK Dementia Dog Project resolve esse problema por meio de programas inovadores, como um curso de capacitação para prisioneiros que os ensina a treinar cães acompanhantes de pessoas dementes;[18] esses filhotes são mais acessíveis do que a maioria dos cães especializados. E o mais importante é que um cachorro ocupa o tempo em casa. Que solução simples, natural e afetuosa!

Jardinagem, leitura e caminhadas não constituem um guia detalhado para alguém que vive com demência. Elas são apenas os primeiros passos no caminho para me ver como uma pessoa feliz, apesar da demência. São uma maneira de resistir à imagem atemorizante da demência como o desfecho mais amargo de uma vida. Eu espero que elas me permitam lidar com os grandes desafios adicionais, em vez de negar toda a inevitável confusão. Para você, a vida com demência pode parecer diferente, mas, caso não crie a imagem que gostaria de ver, outra pessoa definirá sua vida de um modo que, talvez, não seja adequado.

À medida que minha demência progredir, precisarei de mais cuidados. E como eles deveriam ser? Há cerca de 20 anos, acadêmicos se empenham para redefinir a visão sobre pessoas com demência, em parte para reexaminar que cuidados são necessários. Em *The Moral Challenge of Alzheimer Disease* por exemplo, Stephen Post argumenta que nossa sociedade valoriza demais a cognição, mas que ela não é a característica crucial de uma pessoa.[19] A capacidade de sentir emoções e bem-estar ou sua ausência e de reagir à bondade ou à crueldade se mantém em uma pessoa com demência, e é uma base melhor para o respeito do que a função cognitiva. Para Post, pessoas com demência não devem ser consideradas a soma de suas perdas, e sim como seres com vários pontos fracos e pontos fortes. Apostar nas forças restantes de uma pessoa melhora as funções e a qualidade de vida. O trabalho de Post influenciou mudanças importantes nos cuidados com a demência, desde a cultura geral das casas de repouso a uma ênfase maior em qualidade de vida.

O falecido psicólogo Tom Kitwood despertava até reverência por seu trabalho que afirmava a humanidade das pessoas com demência. Ele atacava especificamente o elo entre falta de cura e falta de cuidados. Seu livro seminal *Dementia Reconsidered: The Person Comes First* começa com a história de um grupo de defesa da causa que pedia fotos de pacientes em casas de repouso para angariar mais fundos.[20] As equipes zelosas enviavam fotos dos residentes contentes. As fotos eram rejeitadas, pois não mostravam doentes suficientemente "perturbados e agoniados" para a campanha promocional. Como tantos outros, esse grupo de defesa queria mostrar os horrores da demência. Kitwood atuava justamente na direção oposta. Ele rejeitava a ideia de que uma doença incurável impõe um futuro sombrio para o paciente e o cuidador, porque via os benefícios para ambos os lados quando há os devidos cuidados relativos à demência. Em sua visão, cuidar de pessoas com demência pode "suspender nossos padrões habituais de hiperatividade, hipercognitivismo e extrema tagarelice e nos encaminhar para um modo de ser no qual as emoções e sentimentos ocupem um espaço muito maior".[21] Kitwood enfatiza a pessoalidade duradoura das pessoas com demência. Em vez de demonizá-las com fotos mostrando sua agonia, ele enfatizava o reconhecimento, o respeito e a confiança. Autores como Kitwood e Post pintam um retrato da pessoa integral. Muito tempo atrás, o médico britânico Thomas Wakley chamou a casa de correção de antecâmara da sepultura. E na atualidade, especialistas conscienciosos trabalham para formatar cuidados para a demência que não só ocupem o tempo até a morte, mas que representem uma maneira de viver bem.

Acho que essa filosofia sobre os cuidados da demência é uma espécie de tratamento moral moderno, embora não seja rotulada assim por quem a pratica. A ênfase na dignidade da pessoa demente ecoa a abordagem radical no século XIX em relação aos doentes mentais, promovendo a compaixão e eliminando as punições. A nova versão do tratamento moral não sugere que a bondade curará a demência, mas alia a compaixão à neurociência contemporânea. Reconhece os danos em certos tipos de função cognitiva e recorre às habilidades restantes para fomentar a comunicação e reduzir sintomas como agitação e ansiedade. Como na abordagem original no século XIX, vários desses programas novos se baseiam mais no *design* do ambiente físico, em estilos de comunicação e programas de atividades do que em métodos farmacológicos.

Tomemos como exemplo o trabalho de John Zeisel, um especialista em *design* que, certa vez, foi chamado para resolver alguns problemas em uma clínica de repouso. Essa solicitação modesta alterou radicalmente sua trajetória profissional, levando-o a se tornar um especialista em promover o bem-estar para pessoas com demência.[22] Como Thomas Kirkbride, um antigo proponente do tratamento moral, Zeisel ficou horrorizado ao ver pacientes amarrados em camas e cadeiras. E enxergou o problema de a pessoa demente se perder como um desafio de *design*, o qual deveria apresentar uma solução melhor do que deixar a pessoa sofrendo imobilizada. Por que não criar espaços para as pessoas dementes se movimentarem livremente e em segurança? Ele ocultou as saídas das unidades de demência para reduzir o risco de algum doente escapar sem ser visto. Projetou rotas circulares de caminhada com muitas sinalizações para os residentes se orientarem e não entrarem em pânico. Tapetes e objetos foram tirados dos pisos para minimizar as quedas. No passado, era comum dementes institucionalizados serem mantidos dentro dos manicômios por anos a fio. Influenciadas por Zeisel e outros, muitas instituições atuais agora têm jardins com cercas e outros espaços agradáveis e seguros ao ar livre onde os residentes circulam livremente.

Trabalhando junto com o psicólogo Paul Raia, Zeisel argumentava que, embora não haja cura para a demência, ela requer tratamento à base de bondade e ciência.[23] Ambos notaram que a demência muda como a pessoa "pensa, sente e se comunica".[24] E expandiram seu foco além da perda de memória, passando a abarcar a preservação das conexões emocionais e a perda das habilidades de linguagem e do controle dos impulsos. Com base nesse conhecimento, criaram programas que preservam as funções e miram os déficits, com uma abordagem denominada *habilitação*. Essa abordagem não tenta restaurar as funções perdidas como na reabilitação, mas trabalha com as funções que ainda restam. Sua meta principal é simples: "Gerar uma emoção positiva e mantê-la pelo maior tempo possível".[25] Eles querem que as pessoas com demência se sintam felizes. Isso me soa bem. Além disso, a abordagem deles também desacelera a progressão da doença e reduz o uso de medicamentos.

A habilitação e outras abordagens semelhantes ensinam os cuidadores a se comunicarem efetivamente com as pessoas dementes. Palavras por si só não mudam um comportamento problemático de alguém cujas habilidades de linguagem estão se desvanecendo; a mera repetição de uma instrução verbal é inútil. Nessa abordagem, os cuidadores aprendem a mudar o próprio comportamento ou o ambiente, o que é sinal de sabedoria. (Outro exemplo de sabedoria foi relatado por um velho amigo meu que pratica remo. Ele contou que o treinador disse à equipe, "quando vocês têm certeza de que outra pessoa no barco está criando um problema, mudem o que vocês estão fazendo". Isso é infalível para o barco se equilibrar todas as vezes.) Ir direto à causa do comportamento é melhor para mudá-lo do que dizer a uma pessoa não verbal para parar o que está fazendo. Se a agitação for causada pela dor, trate a dor. Se a agressão for causada pelo medo, elimine aquilo que é assustador.

A habilitação não puxa a pessoa com demência para nosso mundo, mas instiga os cuidadores a irem de encontro ao mundo dela (como aquele trem da meia-noite para a Geórgia). A distração é aceitável; uma verdade instrumentalizada não. Essa técnica pode ser usada para o problema clássico do homem que sempre esquece que sua mulher morreu. O cuidador não esconde a verdade e nem repete a notícia, portanto, não força o homem a sofrer todo dia. Se o homem lhe pergunta onde está sua mulher (morta), o cuidador habilidoso dribla a pergunta, em vez de confrontar o paciente. Ele pode dizer, "acho que ela não está aqui agora. Mas sei que você tem fotos dela em seu álbum de recortes. Vamos olhá-las enquanto esperamos, e você me conta coisas sobre ela".

Vamos abordar agora um assunto muito delicado: a incontinência urinária e fecal. Pronto, falei. Tanto potenciais pacientes quanto cuidadores ficam apavorados ao pensar nisso, mas nem mesmo a *incontinência* é impeditiva para alguém sentir alegria. Trata-se de um velho problema de engenharia: como lidar com fluidos corporais que vazam, sem causar desordem, sentir constrangimento ou apelar para alguma restrição indevida? Bebês têm esse problema e, francamente, todas as mulheres que menstruam também. Assim como as cidades, as pessoas precisam ter um bom sistema de esgotamento sanitário. Uma boa casa de repouso ajuda os pacientes com demência a irem ao banheiro regularmente, especialmente após as refeições. Fraldas menores e mais absorventes para adultos são úteis, desde que não sejam constrangedoras ou desconfortáveis de usar e pareçam sungas, não cuecas samba-canção. Sempre que há uma grande demanda, há inovação e aperfeiçoamento. Atualmente, no Japão, a demanda por fraldas para adultos é maior do que aquela por fraldas para bebês. A incontinência é um grande desafio, não uma falha moral ou uma razão para se matar. Eu espero que pessoas criativas assumam a tarefa de resolver esse problema de *design*.

Os cuidados efetivos para a demência resolvem problemas que incomodam o paciente e ajudam os cuidadores. Todos saem ganhando. Achar soluções para uma pessoa que se perde, fica acordada a noite inteira ou chora em virtude da agitação permite que ela possa viver mais tranquilamente com quem estiver a seu lado. Caso seja sua família, ela poderá permanecer em casa por mais tempo. Caso sejam seus companheiros na casa de repouso, ela se sentirá melhor e será mais bem tratada, e não pedirão para ela ir embora. Esse tipo de cuidado é viável e difere totalmente de deixar os pacientes armazenados à espera da morte. Ele não requer a presença de anjos ou de equipes caríssimas, e sim de liderança firme e da oferta do treinamento adequado. Trata-se de uma abordagem que procura tornar o indivíduo demente feliz e se sentindo confortável. É isso que eu quero quando minha hora chegar.

Quero mencionar também que sou voluntária para pesquisas sobre demência e espero continuar fazendo isso nos próximos anos. Acredito firmemente que bioéticos deveriam se voluntariar para pesquisas médicas. Afinal, falamos muito sobre o quanto é importante proteger e informar bem os participantes, e por que outras pessoas, especificamente minorias, deveriam também se oferecer para isso. Agora é hora de tomarmos essa atitude. Há uma grande urgência de obter voluntários para o campo da demência. Os NIH calculam que 70 mil voluntários serão necessários na próxima década e que recrutar sujeitos para pesquisas é um dos maiores obstáculos para a ciência progredir.[26]

Tenha um pouco de ternura

Eu hesitei um pouco antes de participar em uma pesquisa e tinha muitas justificativas. (Por exemplo, sou muito ocupada e sou covarde fisicamente.) Mas agora me inscrevi. Cientistas aprenderão mais sobre a demência se fizerem mais pesquisas, as quais podem me beneficiar ou ajudar minha família.

Antes de me inscrever, resolvi investigar como seria me envolver nisso e me inspirei na personagem literária Nancy Drew. Ela despontou em 1930 como uma loura atraente de 16 anos, que circulava em um carro conversível azul em busca de aventuras. Hoje, ela teria mais de 100 anos. Se fosse investigar a demência, ela precisaria de uma boa assistente. Que tal uma professora grisalha de uma faculdade de medicina, que usualmente se aventura no trem 4 cheirando a urina na estação da 125th Street em Nova York? Nancy volta e meia entrava em apuros por causa de seu trabalho, incluindo ficar presa no guarda-roupa de uma cabana abandonada. Parece justo que sua assistente – ou seja, eu – também corresse alguns riscos. Então, é isso que farei.

Primeiro, era preciso que um estudo me aceitasse, o que foi mais complicado do que eu imaginava. Não tenho idade suficiente para estudos focados em idosos nem tenho demência, embora meu histórico familiar suscite essa possibilidade. Além disso, como sou médica, não tenho medo da maioria dos exames médicos. Acima de tudo, estou disposta a preencher os formulários detalhadíssimos sobre meu histórico médico e familiar. No entanto, tenho limites. Não estou disposta a tomar um medicamento experimental que ainda não foi aprovado pela FDA e é para uma doença que não tenho (demência), na esperança de evitá-la. Mas outra pessoa pode topar.

Pesquisando na internet, descobri o Brain Health Registry, dirigido por pesquisadores da Universidade da Califórnia, em San Francisco.[27] Isso me pareceu divertido! Você brinca com jogos mentais e preenche questionários sobre seu sono, dieta, estado de espírito e histórico de saúde. Eles voltam rotineiramente a entrar em contato em períodos que vão de três a seis meses e pedem para você repetir os jogos, a fim de checar a quantas anda seu estado mental. Eles esperam coletar um conjunto enorme de dados que ajude a comprovar que mudanças na função cognitiva indicam o desenvolvimento da demência.

Eu descobri esse *site* quando estava saindo de trem de Washington, D.C., voltando para casa. Preenchi alegremente muitos dados demográficos. Fácil! O *site* me orientou a achar um lugar tranquilo para fazer os testes cognitivos. O trem não era o ideal, mas estou acostumada a trabalhar em lugares ruidosos, então fui em frente. O balanço do trem, a internet irregular e os anúncios em voz alta fizeram a diferença? Quem sabe, mas o fato é que fui mal. Eu tinha de apertar um botão se uma ficha que eu vira antes surgisse na tela, mas eu não sabia se o lote inteiro de fichas contava como "visto antes". Escolhi uma errada, então entrei em pânico. Não sabia como dar uma pausa e me recompor. As fichas continuaram aparecendo e escolhi um lote errado em uma fila. Meu lábio superior suava e eu estava tonta. Senti um pesar enorme me invadir. Eu vi o comprometimento cognitivo vindo naquele momento em minha direção, não na teoria, mas na vida real. Virei o rosto para a janela e vi um autorretrato sombrio nos armazéns em ruínas e com as janelas arrancadas. Pousei uma mão discretamente no braço reconfortante do meu marido, enquanto ele lia. E decidi não fazer mais testes no trem.

Na manhã seguinte, eu estava sem energia e fiquei pensando nos paroxismos de demência da minha mãe. Em sua juventude, era altamente competitiva, pulava as séries e sempre se esforçava ao máximo. Ela nos exigia padrões acadêmicos altos simplesmente porque supunha que nós os atingiríamos. (O resultado foi que seus seis filhos tiveram formação universitária.) E era quase imbatível no jogo de palavras Boggle. Mas eu me lembro de que um dia, já na casa de repouso, ela estava tendo dificuldade com o jogo Parcheesi e uma assistente bondosa a orientava a fazer as jogadas no tabuleiro.

Minha primeira experiência de baixo risco como participante de uma pesquisa foi bem mais difícil do que eu esperava. Não é preciso ser psiquiatra para chegar a algumas conclusões aqui, mas eu sou. Tenho visto a demência se aproximando e não quero que ela me leve, mas sei também que ela pode me vencer. Não havia percebido de antemão, mas eu estava apavorada com esses testes aparentemente inocentes. Algumas respostas erradas poderiam provar não só que eu estava fadada a desenvolver demência, mas também que ela chegaria logo. Contemplar a realidade do declínio cognitivo abriu um furo grande em minha rede de segurança. Senti que a sensação de alegria e expectativa em relação aos meses e anos pela frente se desfez, como um iceberg entrando no mar. Então, mergulhei na tarefa de participar na pesquisa como se fosse um exercício intelectual, uma espécie de jogo, mas me deparei com um território psicológico inesperadamente mais complexo.

Após fazer um exercício respiratório, consegui me recompor e descobri o *site* do estudo MindCrowd,[28] que está tentando conseguir a adesão de um milhão de pessoas para aplicar testes cognitivos, a fim de coletar dados para investigar o que determina a perda ou a manutenção do funcionamento mental. Preparada para aceitar minha sina com estoicismo, sentei-me diante da tela e encarei uma porção de pares de palavras. A tela então mostrou uma palavra no par e pediu que eu digitasse sua correspondente. Consegui fazer isso sem nervosismo nem distrações. Esse pequeno êxito ajudou a curar meu orgulho ferido.

Perseverei e descobri que a Universidade de Nova York estava procurando voluntários saudáveis na minha faixa etária, então, peguei o malcheiroso trem

4, ao estilo de Nancy Drew, para ver qual era a proposta. Tive de jejuar na noite anterior à minha ida e só poderia tomar café após fazer alguns exames de sangue. Isso me incomodou muito, pois fico mal-humorada e lerda se não tomar uma xícara de café ao acordar.

Encontrei com Rachel (um pseudônimo) no saguão imponente da Universidade de Nova York. Ela era apenas uma recruta no vasto exército de jovens que, após o ensino médio, trabalham por um ou dois anos como estagiários em grandes instituições de pesquisa, enquanto tentam entrar em uma faculdade de medicina. Rachel me conduziu ao laboratório de exames de sangue e me deu formulários longos e repetitivos para preencher. Enquanto fazia isso, outro coordenador sentou-se ao meu lado, acompanhado por uma participante, uma mulher frágil de quase 80 anos, que estava com dificuldade para preencher os formulários. Ela fez algumas perguntas com ansiedade e, graças ao tom confortante nas respostas do coordenador, ficou mais tranquila. Ela assinou um formulário dizendo estar ciente de que era improvável a pesquisa beneficiá-la diretamente. Muitas pessoas assinam tais formulários na esperança de receber o melhor tratamento recente para aquilo que as aflige.

Sentei-me, então, em uma sala de espera lotada até que um homem chamou meu nome, passou as mesmas informações que eu já recebera e me despachou para a coleta de vários tubos de sangue e um pouco de urina no frasco usual. Após os exames no laboratório, recebi US$ 10 para o desjejum. Corri para o quiosque do outro lado do salão. A xícara de café era enorme, mas o *muffin* era minúsculo: em certas horas, são essas coisas que fazem a vida valer a pena. Tomei o café com sofreguidão, com medo de que qualquer demora a mais me desse uma dor de cabeça horrível. Com a língua queimada, mas a mente desanuviada, retomei meus deveres na pesquisa.

Próxima parada: um centro de pesquisas clínicas na Universidade de Nova York, agora chamado Centro de Neurologia Cognitiva, onde encontrei uma médica que vou chamar de dra. X. Ela era cordial e correta. Sua função era me examinar fisicamente e perguntar sobre meu histórico médico. A dra. X ficou cética quando eu disse que queria ser voluntária só para ajudar outras pessoas. Obviamente, ela tinha razão; minha participação de fato era uma forma de pesquisa e eu me senti um pouco mesquinha. Ela ainda precisava de aprovação para sua pesquisa e devia me informar sobre quaisquer riscos. Como participante, eu não tinha as mesmas obrigações. Nenhuma regulação me impede de escrever sobre minha experiência ou me obriga a dizer isso ao pesquisador. Eu participei de bom grado, respondendo acuradamente a todas as perguntas e não escondendo minha identidade. Mas não estava partilhando algo, e ela detectou isso. A doutora X continuou perguntando sobre minhas preocupações em relação à demência. Eu disse que estava ali para ajudar os outros e que bioéticos deveriam participar em pesquisas – uma resposta verdadeira, porém incompleta. Aparentemente, ela queria que eu dissesse que havia me inscrito porque minhas funções estavam declinando. Há estudos mostrando que aqueles que se queixam de mudanças na memória conseguem prever o próprio declínio, mas esse não é o meu caso. *Estou* preocupada com a demência, todavia, acho que ela está em um futuro ainda distante. Como tantas outras pessoas, estou em risco, mas ainda não tenho a doença. Para ser exata, minha memória não é a mesma de quando eu tinha 20 anos; pequenas mudanças são normais em pessoas na meia-idade. Os tempos de reação desaceleram normalmente e a concentração vai diminuindo. Não me lembro de nomes nem retenho outros tipos de informação com a mesma rapidez de antes, mas lhe darei um dólar se você achar alguém com mais de 50 anos que não tenha essas dificuldades.

Mesmo assim, a dra. X ficou desconfiada. Ela perguntou se atualmente eu fazia mais listas para me lembrar das tarefas. Respondi que sim e ela anotou isso. Eu argumentei que tenho mais responsabilidades e funcionários do que antigamente. Ela sorriu com um ar tolerante, mas não anotou *o que eu disse*. Ela me perguntou qual havia sido a notícia principal do dia anterior e eu não tinha a menor ideia. (O Senado havia divulgado um relatório polêmico sobre interrogatórios da CIA.) O dia anterior havia sido muito atribulado, cheguei tarde em casa, após um jantar de trabalho, e ainda tive de assinar alguns documentos para despachar na manhã seguinte. O dia da minha entrevista com a dra. X começou com uma reunião em casa para discutir uma reforma com um empreiteiro. Tive de ir correndo para a Universidade de Nova York e responder a e-mails de trabalho no trem. Geralmente, leio o jornal pela manhã, mas nesse dia não foi possível. Fiz uma pausa, lembrando-me de que explicações muito longas dão impressão de culpa. Disse à dra. X que eu estivera ocupada 24 horas e que, como não estava a par do grande acontecimento de ontem, não tive a oportunidade de esquecê-lo. Ela anotou isso também. Desta vez eu estava mais bem preparada para ficar sob a lente de aumento e não tive tensão psicológica. Então, fui para a próxima roda dentada da máquina de pesquisa.

Essa roda dentada era Seamus (um pseudônimo), um jovem animado de barba ruiva e tão irlandês que podia estar todo vestido de verde e com um chapéu pontudo. Eu o imaginei como um coroinha. Seamus aplicaria meus testes cognitivos, então fomos para uma sala sem janelas, onde havia duas cadeiras, uma mesa e um computador. Como nas estações católicas do caminho da Cruz, passamos por uma bateria de testes. Ele me disse três coisas que eu devia memorizar e me pediu para repeti-las após alguns minutos. Mostrou uma figura geométrica e pediu que eu a desenhasse conforme me lembrava dela. Leu alguns parágrafos e eu os repeti com o máximo de detalhes entediantes possível. Leu sequências de números; cada vez que eu repetia uma sequência corretamente, ele aumentava o desafio e apresentava outra mais longa. A seguir, ele recitou mais sequências de números, mas pediu que eu os repetisse na ordem inversa, uma atividade odiosa que exauriu meu cérebro. Enfim, chegamos ao que mais gosto, os pares de palavras, então me dei bem do mesmo jeito que no estudo MindCrowd. Sei que o vocabulário geralmente é preservado com o envelhecimento, mas cada um celebra as vitórias que pode. Sendo assim, fomos em frente até que Seamus, finalmente, me liberou do suplício.

Simpático e solidário, Seamus fazia com que me sentisse competente, independentemente de eu responder corretamente ou não todas as perguntas. Conforme Dickens observou em *David Copperfield*, um mestre que dá apoio ajuda a pessoa a ter um desempenho melhor; então, saí dos testes sentindo que, apesar de tudo, eu ainda tinha alguns anos bons pela frente. Fiquei surpresa com o quanto essa experiência diferiu daquela de fazer os primeiros testes para o registro computadorizado. Talvez a gama mais ampla de testes tenha funcionado como um lembrete de que sou melhor em algumas áreas do que em outras – o que se aplica a todos os humanos no planeta. Seja como for, ter a pessoa certa como guia faz uma grande diferença. Eu me lembro de que, certa vez, estava sentada junto com minha mãe enquanto um médico a bombardeava com perguntas: Quem é o presidente? Quem concorreu na eleição passada? Ele era frio e sem a menor empatia. Minha mãe não conseguia responder e ficava com raiva do médico, de si mesma e de todo o desnorteamento causado pela perda da memória. Ela não tinha mais muita memória, mas sabia quando estava sendo humilhada.

Eu participei em um estudo sobre os elos entre sono, oxigênio e cognição. Isso me exigia usar uma parafernália erótica para dormir. Imaginem só, tiras de velcro! Agora sim é diversão! Uma tira ficava em volta do meu peito e outra em torno da minha barriga; parecia que os botões entremeados iam me fazer explodir. Um tubo transparente de plástico circundava os dois ouvidos e era plugado no meu nariz. Eu devia dormir desse jeito durante três noites, enquanto o dispositivo gravava meus níveis de atividade e uso de oxigênio. Na manhã do quarto dia dava para prever que eu ia acordar não como uma princesa, mas como uma mulher cujo marido estava muito irritado.

Passei por uma ressonância magnética no cérebro. Deixei todas as minhas roupas e objetos metálicos em um armário chaveado. (Ressonâncias magnéticas funcionam com magnetos e podem arrancar coisas metálicas de seus lugares, inclusive tanques de oxigênio espalhados pela sala.) No aparelho, puseram em meu rosto um cesto de plástico trançado, como um cesto de tomate da mercearia, mas em forma de máscara. Deitei-me em uma espécie de maca rolante que me levou para dentro de uma espécie de caixão iluminado como um shopping center. Fechei os olhos e tentei dormir, mas me lembrei da orientação para me manter imóvel. Então, *bang, bang, bang!* Houve uma série de toques de trombeta e zunidos altos, que parecia uma música atonal horrorosa. Eu ouvia uma nota diferente da trombeta e depois zunidos mais altos. A ressonância magnética só é meio fatigante, mas não envolve radiação e, ao contrário da tomografia computadorizada, não causa danos, a menos que a pessoa tenha metal escondido no corpo. (Tenham cuidado, ciborgues!)

Eu participo em pesquisas para ajudar a aumentar o conhecimento sobre a demência. Talvez isso ajude outras pessoas algum dia, mas não vai me ajudar, pelo menos não diretamente. Não saberei os resultados dos meus testes (a menos que algum detecte algo grave, como um tumor, que requeira que eu tome providências urgentes). Eu queria saber como é ser um sujeito em uma pesquisa e o que poderia tornar essa experiência melhor. É difícil achar pessoas que queiram se inscrever em uma pesquisa e, a menos que isso mude, a ciência não terá como avançar com mais agilidade.

Mas por que a maioria das pessoas não quer ser voluntária? Há uma ameaça potencial ao bem-estar, mas o que as pessoas mais temem é que os pesquisadores não vão lhes dizer a verdade, não as protegerão de danos nem vão tratá-las com respeito. Não é fácil derrubar essas crenças, pois volta e meia surgem escândalos terríveis sobre participantes de pesquisas que foram altamente prejudicados. O mais famoso foi o estudo de longa duração sobre a sífilis em Tuskegee, Alabama, realizado pelo Serviço de Saúde Pública dos Estados Unidos, no qual homens afro-americanos não recebiam o diagnóstico de sífilis e, portanto, eram impedidos de obter tratamento, para que os médicos pudessem descobrir como a sífilis não tratada afeta o corpo. Adivinhe o que eles descobriram após 40 anos? Que a sífilis faz mal à saúde. Embora não fosse secreto, o estudo passou despercebido durante décadas. Quando chamou a atenção pública nos anos 1970, a desgraça ajudou a construir a estrutura moderna de regulação de pesquisas.

E houve vários outros escândalos. Um artigo marcante de Henry Beecher, em 1966, no *New England Journal* apresentava um catálogo de horrores, que ele obteve simplesmente revendo prestigiosas publicações médicas e separando os estudos eticamente questionáveis.[29] (Embora Beecher não revelasse que estudos escolheu, posteriormente eles foram identificados pelo historiador David Rothman.[30]) Os exemplos citados por Beecher são de arrepiar. Para mim, o mais perturbador foi um caso íntimo publicado em 1965.[31] Uma mulher estava morrendo por causa de um melanoma. Esperando ajudar, a mãe dela permitiu que os pesquisadores implantassem uma amostra do tumor da filha em seus músculos abdominais, e eles acabaram descobrindo que essa é uma maneira certeira de matar alguém. Anteriormente saudável, a mãe morreu 15 meses depois, após múltiplas cirurgias extenuantes e longas internações hospitalares causadas pelo melanoma. Os autores da pesquisa não pedem desculpas nem expressam pesar. Eles observam que "havia um consenso na época de que, provavelmente, o procedimento não era arriscado". Jamais eles dizem, "nós erramos". Essa mãe angustiada foi assassinada como se tivesse levado um tiro na cabeça, tudo em nome da ciência.

Atualmente, o mundo das pesquisas é diferente e altamente regulado. A supervisão ainda não é perfeita, mas impediria um estudo como o realizado em Tuskegee ou aquele que implanta na mãe o câncer fatal de sua filha. É obrigatório que os participantes ou seus devidos representantes recebam informações completas, avaliem os riscos e benefícios, e deem seu consentimento bem embasado. Em centros médicos acadêmicos, empresas farmacêuticas ou qualquer lugar que dependa da aprovação da FDA para um novo fármaco ou dispositivo, equipes de revisão passam horas incontáveis avaliando qualquer estudo com sujeitos humanos. Ainda surgem controvérsias sobre estudos arriscados ou consentimento infundado, mas o escopo dos problemas está em uma escala diferente daquele de algumas décadas atrás. Agora há um aparato federal considerável atento aos pesquisadores – o que é a coisa certa a se fazer. Há associações profissionais voltadas à proteção dos sujeitos em pesquisas, incluindo o Public Responsibility in Medicine and Research (PRIM& R, pronuncia-se *primer*). Agora falta persuadir o público de que participar em pesquisas tornou-se uma coisa segura e significativa. Além disso, muitos médicos ainda não indicam seus pacientes para pesquisas e os pacientes não sabem como descobrir sozinhos estudos que poderiam ser de seu interesse. Portanto, os registros de dados baseados na internet servem justamente para preencher essas lacunas.

Deixando de lado o fato de ser médica, aprendi algumas coisas sendo uma voluntária de pesquisas. Além de ficar claro que estou preocupada com a possibilidade de ter demência, o mais difícil foi lidar com meus medos, mas as pesquisas em si não passaram de um incômodo leve e, às vezes, até me diverti. Não é pouca coisa contribuir para nossa base de conhecimento científico, o que foi algo muito significativo para mim. Gosto de trabalhar e da ideia de continuar contribuindo, mesmo que eu desenvolva demência.

Se optar por participar em uma pesquisa, o conhecimento que você ajudar a criar pode ajudá-lo ou pelo menos ajudar a próxima geração. Você pode estabelecer o nível de risco que está disposto a correr. Talvez inscrever-se em um registro de dados cerebrais seja o passo certo, pois não envolve exames de sangue e nem salas de espera. Ou, talvez, você esteja disposto a testar um medicamento experimental que poderá desacelerar ou evitar a demência. A decisão é sua. Mas, se estiver preocupado com a demência a ponto de ler este livro, você deve verificar as opções. Você pode ajudar a ciência a avançar ou decidir que viver com demência é compatível com ser útil e feliz.

Uma pessoa com demência avançada precisa de proteção, particularmente em aspectos com alta probabilidade de riscos, como sexo, dirigir veículos e dinheiro. Como preservar a liberdade das pessoas com demência, sem deixá-las expostas a riscos terríveis? Na primavera de 2014, Henry Rayhons, um legislador de Iowa de 78 anos, foi preso. Que crime esse pilar da comunidade e frequentador da igreja cometeu? Alegadamente, ele fez sexo com sua mulher de 78 anos, Donna Lou Rayhons. Como assim?

Tudo começou quando Henry e Donna, que eram viúvos, se conheceram cantando no coro da mesma igreja.[32] Segundo todos os relatos, eles tinham um relacionamento feliz e afetuoso. No decorrer do tempo, a senhora Rayhons desenvolveu demência. Por interferência das duas filhas adultas de seu casamento anterior, ela foi levada para uma casa de repouso. Isso é estranho; geralmente é o cônjuge que determina o momento da entrada em uma casa de repouso. Foi convocada uma reunião para o estabelecimento de um plano de cuidados para a senhora Rayhons. A equipe médica limitou as eventuais saídas dela com o marido – outra coisa estranha! Eles achavam que seus encontros com o marido eram perigosos? A pedido das filhas da senhora Rayhons, a assistente social da casa de repouso documentou a avaliação do médico de que a velha senhora não tinha capacidade para fazer sexo consensual. Pouco tempo depois, uma das filhas pediu e obteve permissão para ser a guardiã da mãe – embora usualmente o cônjuge assuma esse papel. Esses vários desdobramentos sugerem que as filhas e a equipe da casa de repouso não achavam que o senhor Rayhons era a pessoa certa para proteger sua mulher.

Logo após a reunião na casa de repouso, a senhora Rayhons foi transferida de seu quarto individual para um duplo. Sua nova companheira de quarto relatou ter ouvido sons de um ato sexual atrás da cortina ao redor da cama da senhora Rayhons quando o marido estava visitando-a. O senhor Rayhons foi preso. Todos concordam que a senhora Rayhons sempre ficava feliz de ver o marido. Não havia indícios de que ela resistisse ou não quisesse fazer sexo. Eu só sei o que li nos jornais, e as informações sugerem que o objetivo era justamente impedir o ato sexual. Mas por que prender o marido? Não havia um meio mais discreto e menos punitivo de mediar essa disputa, de respeitar a privacidade de adultos casados e, ao mesmo tempo, proteger uma pessoa potencialmente vulnerável? E, nesse caso, há apenas uma pessoa vulnerável?

As providências tomadas pelas filhas da senhora Rayhons sugerem que elas a consideravam incapacitada e, talvez, sexualmente desinibida demais. Ao mandar prender o senhor Rayhons, humilhando-o publicamente, essa família teve sua história infeliz mastigada e cuspida pela mídia sensacionalista internacional. Certamente tudo isso era dispensável.

O julgamento resultou na exoneração do senhor Rayhons, revelando que as pessoas têm sentimentos conflitantes sobre sexo e demência. Muitas não gostam de pensar que idosos, com ou sem demência, fazem sexo. Elas acham simplesmente que eles não fazem sexo ou nem sequer deveriam. Sob o risco de parecer demasiado psiquiátrica, devo dizer que muitas pessoas não gostam de pensar em seus pais fazendo sexo, o que, aliás, foi um pré-requisito necessário para a existência delas.

Mas o problema é ainda mais amplo. Há ideias prejudiciais sobre pessoas com qualquer tipo de incapacidade tendo interesse por sexo. O fato de não admitirmos a sexualidade de pessoas com deficiências revela a falta de cuidados médicos adequados em relação a sentimentos e comportamentos sexuais e de políticas relevantes. A reação vigente é de pânico, e adultos casados são presos por fazerem sexo com o próprio cônjuge.

No cerne do debate está a questão primordial da bioética: como equilibrar liberdade e segurança? (Em termos bioéticos, autonomia e beneficência.) A questão das relações sexuais é apenas uma das que nos obrigam a reexaminar prioridades nos cuidados para pessoas dementes. No livro *Mortais: nós, a medicina e o que realmente importa no final*, Atul Gawande nos incita a refletir sobre o equilíbrio entre segurança e independência que é imposto aos idosos.[33] O mesmo desafio envolve a questão de quando uma pessoa idosa, com comprometimentos cognitivos, está apta para consentir em fazer sexo.

Então, como se deve lidar com a questão do sexo para idosos, os que têm comprometimento cognitivos e aqueles que vivem em casas de repouso? Trata-se de três situações distintas, cada qual com suas complicações. Primeiro, vamos supor que pessoas mais velhas não têm mais comportamento ou sentimentos sexuais. Isso simplesmente não é verdade para muitas delas. O comportamento sexual varia tanto entre pessoas mais velhas quanto entre as jovens; algumas continuam sexualmente ativas nas faixas etárias de 80 e 90 anos, embora a porcentagem diminua com a idade. A velhice traz doenças que interferem nas atividades sexuais. Homens mais velhos têm dificuldade para manter as ereções. Mulheres mais velhas sentem desconforto durante o ato sexual em consequência das mudanças da menopausa. Há métodos disponíveis, embora imperfeitos, para contornar ambos os problemas. Fármacos com receita para disfunção erétil são campeões de vendagem; e a maioria das mulheres adultas norte-americanas já usou lubrificante pelo menos uma vez para fazer sexo.[34] Seja como for, o envelhecimento não elimina o desejo por intimidade, segurança, contato físico e companhia – o que motiva pessoas de qualquer idade a ter comportamentos sexuais. E o envelhecimento não é sinônimo de solidão obrigatória. Mesmo quem não se envolve mais em atividades sexuais ainda pode ansiar pela presença confortante de uma pessoa dormindo ao seu lado.[35]

O comprometimento cognitivo suscita questões espinhosas não só quanto a consentimento, mas também em termos das consequências. A gravidez está fora de questão para os idosos, mas todas as pessoas sexualmente ativas, idosas ou jovens, incapacitadas ou não, precisam de apoio e orientação para adotar opções mais seguras e evitar doenças sexualmente transmissíveis.

É complicado avaliar se uma pessoa cognitivamente comprometida pode consentir em fazer sexo. Não há teste padrão que dê prontamente uma resposta correta. A melhor abordagem consiste em uma avaliação minuciosa e individual da capacidade específica de tomar essa decisão. Ou seja, para avaliar se a pessoa pode consentir livremente em fazer sexo, não importa saber se ela consegue ter controle sobre seu talão de cheques, o que é uma habilidade diferente. Sua memória tem de ser boa o suficiente para acompanhar uma conversa e expressar seus valores e preferências, mas sua pontuação em um teste padrão de memória não é especialmente relevante. Um clínico sensível precisa entrevistar as pessoas envolvidas sem que elas se sintam julgadas. Os sentimentos da pessoa incapacitada por seu potencial parceiro devem ser explorados, assim como a possibilidade de estar havendo coerção ou engano.

Há mais probabilidade de toda essa avaliação ocorrer em uma casa de repouso. Adultos que vivem na própria casa, geralmente, não passam por interrogatórios quando fazem sexo, embora filhos adultos possam ter razões para se preocupar com relacionamentos abusivos. Quem mora em uma instituição perde grande parte da privacidade. Alguém da equipe é responsável por mantê-lo seguro, inclusive durante as atividades sexuais. A maioria dos residentes em casas de repouso tem demência e muitos não se lembram de que ainda são casados ou confundem outra pessoa com o cônjuge. Um cônjuge ou um filho adulto pode repudiar a ideia de um relacionamento de teor sexual florescer em uma casa de repouso. Eles temem que o parente seja explorado ou aja contra os próprios valores. Por outro lado, eles podem ficar contentes de que o parente descobriu alguém que o faz feliz. Seja como for, muito mais pessoas se intrometem na vida de quem mora em uma casa de repouso.

Infelizmente, nem todas as casas de repouso tem planos efetivos para lidar com essas questões; mas deveriam, já que o sexo é um aspecto absolutamente natural e inerente ao ser humano. A postura dessas instituições em relação à sexualidade varia muito. Algumas têm regulamentos mais liberais e equipes treinadas para implementá-los. A Hebrew Home at Riverdale, em Nova York, posta seu regulamento, elaborado em 1995 e desde então regularmente atualizado, em seu *site* na internet.[36] Esse regulamento descreve os direitos dos residentes a privacidade e respeito pela expressão sexual, e delineia as bases do processo que aponta quem possa precisar de avaliação da capacidade de tomar decisões relativas ao comportamento sexual e quem faz tal avaliação. Várias outras não têm regulamento nenhum e se enfastiam com esse assunto. (Aparentemente, esse foi o caso da casa de repouso onde Donna Lou Rayhons morava.) Em um experimento estatisticamente invalidado, determinei que meus alunos de mestrado em bioética visitassem diversas casas de repouso e outras instituições do gênero na cidade para que tivessem noção de como é a vida nesses lugares. Uma das perguntas que os alunos podiam fazer era se havia um regulamento relativo a comportamento sexual. As respostas variaram muito. Com falso horror e tom pedante, um lugar alegou nunca ter se deparado com essa questão. Outro teve a postura oposta, respondendo imediatamente que idosos não são crianças e que tinha respeito por seus direitos e dignidade. Essa instituição permitia que os residentes partilhassem um quarto e a mesma cama se quisessem; isso valia tanto para casais do mesmo sexo quanto para os heterossexuais. Tal nível de abertura é muito raro. Casais homossexuais idosos têm muito mais dificuldade para que sua sexualidade seja aceita em casas de repouso.

O caso dos Rayhons acabou tendo um impacto positivo. O clamor fez muito mais lares de idosos refletirem sobre como lidar com as relações sexuais entre os residentes. Mais profissionais leram os artigos acadêmicos relevantes, incluindo uma revisão conscienciosa, feita em 2015, por James Wilkins, defendendo uma abordagem individualizada e mais liberal em relação à sexualidade dos pacientes em casas de repouso.[37]

Pessoas com demência têm entre o dobro e o quíntuplo de acidentes de trânsito em relação às demais.[38] Todavia, muitas pessoas com a doença dirigem e não querem abrir mão dessa praticidade. Afinal, em muitos lugares o transporte público é lento, imprevisível e desconfortável. Nos subúrbios e áreas rurais ele mal existe e, certamente, não vai até o último quilômetro antes da casa de uma pessoa. Dirigir também representa liberdade, independência e possibilidade. Os norte-americanos gostam de sair viajando a esmo só porque deu vontade. Ou vão de carro tomar sorvete na Piggly Wiggly. A ideia básica é que, se têm um veículo na garagem, cabe a eles a decisão de onde ir. É horrível dizer adeus às rodas, pois elas significam liberdade.

Se você tiver um parente com demência, o fato de que essa pessoa dirige é, foi ou será um problema. Como se reconhece uma pessoa incapacitada dirigindo? Todos que têm demência devem parar de dirigir? Quem pode ajudá-lo a descobrir quando dirigir não é mais seguro e como convencer alguém a renunciar a isso? Todas essas perguntas são válidas, mas não têm respostas definitivas. Ter demência leve ou moderada não significa, necessariamente, que dirigir é perigoso. Por outro lado, a demência progride agravando as incapacidades e os riscos.

Foi bem complicado fazer minha mãe parar de dirigir. Embora sua visão e audição fossem ótimas, ela se perdia e entrava em pânico. Se uma obra viária criava um desvio, minha mãe tinha de sair de sua rota habitual há 75 anos. Ela tinha desorientação mental; bastava sair do caminho conhecido para se perder. Eu disse à minha mãe que, como médica, recomendava que ela parasse de dirigir imediatamente, antes de colocar outras pessoas em risco. Ela ficou furiosa. Meu irmão acrescentou que nós arranjaríamos alguém para levá-la de carro aonde fosse necessário. Ela odiou essa ideia e, cheia de raiva, sacudiu o punho diminuto no rosto do meu irmão. Essa conversa inspirou meu irmão a criar o último apelido para minha mãe: a PGH, ou Princesinha Guerreira Hibérnica. Nós poderíamos ter recorrido a mais ajuda para fazer essa transição.

Como a demência é comum e acarreta problemas para dirigir, deveria haver muitas soluções. Há ferramentas para lidar com demência e dirigir, mas não há um método comumente usado e amplamente aceito para avaliar a competência de um portador de demência para dirigir.[39] Muitas famílias pedem a seu médico para avaliar e implementar um bom plano, mas descobrem que ele não tem treinamento nem informações para lidar com o problema. Mesmo que o médico saiba o que fazer, é difícil explicar uma intervenção útil durante uma consulta médica rápida. Por ora, o melhor plano é pedir a indicação de um especialista que avalie a capacidade de dirigir; alguns departamentos de trânsito fazem isso ou podem recomendar quem faça. Grandes centros médicos podem ter um departamento de reabilitação que faça a avaliação. Esses especialistas afirmam que pessoas com demência têm mais propensão a sair da pista, dirigir com demasiada lentidão, frear mal e vacilar para fazer curvas à esquerda.[40] Em um futuro próximo os carros autônomos, talvez, ajudem pessoas com demência a circularem com segurança e independência, mas as famílias precisam tomar providências imediatamente. Por exemplo, pedir ao médico para interpretar o policial maldoso e dizer ao parente com demência que ele não deve mais dirigir. Muitas famílias recorrem a subterfúgios para fazer o parente parar de dirigir. As chaves foram "perdidas", o carro foi "mandado para a oficina" ou está largado na garagem (sem a bateria) porque não tem conserto. Esses truques podem funcionar, embora criem encrencas na família.

Muitas dessas soluções geram desafios éticos. Quando é correto ser desonesto para proteger alguém com demência? Essa é uma questão recorrente em relação aos medicamentos, à transferência para um lar de idosos e à qualquer mudança que a família ache adequada, mas que o portador de demência não aceita. É correto tirar proveito dos sintomas da demência, a fim de proteger alguém? Eticamente, a resposta é que isso depende da motivação para o subterfúgio e seu impacto. Comece com franqueza. Pergunte a seu parente se ele se sente seguro ou preocupado quando dirige. Exponha suas preocupações e observações. Se o parente concordar que é melhor parar, não será preciso recorrer a artimanhas que possam minar o relacionamento que você está tentando preservar. Se há vários motivos para impedir que a vovó dirija, explique um por um, pois conflitos de interesse podem tornar suas atitudes suspeitas. Talvez, o carro da vovó tenha mais utilidade para você ou seu filho adolescente. Caso seus interesses se imiscuam, você deixa de pensar apenas no que é melhor para ela. Talvez fosse melhor vender o carro e usar esse dinheiro para ajudar a arcar com o tratamento dela. Ela pode nunca vir a saber disso, mas você jamais esquecerá o que fez ou o que deixou de fazer.

Inicialmente, tente abordagens honestas na comunicação. Se elas falharem, considere um subterfúgio como um meio de proteger os interesses da pessoa com demência. Caso só reste essa opção após esforços diligentes para preservar a dignidade e proteger a segurança da sua parente e daqueles que ela pode prejudicar, então acho que a mentira é eticamente justificável. (Nem todos concordam. Immanuel Kant, avô dos filósofos analíticos, não admitia a mentira nem para salvar uma vida. Eu prefiro salvar uma vida e ficar com a má fama.) Então, quando o parente pergunta por que não pode mais dirigir, os familiares que deixam o carro permanentemente avariado na garagem podem responder, "o carro pifou para sempre". Isso é quase uma mentira, pois esconde parte da verdade. No entanto, você evitou que o vovô atropelasse uma criança na rua, mas não o humilhou dizendo que ele não tem mais a mínima condição para dirigir. Nesse caso, não há uma solução perfeita e o jeito é apelar para a opção menos ruim.

Embora valorizemos a independência, ninguém que represente um perigo para os outros deve dirigir. Pode ser difícil achar a solução certa para sua família. Se eu ainda morasse na cidade de Nova York e entrasse para as fileiras das princesinhas guerreiras hibérnicas, minha família teria dificuldade para me impedir de dirigir. Nosso transporte público poderia ser mais acessível, mas é melhor do que na maioria dos rincões nos Estados Unidos. E é desafiador dirigir na cidade de Nova York. Eu ainda posso ser independente sem um carro, mas muita gente não tem essa sorte. Tomara que os carros autônomos se popularizem e tenham preços acessíveis. Enquanto isso, você vai ter de descobrir quando e como confiscar as chaves do carro do seu parente com demência.

É horrível perder a capacidade de tomar decisões sobre fazer sexo e dirigir, entre outras coisas. Mas, para alguns, perder o direito de controlar o próprio dinheiro é ainda mais devastador. É difícil exagerar no escopo do problema. Pessoas acima de 65 anos perfazem 13% da população nos Estados Unidos, mas controlam 34% dos ativos.[41] A capacidade financeira, definida como "a capacidade de administrar com independência os próprios assuntos financeiros de maneira compatível com os próprios interesses", é um dos primeiros déficits da função cognitiva e inclusive surge antes do diagnóstico de demência.[42] A perda do discernimento financeiro pode levar à perda de todas as economias da vida inteira justamente quando elas são necessárias para os cuidados de longa duração.

Controlar o próprio dinheiro é um aspecto simbolicamente importante da vida adulta. É muito penoso transferir esse poder para outra pessoa, já que a paranoia é um sintoma comum da demência. Mas a desconfiança sentida pelos idosos não é infundada. Em uma amostragem grande, 4,7% dos idosos relataram ser alvo de exploração financeira. O montante anual desse tipo de abuso nos Estados Unidos é estimado em US$ 3 bilhões.[43] Lamentavelmente, a maior parte dos abusos financeiros é perpetrada por membros da família ou outras pessoas próximas da vítima.[44] Para casais em que um dos cônjuges tem demência, a transição do controle das finanças é dolorosa, especialmente quando essa tarefa sempre coube ao homem da casa.[45] Tudo isso representa uma grande dor de cabeça, que deve ser solucionada o quanto antes.

É comum parentes preocupados pedirem ajuda aos clínicos na questão da incapacidade financeira de um idoso doente. Assim como no caso das avaliações da capacidade sexual e para dirigir, a maioria dos médicos não domina esse tema, o qual não se encaixa facilmente em uma consulta médica rápida. Seria altamente recomendável os clínicos orientarem os pacientes e os membros da família sobre os riscos da perda da capacidade financeira e a identificarem sinais de alerta de exploração.[46] A maioria dos clínicos não pode fazer uma avaliação neuropsicológica detalhada, mas deveria indicar um especialista que faça isso.

Infelizmente, não há uma ferramenta simples para a avaliação. Fazer escolhas financeiras sensatas requer diversas habilidades. É preciso ter um bom discernimento sobre quem é confiável; ter domínio básico de matemática; saber qual é o preço razoável de uma coisa ou serviço; lembrar-se ou verificar se você já fez três doações este ano à associação dos ex-alunos da universidade. (Não ria: algumas escolas recorrem repetidamente a ex-alunos idosos justamente em razão da sua memória fraca.) Uma abordagem disponível inclui a avaliação de habilidades cognitivas, como fazer contas de cabeça e habilidades sociais, como sendo os requisitos necessários para reconhecer um possível golpe.[47] Nessa abordagem promissora, um especialista aplica o teste, que dura cerca de 30 minutos. A falta comprovada desses requisitos limita a acessibilidade no curto prazo, mas isso ajuda a proteger os bens de uma pessoa incapacitada.

A vulnerabilidade financeira dos idosos não é um problema novo. Basta lembrar que os amigos de Jonathan Swift tiveram de assumir o controle de seus bens no século XVIII. Há muito tempo o sistema legal oferece remédios judiciais, com destaque para o processo de tutela. Esse processo requer que a família apresente uma avaliação a um juiz, solicitando que a pessoa seja declarada incompetente e que um membro da família ou outra pessoa de confiança seja nomeado guardião, com autoridade para acessar todas as contas e desembolsos em nome da pessoa incapacitada. A acadêmica de direito e bioética Jalayne Arias salienta que essa abordagem não protege quem está na situação intermediária, ou seja, sem capacidade plena nem falta total dela.[48] Milhões de pessoas com um diagnóstico recente, ou sem diagnóstico, de demência podem perder certas funções e bens rapidamente antes que quaisquer proteções sejam aplicadas. Arias recomenda o passo intermediário de tutela limitada que permite alguma supervisão, mas inclui a pessoa afetada na tomada de decisões financeiras conforme uma base previamente definida.

A Agência de Proteção Financeira ao Consumidor elaborou recomendações para o setor bancário instruir os funcionários a usarem ferramentas para identificar movimentações bancárias incomuns, como envios atípicos de grandes montantes de dinheiro para o exterior.[49] As habituais contas conjuntas são alvos fáceis para a exploração financeira, pois permitem que a outra pessoa tenha acesso total aos fundos do idoso incapacitado para qualquer finalidade. Após a morte de um membro da conta conjunta, os fundos pertencem inteiramente à outra parte, o que pode excluir os demais membros da família da herança pretendida. Alguns especialistas recomendam "contas de conveniência", com as quais uma pessoa designada paga as contas, mas não herda os fundos. Outra ferramenta útil é o acesso "somente para leitura" no qual uma terceira parte pode monitorar a atividade bancária e alertar o banco sobre movimentações suspeitas.[50]

Inovações técnicas também ajudam, a exemplo do pagamento automático das contas essenciais, da notificação do uso do cartão de crédito por uma terceira parte e de ferramentas que detectam movimentações bancárias estranhas. Certamente, outras surgirão nos anos vindouros. Ter parentes confiáveis que cuidem de seus interesses é sempre o ideal, mas, lamentavelmente, nem todos podem contar com isso. Grupos de defesa do consumidor, instituições governamentais e o setor bancário estão trabalhando nisso. Mas na outra ponta estão aqueles que exploram financeiramente os idosos vulneráveis; a menos que sejam impedidos, eles continuarão roubando grandes montantes de pessoas vulneráveis.

A demência se estende por cerca de dez anos entre o diagnóstico e o fim. Isso é tempo demais para ficar só esperando pela morte. Portanto, é preciso pensar sobre essa década pela frente, não só sobre o capítulo final. Quero refletir sobre onde irei morar, quem me fará companhia e o que me fará feliz. Esses dez anos não se resumem ao tratamento médico nem à maneira de morrer. O ponto principal nesse período é como viver com demência.

Apesar da demência, eu gostaria de ter um pouco de alegria. Quero refletir sobre minhas metas e o que pode me fazer feliz. Vou me apoiar nas coisas de que sempre gostei e tentar adaptá-las à demência. Para mim, isso significa adaptar a leitura, as caminhadas e a jardinagem. Esse será meu ponto de partida, mas, obviamente, terei muito mais coisas para ajustar. Reavaliar a demência, assim espero, aumentará a chance de me agarrar à felicidade quando a doença se instalar. E pensar em um futuro mais agradável e menos apavorante ajuda a diminuir meu pavor atual. Para ser feliz é preciso estar seguro. Nossa sociedade não tem se empenhado o suficiente para lidar com os riscos óbvios relacionados ao sexo, a dirigir e ao dinheiro – que são apenas os problemas mais gritantes. É preciso fazer melhor, por mais que seja difícil achar o equilíbrio certo entre liberdade e segurança tanto na vida em geral quanto na demência. Buscar fontes de alegria e manter-se vigilante com os riscos óbvios são o caminho inicial para ter uma vida boa apesar da demência.

12

Um bom fim

Vamos embarcar em um jogo, só que ele não é muito divertido. Não obstante, milhões de norte-americanos atualmente participam dele, com o objetivo de evitar o desfecho indesejado quando morrerem de demência. Pode haver múltiplos vencedores, mas o número de perdedores é muito maior. As apostas são altas e, se não for bem no jogo, você terá justamente a morte indesejada. Algumas pessoas estão no jogo porque têm riscos como o gene apoE e4 ou o histórico familiar. Certas pessoas já têm o diagnóstico de comprometimento cognitivo mínimo ou de demência inicial. Poucas pessoas jogam habilmente e aparentemente se darão bem. Muitas perderão em cheio; aquilo que elas mais temem está vindo em sua direção. Como aumentar as chances de obter o que você quer e evitar o que não quer? Como evitar que as más opções o enredem quando você estiver muito doente e incapacitado para continuar jogando? Vou lhe contar minha estratégia e, caso você não goste dela, crie outra mais adequada.

Os estudantes de medicina são instados a imaginar a morte ideal para eles. O objetivo é que eles vençam os fortes tabus culturais contra pensar e falar sobre a morte, e que tenham compaixão na lida com pacientes moribundos.[1] Esses jovens estudantes tendem a ser um tanto brincalhões e imaginam maneiras pitorescas de se encaminhar para o além. Alguns vão de parapente, outros preferem estar no mar e ser levados pelas águas da morte. Alguns imaginam um quadro vivo dickensiano, uma versão venerável de si mesmos na cama em casa (com uma lareira acesa, é claro!), cercados pela família devotada e com o velho cão a seus pés.

A morte que ninguém quer é muito comum nos Estados Unidos: ela ocorre em uma unidade de terapia intensiva, na qual, a pessoa é cutucada por médicos e enfermeiros sobrecarregados, fica ligada a máquinas e sondas sofrendo presa e sedada, sem poder dizer adeus. Norte-americanos idosos dizem que gostariam de morrer em casa, mas 75% das pessoas moribundas em hospitais têm mais de 65 anos.[2] Essa é a morte que aguarda uma pessoa com demência – a menos que ela vença o jogo. Mas, para vencer, é preciso estar mais bem informado do que a maioria e ser esperto, a fim de não deixar que a morte que você quer seja solapada pelos desejos alheios ou pela desordem do sistema. E você vai precisar de muita sorte.

Eu vi pessoalmente a diferença entre uma boa morte e outra menos desejável. Meu pai e minha mãe morreram aos 85 anos, com um intervalo de alguns anos entre eles, e ambos estavam em clínicas de doentes terminais no final. Mas a morte do meu pai foi como ele queria, e a da minha mãe, embora não tenha sido terrível, não foi conforme sua vontade. Meu pai tinha câncer na bexiga, mas, quando recebeu o diagnóstico, a doença já estava avançada. Ele não gostou de saber que morreria de câncer, mas tampouco se surpreendeu ou achou que isso era injusto. Serviu ao país na Segunda Guerra Mundial e depois teve uma vida boa, um casamento feliz, 6 filhos e 14 netos. Na época do exército foi um grande jogador de pôquer, e agora estava pronto para encarar essa nova rodada. Ele optou por cuidados paliativos. No início, estava em ótima forma e saía de vez em quando para almoçar com os amigos. Mas o tempo acabou pesando e ele não gostava de esperar. Embora não tivesse dores, detestava pensar que poderia tê-las. Para sua decepção, a previsão de seis meses de vida não se concretizou. Ele me perguntou se deveria simplesmente parar de comer, e se eu achava que a Igreja Católica consideraria isso um suicídio. E sorriu quando salientei que não era a conselheira ideal sobre a doutrina da igreja cristã – o catolicismo fora um tema de discussões épicas entre nós na minha juventude. Observei que ele já estava perdendo peso rapidamente. O câncer estava acabando inexoravelmente com ele, não importava o que comesse. O que ele ingerisse faria pouca diferença naquele momento e nenhuma para o resultado. Por que não encarar isso e comer coisas de que gostava enquanto ainda podia? Restavam tão poucos prazeres que era uma pena renunciar a algum agrado naquele momento. Ele acatou plenamente minha opinião. Um dia ele comia uma porção de ostras de seu bar favorito de frutos do mar. Outro dia, comia melancia e tomava uísque, no dia seguinte, pedia um sundae com calda de açúcar queimado. Um pouco além daquela previsão de seis meses de vida, meu pai, que ainda estava se sentindo relativamente bem e continuava lúcido, faleceu em casa na sua própria cama. Apaixonado a vida inteira por golfe, em seu último dia assistiu um pouco ao Masters Tournament e viu Tiger Woods, cuja reputação ainda estava intacta. As últimas palavras do meu pai foram "o grande homem". Ele não queria morrer, mas aceitou esse fato incontornável. Sua morte foi como ele queria.

Isso não aconteceu com minha mãe, que morreu internada poucos anos depois. A viuvez e a demência inviabilizaram que ela continuasse em casa. A casa de repouso a enviava constantemente ao pronto-socorro, suscitando o debate sobre o marca-passo indesejado. Quando seu estado requereu cuidados paliativos, isso não se deveu à sua desistência de colocar o marca-passo nem à sua marcha rumo ao resultado fatal da demência. Os regulamentos e práticas da casa de repouso é que minaram a oferta de medicações necessárias para mantê-la confortável no final. A falta de bons cuidados paliativos não poupou minha mãe de ser transferida inutilmente pela última vez de seu quarto silencioso e confortável para um pronto-socorro ruidoso e lotado. Portanto, minha mãe foi derrotada no jogo terrível contra a morte, mas não precisava ter sido dessa forma.

Os cuidados de má qualidade são a norma, mas podemos fazer melhor. Quando pessoas com demência e suas famílias estão a par do que podem exigir, há uma mudança. O mais importante não é apenas mudar a cena final. A demência produz um declínio lento e a última fase pode se arrastar por um ano ou mais. É esse ano inteiro que precisamos aperfeiçoar para que ocorra uma boa morte.

Quais são as barreiras entre uma pessoa com demência e uma boa morte? Uma delas é a relutância das pessoas para admitirem que a demência é fatal. Não se planejar para o resultado inevitável de uma doença é uma receita infalível para morrer de maneira indesejada. E não são apenas as pessoas com demência e suas famílias que negam que a demência é fatal, pois a negação também é presente em nossas estatísticas nacionais de mortalidade. Milhares de mortes são atribuídas a pneumonia, infecções em virtude das escaras ou outros fatores que, em última instância, resultam da demência.[3]

A demência progride de acordo com a chamada Escala de Deterioração Global.[4] O período previsto é extremamente variável; algumas pessoas saem de uma fase para a seguinte no decurso de poucos meses, ao passo que outras ficam na mesma fase durante anos. Por definição, essa doença é irreversível. Após atingir um nível de sintomas, a pessoa não recupera um nível mais alto de funcionamento. É o estágio final, o sétimo, que torna a demência mais temida do que a Aids e o câncer. Cerca de 25% das pessoas nessa fase final morrerão no prazo de seis meses.[5] Nesse último estágio, a pessoa não consegue andar, fica o tempo todo acamada, com incontinência total, e incapaz de dizer palavras e compreendê-las. Talvez não consiga mais se sentar ereta nem manter a cabeça firme. Dificuldades para engolir e comer afetam quase 90% dos pacientes com demência grave.[6] A capacidade de sentir dor continua grande como sempre, mas é difícil de identificar e tratar em pessoas que não conseguem dizer o que estão sentindo. É exatamente esse quadro da demência que nos apavora: ficar sofrendo desamparado, tendo como único alívio a morte, que demora para chegar.

Curar a demência nessa fase final não é uma meta realista, nem agora nem para o futuro. Pelo que sei, não há pesquisa *nenhuma* buscando uma cura no estágio final; neurônios em demasia já estão mortos. Vejo famílias lutando por um tratamento curativo agressivo para uma pessoa que em breve vai morrer em razão da demência; elas não desistem do ente querido e têm certeza de que o tratamento certo gerará uma melhora. Sem querer desrespeitá-las, só posso dizer que esse objetivo não é racional. A única consequência possível de intervenções médicas visando a cura da demência no estágio final é mais sofrimento. Eu não sei o que dizer quando as pessoas me falam, "ela é uma guerreira". O que me vem à cabeça e não posso dizer é, "uau, que sorte, porque você acabou de colocar sua avó de 94 anos no ringue com Muhammad Ali em seu auge. O que você acha que vai acontecer?". Essa doença é e continuará sendo irreversivelmente e fatal. A maioria das pessoas não quer prolongar a vida se tiver demência grave, o que não significa que aquelas no estágio final da doença não precisem de tratamento desde que este alivie o sofrimento. Alguns tratamentos só aceleram a morte (falarei mais sobre isso mais adiante), portanto, conforto deve ser a finalidade principal.

Nem mesmo as clínicas para doentes terminais podem garantir uma boa morte para pessoas dementes. A elegibilidade para essas clínicas requer uma estimativa de seis meses de sobrevivência. Estudiosos como Joanne Lynn salientam que esse requisito se aplica ao câncer, mas discrimina pessoas com demência.[7] A demência certamente mata tanto quanto o câncer, porém, de modo mais lento. Seis meses é uma estimativa razoável para a morte no caso de um câncer avançado, mas a demência avançada pode se arrastar por anos e é inerentemente mais imprevisível. Para a maioria das pessoas, o declínio lento e inevitável rumo a perdas é mais opressivo do que uma morte rápida. Clínicas para doentes terminais podem ser uma rota aceitável para uma morte confortável, mas essa rota é espinhosa em virtude dos regulamentos que limitam a duração de uma doença fatal no máximo a seis meses. É preciso mudar essa situação. Muitas pessoas em clínicas para doentes terminais, incluindo aquelas com câncer, ultrapassam essa estimativa de vida de seis meses. É possível que um paciente com demência grave internado em uma clínica dessas volte a solicitar uma vaga seis meses depois. Essa é uma alternativa hoje, à medida que a pessoa pode requerer novamente uma vaga, mesmo sem garantias de consegui-la.

Outra política federal também se interpõe aos cuidados paliativos para pacientes em casas de repouso, dois terços dos quais têm demência. Os Centros de Serviços Medicare e Medicaid (CMS, na sigla em inglês), que definem as políticas de ambos os sistemas, perceberam que as regulações antigas aumentaram a entrada de pacientes com demência em clínicas para doentes terminais. Então, mudaram as regras, dando uma contrapartida melhor para os dias iniciais e menos para o período restante. Isso efetivamente vai contra o uso de cuidados paliativos de longa duração, que são apropriados para muitos com demência no estágio final.[8] Mas por que alguém vai querer manter pacientes moribundos com demência fora de clínicas para doentes terminais? Essa mudança na política reduz os pagamentos para casas de repouso, mas coloca esses pacientes sob um risco maior de transferências inúteis e terrivelmente caras para hospitais. Ao punir financeiramente as casas de repouso, aumentamos o custo geral dos cuidados *e* provemos cuidados piores.

É possível ser prudente com as finanças sem negligenciar a oferta de cuidados de boa qualidade. As Accountable Care Organizations (ACOs) são grupos de médicos, hospitais e outros provedores de saúde que atuam juntos voluntariamente para dar assistência de alta qualidade a pacientes do Medicare. Neste exato momento nós prejudicamos o faminto Paul e bancamos muitos cuidados desnecessários para Peter. Dois acadêmicos do Health and Aging Policy Fellows Program notaram recentemente que os potenciais benefícios advindos das Accountable Care Organizations incluem os cuidados paliativos; esses grupos consideram o custo geral e o valor dos cuidados em uma série contínua.[9] Políticas úteis tentam direcionar bem os dólares investidos em saúde para cuidados de alta qualidade no fim da vida. Políticas ruins, que desprezam o quadro maior, nos levam para a beira do precipício.

Após examinar como é viver com demência, vamos refletir sobre como é morrer com ela, pois são duas tarefas relacionadas. Muitas pessoas têm tanto medo da morte que não querem nem mesmo refletir sobre ela, preferindo ter uma vida satisfatória enquanto for possível. Mas vamos pular para o grande final.

Minha meta é evitar cuidados inadequados e receber os adequados. Isso parece simples, mas não é. Em minha visão, cuidados inadequados são procedimentos ou tratamentos inúteis para que eu me sinta melhor e cujas desvantagens superam os benefícios. Cuidados adequados são aqueles que aliviam o sofrimento. Se tiver demência avançada, não quero nada que prolongue a minha vida. Se um tratamento aliviar a dor, mas estender um pouco mais a minha vida, talvez eu o aceite, mas minha meta principal é conforto. Não me refiro aqui aos custos, mas o fato é que muitos tratamentos ruins são caros. (Gastar dinheiro com algo desnecessário e indesejado inviabiliza arcar com o que realmente ajudaria.) Se eu puder evitá-los, será menos horrível morrer com demência.

Eu já redigi as diretivas antecipadas de cuidados de saúde que delineiam minhas preferências em relação a tratamentos, mas imagino que a maioria das pessoas ainda não tomou essa providência.[10] Desde a década de 1960 as diretivas antecipadas de cuidados de saúde são o principal guia para futuros tratamentos médicos, pois se baseiam nos valores do indivíduo. E só se tornam efetivos quando o indivíduo não pode mais tomar as próprias decisões. O testamento em vida é um tipo de diretiva antecipada. Em ambos, há afirmações como: se eu estiver na situação X, desejo ou não que façam Y comigo. A maioria das pessoas faz testamentos em vida para dizer quais tratamentos rejeita quando estiver perto do final da vida. Outra diretiva antecipada é apontar um representante com autoridade para tomar decisões em seu lugar quando você estiver doente demais para tomar certas atitudes. Mas para pessoas que não registram formalmente seus desejos, afirmações sérias para a família e os amigos também servem como diretivas antecipadas de cuidados de saúde. No Montefiore, geralmente, confiamos nesses registros orais quando discutimos com as famílias quais são as providências certas a tomar.

Certa vez, falei com uma especialista em políticas federais de saúde que me perguntou por que precisávamos de um serviço de consulta bioética em nosso hospital. Ela tinha a ideia muito equivocada de que ter diretivas antecipadas de cuidados de saúde resolvia tudo no final da vida. O erro dela é comum. Todos deveriam elaborar essas diretivas antecipadas, mas elas têm sérias limitações. Antes de poder ser receitado, um novo medicamento passa anos sendo testado para comprovar sua segurança e eficácia. Mas novas políticas públicas raramente fazem esse tipo de testagem rigorosa antes de entrar em vigor. Esforços enormes para estimular a elaboração das diretivas antecipadas de cuidados de saúde tiveram êxito, pois agora mais pessoas preenchem atentamente os formulários. Mas a verdade é que as diretivas não funcionam tão bem.[11] Por favor, não ache que essa crítica é um motivo para desistir: todos devem ter as diretivas antecipadas de cuidados de saúde. Mas perceba que um testamento em vida não garante que você obtenha tudo o que você quer para vencer o jogo.

As diretivas antecipadas têm falhas estruturais. Os principais expoentes são você, seu representante para tomar decisões e seus provedores de saúde, mas qualquer um deles pode criar problemas. Vamos falar, em princípio, de você, que está tentando prever que tratamento vai querer se estiver em uma determinada situação no futuro. Talvez você esteja bem ciente do que está à sua espera e tenha refletido muito sobre as opções; mas, talvez, não o bastante. Se possuir uma doença pulmonar em estágio terminal e tiver sido submetido, muitas vezes, a um ventilador mecânico, você tem visões bem embasadas sobre esse recurso específico. Mas a maioria das pessoas não tem uma visão clara e tenta adivinhar o que as ameaça e que saídas existem. Se houver dúvidas sobre o que você quer quando a hora chegar, talvez seja impossível lhe perguntar. Se você pudesse se manifestar, não seria necessário usar as diretivas antecipadas. Portanto, tenha cuidado com aquilo que deseja. As diretivas antecipadas de cuidados de saúde são um guia básico, um resumo de suas visões. Elas não garantem que certas coisas aconteçam, pois não são uma varinha de condão. Se disser a seus filhos para nunca a colocarem em uma casa de repouso, você precisa ter uma reserva de cerca de um milhão de dólares para que eles realizem seu desejo – *após* você ter se sustentado com seus fundos de aposentadoria por 25 anos. E se não quiser sofrer, mesmo que isso signifique se submeter a alguns tratamentos, deixe isso bem claro para sua família.

O representante que toma decisões em seu nome também pode criar entraves entre você e o tratamento desejado. Quando designar um ente querido para tomar decisões em seu nome, ele pode ser justamente a pessoa que terá mais dificuldade para deixá-lo partir. O representante é orientado a tomar decisões baseadas em *seus valores* e desejos, não no que ele iria preferir. Essa ordem pode ser dificílima de cumprir por parte da esposa de 60 anos, que não consegue imaginar a vida sem você. De qualquer maneira, o ideal é que o representante seja alguém que verdadeiramente se importa com você. Uma pessoa que desconheça seus valores e tenha menos empatia por sua dor, cometerá erros diferentes e piores. Portanto, é comum confiar nos membros da família, designados ou não nas diretivas, para tomar decisões em seu nome quando você estiver doente demais para tomá-las.

Bioéticos escrevem muito sobre a dificuldade de interpretar as diretivas antecipadas de cuidados de saúde. Suponhamos que você odeie a ideia de ter demência e deixe claro que, se chegar a um estado no qual não reconheça seus entes queridos e não funcione em um nível razoável, quer declinar de todos os tratamentos que possam protelar sua vida. Mas quando chegar de fato a esse estado, você será uma velhinha fofa, sentada satisfeita em sua cadeira de balanço, cantarolando e comendo sanduíches com manteiga de amendoim e geleia. Embora não possa mais fazer as coisas habituais, você não parece infeliz. Contrariando seu desejo anterior, sua família deveria se empenhar para manter sua vida nesse estado, já que você está relativamente bem?[12] Após inúmeras conversas sobre essa questão durante décadas da minha vida profissional, concluo que esse não é mais um argumento válido. Os bioéticos consideram que se trata de um problema de identidade; a pessoa que escreveu as diretivas não é a mesma que agora está na cadeira. Embora possa ser verdade, isso não é relevante, pois o problema é de eficácia. A pessoa cantarolando na cadeira de balanço não precisa de um tratamento para prolongar a vida. Quando precisar, ela já estará em um estado muito crítico no contexto da demência, que é uma doença fatal. A probabilidade de salvar sua vida, mesmo com terapia intensiva, é irrisória. E, caso escape de uma doença crítica – digamos, uma pneumonia grave –, ela se recuperará lentamente na melhor das hipóteses. Sua função cognitiva frágil, em particular, sofrerá um golpe, provavelmente, irremediável. Talvez ela não possa mais voltar a cantarolar na cadeira de balanço e adoecerá de novo em breve. Por acaso, ela lhe fez algum mal para que você a condene a ficar entrando e saindo da UTI no derradeiro ano de vida? Mesmo que ela não tenha feito as diretivas antecipadas de cuidados de saúde, sua família precisa estar ciente de que os ônus de muitos tratamentos sobrepujam os benefícios. Isso não significa que ela deva ser ignorada. Ela precisa é de cuidados paliativos. No lugar dessa mulher, eu iria preferir continuar confortável onde estou. Sem hospital, sem ventilador mecânico, sem dor.

As famílias e os médicos podem interpretar as diretivas antecipadas de maneiras distintas e não entender direito o que você queria. Uma de suas diretivas é, "se eu não reconhecer mais os membros da minha família, não quero reanimação cardíaca". Mas o que acontece se sua filha a visita todo dia e acha que você ainda a reconhece? Isso significa que essa diretiva deve ser desobedecida? E se você tiver pneumonia? A casa de repouso a envia para o pronto-socorro, onde colocarão uma sonda respiratória em você e a encaminharão para a terapia intensiva. Você ficará muito incomodada durante a estada na UTI. Seu coração nunca parou, então não houve tentativa de reanimá-lo, mas ir para a UTI pode ser exatamente o que você não queria. Ninguém estava a fim de ignorar seus desejos, mas pouco a pouco foi isso que aconteceu. Isso é uma grande parte do problema. O padrão é aplicar mais tratamentos. Se houver dúvida sobre a coisa certa a fazer, mais tratamentos. Se não houver alguém para dizer chega, mais tratamentos. Se ninguém consentir que você receba cuidados paliativos, mais tratamentos. Eles vão curar sua doença subjacente ou melhorar a qualidade de sua vida? Não, se você tiver demência avançada, mas de qualquer maneira você será submetida a mais tratamentos.

Algumas pessoas tentam aperfeiçoar o testamento em vida transformando-o em um minicompêndio de todos os tratamentos médicos, o que não é uma estratégia efetiva. Antes que a tinta seque, surgirá um novo tratamento que não está na lista. A melhor estratégia é se concentrar nas metas de tratamento, e não em tratamentos específicos. Elaborado por minha colega, a dra. Hannah I. Lipman, o mantra de nosso serviço de consulta bioética é *metas, não intervenções*. As diretivas antecipadas de cuidados de saúde são um guia dos valores da pessoa; elas não são um contrato, no qual qualquer coisa não esmiuçada fica sujeita a controvérsias. Se o testamento em vida indicar que a pessoa não quer procedimentos que prolonguem sua vida, essa é a mensagem a ser respeitada. A diálise pode não estar na lista da pessoa, mas, se o ponto principal for "mantenham-me confortável à medida que a hora da minha morte se aproxima", então, a diálise deve ser descartada.

Apesar de todas essas advertências, defini minhas diretivas antecipadas de cuidados de saúde, incluindo um representante. Para aumentar a chance de êxito, vou explicar tudo para minha família. Para quem não tem família ou alguém disposto a ser seu representante, as diretivas antecipadas são especialmente importantes. Se ninguém estiver a par dos seus desejos, é bem provável que você receba mais tratamentos, sejam úteis ou não. Como a maioria dos estados, o Estado de Nova York tem um formulário disponível para as pessoas preencherem. Eu posso recusar tratamentos específicos quando estiver na fase terminal, em coma ou permanentemente incapaz de tomar decisões. Nessas condições, eu não quero reanimação cardiopulmonar, ventilação mecânica, nutrição e hidratação artificiais nem antibióticos. O formulário não faz referência a internações hospitalares, mas vou acrescentar em minha lista que prefiro ser mantida o mais confortavelmente possível onde eu estiver. Transferências constantes da residência para a casa de repouso e do pronto-socorro para o hospital são uma grande fonte de sofrimento no final da vida; eu não quero passar por isso nesse ano derradeiro.[13]

Os tratamentos que eu recuso são um resumo dos cuidados inadequados para alguém com demência grave. Vamos pensar na reanimação, ou seja, a tentativa de fazer meu coração voltar a bater. Quando eu estiver no estágio final da demência, as chances de a reanimação dar certo são mínimas. Eu não quero um procedimento inútil que ainda cause dor! Caso funcione, a reanimação é pior ainda para alguém com demência grave. Além da possibilidade de eu ficar com dores por causa de algumas costelas quebradas, meu cérebro estará ainda mais lesionado por ficar sem oxigênio, enquanto meu coração não estava funcionando. Tentativas de reanimação maximizam a possibilidade de sofrimento no estágio final da demência.

Eu também não quero sondas respiratórias. Às vezes, os pacientes concordam com esse tipo de procedimento por causa das falhas de comunicação dos médicos. E aqui está o terceiro grupo de fatores que podem minar suas diretivas antecipadas. Os médicos têm muito a aprender em termos de comunicação. Nós não somos bons na hora de dar más notícias. É embaraçoso admitir, já que isso faz parte das atribuições do nosso trabalho há milênios. O advento dos cuidados paliativos inspirou uma leva de esforços para estudar e melhorar a comunicação por parte dos médicos, mas ainda há muito a aperfeiçoar.[14] Um médico pode dizer, "sua mãe tem chance de se recuperar da pneumonia se pusermos a sonda respiratória nela e a enviarmos para a UTI". Uma chance? Que maravilha! Uma afirmação mais acurada seria: "Nós podemos por sua mãe na UTI com uma sonda respiratória, mas não recomendo isso porque provavelmente, ela vai sofrer em vão. A sonda é tão desconfortável que ela terá de ser sedada e não vai poder se comunicar com você. Ela pode ser imobilizada para não arrancar a sonda. Se sobreviver a essa pneumonia, ela ficará mais fraca do que antes e mais propensa a adoecer de novo. Essa pneumonia sinaliza que ela está na fase final da demência. Recomendo que você pense em uma clínica para doentes terminais ou em uma ordem para que ela não seja hospitalizada, e se concentre em cuidados para confortá-la, sem a dor e o trauma de transferências constantes à medida que está cada vez mais fraca". Um membro da família terá uma noção mais clara de como esse tratamento se encaixa no quadro mais amplo da velhice, demência e fragilidade. Uma comunicação mais precisa sobre os resultados e o quadro geral ajuda as famílias a limitarem o sofrimento de um ente querido antes de sua morte.

Sondas de alimentação são inadequadas para pessoas com demência grave, mas é fácil entender o porquê são utilizadas. Dificuldades para engolir são comuns na demência no estágio final, afetando mais de 90% dos pacientes. Há décadas geriatras e especialistas em cuidados paliativos batalham contra o uso de sondas de alimentação na demência grave, mas o problema persiste por vários motivos. Primeiro, poucos pacientes ou membros de suas famílias percebem o surgimento de novos sintomas à medida que a demência progride. A Alzheimer's Association e outros grupos se empenham em disponibilizar informações acuradas, mas surpreendentemente muitas famílias ainda se espantam com os sintomas previsíveis da demência, incluindo problemas para engolir e comer. E segundo, elas sabem menos ainda sobre as potenciais reações. Pode parecer que uma sonda de alimentação ajuda uma pessoa demente com dificuldades para engolir, mas isso é falso, já que ela não prolonga a vida nem melhora sua qualidade.[15] A sonda pode aumentar a agitação, porque é desconfortável, e a probabilidade de escaras, pois dificulta fazer o reposicionamento corporal frequente que é crucial para evitá-las, o que eleva muito o risco de infecção e morte nesse grupo altamente vulnerável. Claramente, esse é um procedimento ruim.

Vários incentivos perversos estimulam o uso de sondas de alimentação, e poucas famílias são bem informadas para impedi-lo. Durante muito tempo, casas de repouso se opunham a cuidar de pacientes que não conseguiam se alimentar sozinhos nem tinham a sonda de alimentação. Um ajudante teria de alimentar com colheradas cada pessoa demente, o que demandaria tempo demais à equipe.

(Tradução: tempo é dinheiro.) As casas de repouso então enviavam esses pacientes para o hospital, no qual a sonda de alimentação seria inserida, e se recusavam a recebê-los de volta se estivessem sem a sonda. O consentimento bem embasado era uma impostura. Um gastroenterologista obteria o consentimento da família dizendo, "sua mãe não consegue mais engolir. É preciso inserir uma sonda de alimentação ou ela vai morrer". Isso é bem convincente e, quando a conversa segue esse roteiro, a maioria das famílias permite. O problema é a desonestidade latente dessa descrição. Uma pessoa com demência grave e dificuldade para engolir morrerá porque tem uma doença fatal. "Ou ela vai morrer" não é uma alternativa. A sonda de alimentação não evita que a pessoa se engasgue nem que as infecções resultantes de secreções do esôfago se instalem no sistema respiratório. É incorreto dizer que a pessoa morrerá de fome se não estiver com a sonda. A escolha não é entre privação alimentar e alimentação; e sim entre alimentar alguém com colheradas adaptando-se à sua incapacidade e administrar papa por uma sonda diretamente ligada ao estômago. O alimento processado que passa pela sonda é caro, mas as casas de repouso são bem reembolsadas por isso, então não colocam objeções. O médico é pago para inserir a sonda, então também não se opõe a isso. A pessoa com demência avançada nunca saboreia novamente comida de verdade, um dos últimos prazeres que lhe resta, e perde a oportunidade de ter contato humano direto e carinhoso várias vezes por dia.

Uma argumentação melhor seria: "Sua mãe agora tem dificuldade para engolir, um sintoma da demência no estágio final. No passado, inseríamos sondas de alimentação em pacientes como ela, mas não recomendamos mais isso. As sondas de alimentação não prolongam a vida e só pioram a qualidade do tempo restante. Ela ainda pode ter prazer em comer, o que deveria ser mantido pelo máximo de tempo possível. Vamos partir para a alimentação manual com colheradas, ministrando coisas ao gosto dela e que sejam fáceis de engolir. Muitos pacientes nossos com demência grave adoram frapês, então vamos ver se ela gosta. Podemos dar orientações se você quiser ajudar a alimentá-la – muitos membros da família gostam dessa maneira de ficar próximos à medida que a doença progride". Isso é alimentação confortante, pois oferece itens de que a pessoa gosta e que sejam saborosos e fáceis de engolir. (A essa altura, não é mais preciso se preocupar com o colesterol.) À medida que a demência progride, a pessoa passa a comer menos porque tem dificuldade para engolir e o apetite se esvai quando a morte está mais próxima. A alimentação confortante gradualmente passa a se basear naquilo que a pessoa tolera. Quando alguém está nos últimos dias de vida, talvez só aguente tomar pequenos goles de água ou receber fluido para aliviar a secura na boca.

Os esforços para eliminar o uso de sondas de alimentação na demência avançada estão ganhando terreno. O American Board of Internal Medicine montou o projeto Choosing Wisely, no qual diversas especialidades médicas elaboram listas de tratamentos comuns que devem ser evitados por não ser benéficos aos pacientes. A lista dos geriatras, com dez tratamentos dispensáveis, afirma em primeiro lugar: "Não recomendamos sondas percutâneas de alimentação em pacientes com demência avançada; é melhor oferecer alimentação oral manualmente".[16] Essa recomendação destacada confirma que sondas de alimentação fazem mais mal do que bem, porém, não vai deter seu uso por completo. Os gastroenterologistas que inserem a sonda ignoram essa recomendação em sua lista no Choosing Wisely. Mas as coisas estão mudando. Mais casas de repouso oferecem ajuda manual para a alimentação, com o intuito de melhorar os cuidados aos pacientes com demência no final da vida. Algumas treinam voluntários para fazer essa tarefa, o que é um meio de aliar a compaixão dos visitantes à ânsia do paciente demente por contato humano. Para mim, nada de sonda de alimentação.

Outra providência que você pode tomar é incluir nas diretivas antecipadas de cuidados de saúde a decisão de parar de receber alimentação e fluidos pela boca a partir de um determinado estágio da demência. A maioria dos testamentos em vida pode ter a opção de recusar alimentação (através de uma sonda) e hidratação invasivas, o que é diferente. Assim como não é a mesma coisa requerer alimentação confortante, a qual naturalmente diminui quando a pessoa moribunda fica inapetente. Essa opção serve para alguém ainda capaz de engolir e comer, de forma que não é preciso lhe oferecer alimentação e líquidos pela boca. Para mim, isso vai longe demais, mas nem todos concordam. Paul Mendel e Colette Chandler-Cramer questionam a diretiva antecipada de que as equipes das casas de repouso devem parar de administrar alimentação e líquidos quando uma pessoa atinge um estágio específico de demência, no qual não reconhece mais sua família.[17] Eles admitem que surgem problemas se a pessoa com essa diretiva antecipada ainda gosta de comer, então ignorariam a diretiva se o indivíduo ainda quiser comer durante o estágio anterior. Eles respeitariam essa diretiva antecipada e interromperiam a alimentação e os fluidos se a pessoa sempre recusar ou demonstrar indiferença à comida.

Não vejo vantagem em interromper abruptamente a alimentação e os fluidos, em oposição à alimentação confortante, que diminui gradualmente junto com a capacidade da pessoa para engolir. Isso também soa como uma receita para o sofrimento moral da equipe de enfermagem. O medo de potenciais acusações e dos limites regulatórios é grande nas casas de repouso, e seria complicado respeitar essa diretiva. Mesmo assim, uma família só precisa que a casa de repouso concorde. Essa abordagem também pode funcionar para uma pessoa que recebe cuidados domiciliares a cargo dos familiares. Se sua família estiver bem ciente de seus desejos e disposta a satisfazê-los, esse plano pode dar certo sem que ninguém venha a saber. Nem todos se sentem à vontade para fazer isso, mas você só precisa que sua família concorde.

Conforme já disse, eu prefiro a alimentação confortante, pois ela oferece todos os benefícios e nenhuma desvantagem. Eu gostaria de ainda ter alguns prazeres no final. Penso no quanto meu pai, perto da morte, ficava feliz por ainda saborear suas comidas favoritas. A quantidade que comerei quando minha demência estiver avançada não vai prolongar a minha duração. Pessoas que não querem prolongar a vida na fase final devem rejeitar ventiladores mecânicos, reanimação, sondas de alimentação e outros procedimentos inúteis, como transferências constantes da casa de repouso para o pronto-socorro e de lá para o hospital e vice-versa. Acima de tudo, qualquer tratamento deve proporcionar conforto, a fim de suavizar essa fase final da demência. Isso permite que sua neta ainda lhe dê o último pedaço da torta de maçã.

Para qualquer tratamento proposto, pergunte se ele aumentará o conforto nesse momento, não após uma estada penosa na UTI. Desconfie de médicos que dizem, "ela tem que se submeter a Y ou morrerá", em referência a uma pessoa próxima do final de uma doença fatal. Essa pessoa vai morrer e ponto final. A questão é como e se esse tratamento pode propiciar o tipo de morte que a pessoa espera. E desconfie de médicos que dizem, "ninguém deve morrer de X". Em geral, isso significa que a doença X pode ser tratada, porém, omite que é uma maneira ruim de partir. Se uma pessoa estiver morrendo, concentre-se em propiciar conforto e pare de tentar evitar a morte. A morte causada pela demência é lenta e não exatamente desejável. Se possível, morrer por causa de várias outras coisas será melhor.

E que tal acelerar o processo? Que tal o médico ajudar a pessoa a morrer, o chamado suicídio assistido? Infelizmente, todos os estados em nosso país com ajuda médica legalizada para morrer requerem que a pessoa esteja plenamente capaz de tomar uma decisão racional e tenha, comprovadamente, no máximo, seis meses de vida. Se tiver demência avançada, você não se qualifica, pois não tem a capacidade de decidir. Se estiver no estágio inicial da demência, também não se qualifica, porque tem mais de seis meses de vida pela frente. Não vejo perspectiva de aprovação de uma lei nos Estados Unidos que apoie a ajuda para quem tem demência grave morrer. Os quatro estados que aprovaram leis nesse sentido usam variações do mesmo projeto de lei modelo, que em parte deram certo porque *excluem* quem tem deficiências cognitivas. Essa questão remete à discussão acalorada sobre o aborto na política norte-americana. Qualquer tema ligado ao direito à vida movimenta o apoio inflamado de ambos os lados de nossa intransponível polarização cultural. Você pode achar que todas as pessoas que conhece concordam com você nessa questão, mas isso é porque nossas comunidades estão em linhas divisórias. Até a maioria dos apoiadores não quer acrescentar uma opção para quem tem comprometimento cognitivo, pois isso poderia descarrilar o projeto de legalizar a ajuda para morrer nos demais estados. E aqueles que se opõem ficam muito aflitos com o argumento enganoso de que o suicídio assistido começaria com pessoas lúcidas e rapidamente encamparia quaisquer pessoas imperfeitas. Assim como a cura, a ajuda para pessoas com demência morrerem não será uma realidade em breve. Nós ainda estamos na etapa de definir como prover e pagar cuidados adequados e rechaçar cuidados inadequados.

Alguns planejam vencer a demência com a abordagem "faça você mesmo" com relação ao suicídio. Desde sempre o suicídio paira diante de qualquer um que tenha uma vida extremamente sofrida. Como psiquiatra, atendo pessoas que são contra o suicídio. Procuramos então maneiras de ganhar tempo, ver o que as ajuda a tolerar ou diminuir as dores e descobrir possíveis mudanças positivas. Com sorte, criatividade e bastante coragem, algumas pessoas superam o fascínio pelo suicídio e constroem vidas satisfatórias. Você pode dizer que é impossível vencer essa batalha contra a demência, mas acho que não trabalhamos o suficiente para corroborar essa conclusão. O suicídio é uma arma limitada para aliviar o sofrimento. Nós precisamos fazer muito mais para apoiar uma vida boa e uma boa morte. Por enquanto, não fizemos tudo o que é possível para aliviar o sofrimento causado pela demência e essa morte apressada é o único respiro.

Eu abomino a ideia de que o suicídio é a melhor resposta que nossa sociedade pode dar em relação à demência. Respeito que algumas pessoas prefiram essa saída, mas acho que o suicídio não deve ser a opção preferencial. Alguns anos atrás, um filósofo argumentou no *American Journal of Bioethics* que pessoas com demência têm a obrigação moral de se suicidar.[18] Vejam bem, ele disse *obrigação*. Junto com a falecida Adrienne Asch, bioética notável e defensora dos incapacitados, escrevi o ensaio mais irado de todos os tempos rebatendo esse argumento.[19] O autor supunha levianamente que a vida com demência é destituída de dignidade, o que chamou minha atenção, pois na época minha mãe tinha demência e vivia de maneira confortável e digna. Mas esse autor achava que os dementes deviam se envergonhar por ter perdido suas capacidades cognitivas plenas e nos fazer o favor de sair de cena. Adrienne e eu ficamos furiosas antes mesmo de ele elogiar o exemplo clássico das mulheres que se suicidam porque foram estupradas e não conseguem superar esse trauma. Essa postura acirrou ainda mais nossa indignação. Sem saber da experiência pessoal de Swift com a demência, baseamos nossa resposta em "Uma Modesta Proposta" de sua autoria. Por que esperar pelo suicídio? indagávamos com ironia. Por que não ir em frente e matar as pessoas com demência, aliás, todas as pessoas com deficiência? E por que não comê-los depois, assim matando dois coelhos indesejáveis com uma cajadada só?

E aqui vai mais uma reflexão sobre o suicídio: é difícil fazer as coisas direito quando você está comprometido cognitivamente, o que se aplica ao suicídio na demência. Se der cabo de sua vida enquanto ainda é capaz, você perderá algumas coisas boas que poderiam surgir. Se esperar mais um tempo para se suicidar, você não conseguirá. A personagem-título do livro *Para sempre Alice*, de Lisa Genova, tem um plano desse tipo (alerta de *spoiler*), que fracassa retumbantemente em razão da sua incapacidade crescente. Na vida real, algumas pessoas com esse plano conseguem realizá-lo.[20] Eu não as julgo, pois também tenho medo da demência grave. Espero lidar com meu medo preservando o máximo de coisas boas na vida, enquanto for possível. Quando chegar ao estágio final da demência, ficarei aliviada se uma pneumonia ou outra doença rápida e relativamente indolor me levar. Em parte, minhas reservas em relação ao suicídio são por observar a devastação imposta aos sobreviventes. E admito que é horrível ver um ente querido ficar muito tempo à beira da morte. Nós precisamos assegurar melhor que as pessoas não sofram no final ou durante qualquer parte de seu ano derradeiro. Algumas podem optar por dar fim às suas vidas por causa da demência, e não por falta de receber os cuidados adequados.

Já falei sobre os cuidados inadequados. E como são os cuidados adequados? São uma extensão do tratamento moral e constituem os cuidados paliativos focados no conforto. (As clínicas para doentes terminais oferecem cuidados paliativos, mas tais cuidados são mais amplos e propiciam conforto em qualquer estágio da vida.) Um modelo inovador de cuidados paliativos específicos é o adotado pelo Beatitudes Campus em Phoenix, Arizona.[21] Ele não visa apenas o ano derradeiro, podendo começar antes e continuar até o fim. Os cuidadores por lá suavizam muitas regras típicas das casas de repouso. Eles permitem que os pacientes durmam e acordem no horário que quiserem; ignoram muitas restrições alimentares; não usam contenções físicas e recorrem pouco à "contenção química", ou seja, fármacos para psicose e ansiedade. Embora usem bem menos fármacos em geral, administram mais medicamentos contra a dor, que é uma causa frequente da agitação. O objetivo permanente da instituição é aumentar o conforto. Compreensivelmente, os pacientes ficam mais felizes sob esse regime, e suas famílias também ficam muito mais satisfeitas com os cuidados que seus entes queridos recebem, e há uma rotatividade bem menor das equipes.[22]

Vejamos como essa abordagem funcionou para ND, uma paciente que passava boa parte do dia gritando em uma casa de repouso em Nova York, a qual estava se adaptando à abordagem do Beatitudes.[23] Esse é o tipo de comportamento que há muito tempo torna as casas de repouso apavorantes para outros pacientes e parentes que estão de visita, além de enervar as equipes. Providências típicas seriam contenção, sedação e afastar a paciente para que ninguém pudesse ouvir seus gritos, mas nada disso ajuda a pessoa nem elimina a fonte de seu tormento. A equipe da instituição se reuniu para debater ideias. Talvez houvesse estímulos em demasia na sala de convívio ou quem sabe a ajudante pessoal da mulher estivesse deixando-a agitada, em vez de acalmá-la. A equipe mudou ND de lugar para que ela pudesse ver a sala de convívio, porém de certa forma protegida da comoção por lá; falou com sua família, que concordou em dispensar a ajudante pessoal. Essas duas intervenções funcionaram por algum tempo. Quando a gritaria recomeçou, a equipe tentou outras medidas, como variar a localização dela durante o dia, tocar ópera em seu iPod e lhe dar analgésico, e a paciente ficou mais calma. A equipe, porém, continuou refletindo sobre o que mais poderia fazer para mantê-la confortável. Esses são bons cuidados paliativos, especificamente elaborados para a demência.

No contexto da demência, quando é correto passar dos cuidados curativos para os cuidados paliativos? Não se deve negar tratamento para uma doença reversível em alguém recém-diagnosticado com mínimo comprometimento cognitivo. Mas, se não houver uma expectativa realista de recuperação ou benefício, é cruel aplicar um tratamento invasivo. Sempre pensei muito sobre os riscos e ônus relativos das internações hospitalares da minha mãe durante a demência. Sua primeira internação hospitalar fazia sentido. Ela ainda era muito animada e gostava de caminhar até 1,5 quilômetro por dia. Convivia bem com a família, adorava os netos e crianças pequenas em geral. Comia bem e comentava com todo mundo o quanto gostava de doces. Foi correto tratar sua primeira doença grave, pois, talvez, ela se recuperasse bem. Quando sua demência progrediu mais, foi correto recusarmos a proposta de implantar um marca-passo nela. Jamais vou perdoar aquele cardiologista pela frase abusiva, "ninguém tem permissão de morrer de bloqueio cardíaco". Quando as pessoas morrem dormindo em suas camas à noite, muitas vezes, é exatamente isso que queriam. É cruel evitar essa saída para alguém idoso e frágil que morrerá no ano seguinte.

Não tenho a expectativa de que seguirei vivendo sem qualquer incapacidade. A vida inteira dependi dos outros de uma ou outra maneira. Isso faz parte da condição humana, portanto, não é motivo de vergonha. Eu concordo com a opinião de que somos apegados demais às capacidades cognitivas como uma medida da pessoalidade.[24] Estar cognitivamente intacta é um aspecto importante da minha identidade, assim como para a maioria das pessoas. Mas, caso desenvolva demência, terei déficits significativos antes de morrer. A incapacidade será minha sina, mas não é isso que mais me aflige.

O que mais me preocupa são a dor e o sofrimento. Cada intervenção deveria propiciar mais conforto. Eu não quero estender minha vida quando estiver com demência grave. Não quero um ventilador mecânico nem temporariamente. Não quero sonda de alimentação, marca-passo nem desfibrilador. Se eu conseguir engolir e aparentemente tiver prazer em comer, ofereçam-me coisas gostosas. Não se preocupem com uma dieta balanceada ou com as calorias adequadas. Se eu puder me deliciar com um pedacinho de chocolate, não me tirem esse prazer. Não me mandem para o hospital, a menos que essa seja a única maneira de me deixar confortável. A essa altura, não preciso mais ser submetida a exames como colonoscopias e mamografias. Se eu tiver câncer, atenham-se aos cuidados confortantes e não me deem antibióticos. Mantenham-me confortável e não impeçam minha partida.

É isso que quero na minha fase final, que presumo ser daqui a dez anos. Até lá, preciso fazer um grande planejamento. Eu não quero que minha família vá à falência nem que as vidas dos meus filhos sejam prejudicadas. Meu marido e eu não sabemos quem morrerá primeiro, mas, se ele estiver comigo durante minha fase com incapacidades, gostaria de facilitar ao máximo as coisas para ele. Eu gostaria de continuar em casa enquanto isso for viável e conveniente. Isso implica obter ajuda com boa relação custo/benefício, para aliviar o fardo do meu marido e me manter fora de uma instituição. Gostaria de participar de um programa assistencial diurno onde eu almoçaria com pessoas da minha faixa etária, teria minha pressão arterial checada, cantaria mal (como sempre) e faria ioga sentada em uma cadeira. Quando eu tiver demência moderada, talvez a tecnologia possa me ajudar a continuar em casa sem um cuidador caro em tempo integral. Eu imagino ter uma câmera conectada a um *call center*, onde o atendente chame uma unidade móvel em caso de emergência, como uma pessoa que caiu no chão e não consegue se levantar. Para me manter segura, alguém em casa precisa apagar o fogão e desligar os aparelhos domésticos. Espero que ninguém tenha que ficar acordado a noite toda em minha casa só porque eu tenho um ciclo de sono e vigília desregulado. Isso custa caro e é um aborrecimento para o cuidador e o paciente. Nós não teremos cuidadores suficientes para nos servir. Eu gostaria que todos nós os remunerássemos melhor e os empregássemos de maneira mais eficiente. Não me oponho se robôs puderem fazer algumas dessas tarefas. Se usarmos a tecnologia adequadamente, poderemos estender o tempo em que pessoas com demência continuem em casa com segurança e custos acessíveis.

Esses planos abarcam vários anos da minha demência e do envelhecimento do meu marido. À medida que ficar mais fragilizada, talvez, precise de mais cuidados além daqueles prestados por um programa assistencial diurno. Se eu não puder continuar em casa nem me qualificar para uma casa de repouso, minha família pensará na possibilidade de uma residência assistida. Algumas apólices de cuidados de longa duração cobrem essa modalidade; o Medicaid faz isso em apenas em alguns estados. O custo dos cuidados varia absurdamente conforme o lugar. Um *site* estimou quase US$ 14 mil como o custo *mensal* para viver em casa com um auxiliar de enfermagem em tempo integral na cidade de Nova York. Por sua vez, a residência assistida tem um custo médio de US$ 6.500 por mês. Em uma área rural do Estado de Nova York, a residência assistida custava US$ 4 mil por mês, ao passo que o custo de um assistente era de US$ 17 mil mensais.[25] Se uma pessoa precisar de ajuda adicional na residência assistida, os custos aumentam consideravelmente. Eu não quero arruinar financeiramente a minha família e ficar em casa pode resultar nisso.

Assim como nas casas de repouso, a qualidade e os custos das residências assistidas variam muito. Há inclusive alguns livros úteis sobre esse tema.[26] Ao considerar a possibilidade de ir para uma residência assistida, aconselho os membros da família a ignorarem o lustre feio, para que não sintam que estão enviando a mãe para um lugar indigno. O principal é analisar como as pessoas vivem por lá. Elas podem dormir e acordar nos horários desejados ou são tiradas rudemente da cama como em uma prisão? Elas podem comer quando quiserem ou perderão o desjejum se não forem ao refeitório no horário certo? Alguns dos melhores lugares não são charmosos, mas transmitem uma sensação real de comunidade. Se for para uma residência assistida, eu gostaria de ficar lá durante meu declínio, o que é impossível em certos lugares. Algumas são mais flexíveis, oferecendo diversos níveis de cuidado, incluindo cuidados paliativos para doentes terminais. Quero evitar o ciclo de transferências de onde eu moro, seja em casa ou em uma instituição, para o pronto-socorro, o hospital e de volta ao ponto de partida.

Ir para o pronto-socorro só exacerba a dor e não faz o menor sentido. Prontos-socorros têm finalidades extremamente importantes, mas prover cuidados confortantes no final da vida não é uma delas. Eu gostaria de maximizar os cuidados em casa, seja lá onde ela for, e se isso não for possível, talvez eu não precise mais deles. O controle eficaz da dor é meu ponto de partida e faço questão disso até o fim. Quando eu precisar desse alívio, espero que haja muitas unidades móveis que aliviem a dor das pessoas em casa, em casas de repouso e em residências assistidas. As poucas existentes não são suficientes. Se as regras mudarem, talvez fique mais fácil me qualificar para uma clínica de doentes terminais, mas desde já espero contar com cuidados paliativos competentes durante a progressão da minha demência.

Ao contrário de mim e da maioria das pessoas, você pode querer o máximo de intervenções médicas quando estiver mais próximo do fim. Ou pode querer até menos do que eu e decidir parar simultaneamente de comer e beber. Mas você só conseguirá o que quer se fizer um planejamento minucioso e realista. Informe-se sobre os sintomas da demência e converse com seus filhos sobre seus valores. Converse com seu médico. Deixe suas preferências por escrito, pois a medicina muda rapidamente e é impossível saber quem será seu médico daqui a cinco anos.

Eu não quero morrer sofrendo e quero alívio contra a dor, mas vou pedir à minha família que impeça intervenções impostas a pessoas indefesas. Minha família, os médicos e até *você* saberá o que eu quero. Então, decida desde já o que você quer com base no que é disponível e deixe isso bem claro para sua família e para os médicos. Talvez todos nós possamos ganhar nesse jogo.

Ninguém sabe como será o próprio fim. Mesmo assim, parafraseando Damon Runyon, embora a corrida nem sempre seja para os velozes nem a batalha para os fortes, é sempre neles que apostamos. Aposto que terei demência. Admito isso, embora fique triste. Fui muito beneficiada pela educação, que é a minha maior riqueza. Meu pequeno estofo de fatos, paixões e ideias vai se desvanecer silenciosamente no decorrer do tempo, roubado pelo lobo da demência. Não perceberei sua partida, então vou me despedir agora. Adeus, amigos imaginários que moram em livros que tanto amo: Dorothea Brook de *Middlemarch*, Lady Glencora, Elizabeth Bennet, Jack Aubrey e Stephen Maturin. Adeus a Elizabeth Bishop, tema de minha tese na faculdade, e às suas perdas tão engenhosas. Adeus à psiquiatria, à bioética e às piores piadas do meu pai e do meu sogro; adeus ao clipe dos chupadores de rolha no programa *Saturday Night Live*. A música perdura mais, então espero continuar feliz por muito tempo ouvindo "Let's groove". À medida que a memória for se perdendo, vou perder as lembranças sobre as pessoas. Adeus, alunos, pacientes e colegas. Adeus, meus amigos mais queridos, minha família, meu marido e meus filhos. Aposto que, mesmo se um dia eu não reconhecer vocês, verei a grande beleza em suas fisionomias.

Até perto do fim espero ainda ter um pouco de alegria. Talvez não consiga, mas gostaria de rever um dos meus lugares favoritos: o universo dançante do Central Park em um dia perfeito. Folhas luzindo no alto e tremendo com a brisa leve. Cães e pessoas se retesando graciosamente para apanhar *frisbees* no ar. Um casal jovem estendeu uma manta para piquenique no solo e está ouvindo clássicos da *Motown*. Esplêndido em seu macacão com estampa de dinossauro, o bebê apoia as mãozinhas nas mãos do pai sentado e tenta ficar em pé. Embora ainda não consiga andar, ele dança, sacudindo o bumbum para cima e para baixo. Seu rosto é o retrato da felicidade, com o sol, o amor de seus pais, a brisa e a música se irradiando por todo seu ser. Se eu pudesse estar lá novamente, em meio às árvores, à brisa, aos cães saltando e aos bebês dançando, isso seria bom demais. Um dia a gente volta a se ver.

AGRADECIMENTOS

Tantas pessoas ajudaram na elaboração deste livro que mal sei por onde começar a agradecê-las. Resolvi começar pelos especialistas em demência que me concederam entrevistas de maneira franca e ousada, pensando em voz alta sobre essa doença e o que fazer com relação a ela. Esses estudiosos e clínicos generosos incluem (por ordem alfabética dos sobrenomes): Mirnova Ceide, Dan Cohen, Tara Cortes, Peter Davies, Nancy Dubler, Amy Ehrlich, David Hoffman, T. Byram Karasu, Gary Kennedy, Zaven Khachaturian, Carol Levine, Jed Levine, Joann Lynn, Mary Mittelman, Richard Mayeux, Dominic Ruscio, Sandy Selikson, Sharon Shaw, Reisa Sperling, Yaakov Stern, Lynn Street, Rick Surpin, Joe Verghese, Bruce Vladeck e Kristine Yaffe. Muitos amigos e colegas, como Cathy Cramer, Monica Dolin, Amy Ehrlich, Katie Geisinger, Ken Gibbs, Donald Margulies, Kathy Pike, JillEllyn Riley, Jim Shapiro, Aiden Shapiro, Billy Shebar e John Thornton, leram versões do livro e deram conselhos valiosos. Tive a sorte de contar com minha querida amiga Lynn Street, geriatra e ex-editora, e meu colega Gary Kennedy, psiquiatra geriátrico, que foram leitores cultos e infatigáveis dos rascunhos e me passaram observações detalhadas e percepções críticas. Fui beneficiada pela excelente equipe editorial formada por Megan Newman, Nina Shield e Hannah Steigmeyer. O livro não seria o que é sem os comentários afiados dessas leitoras.

Durante o ano que passei no Health and Aging Policy Fellows Program, tive uma curva ascendente de aprendizado, e sou grata pela sabedoria dos outros pares, colegas da Saúde e Serviços Sociais, no gabinete do secretário-adjunto para Planejamento e Avaliação e nos NIH. Colegas no Board of Isabella Geriatric Center e na CaringKind aumentaram meu entendimento sobre os desafios de cuidar de pessoas com demência. Meu reconhecimento à competência e profissionalismo das equipes de bibliotecários nos Katzman Archives, Special Collections and Archives, Universidade da Califórnia em San Diego, Schomburg Center for Research in Black Culture e New York Public Library. Dominic Ruscio me deu acesso a seu acervo pessoal desde os primeiros anos do *lobby* pela doença de Alzheimer e até me emprestou alguns documentos. O Montefiore Einstein Center for Bioethics, que patrocina anualmente jovens estagiários no verão, escolheu alguns deles para me ajudarem em meus cursos acadêmicos e neste livro. Esses assistentes de pesquisa, incluindo Beverly Adade, Annabel Barry, Emma Brezel, Alexa Kanbergs, Alicia Lai, Rachel Linfield, David Meister, Madeline Russell e Beau Sperry, me apresentaram artigos antigos do *American Journal of Insanity*, checaram notas de rodapé e me contagiaram com seu entusiasmo juvenil. Sou especialmente grata a meus supervisores, Andrew Racine e Ed Burns, por me concederem um semestre sabático crucial que me permitiu trabalhar em tempo integral no livro. Aprendi muito com diversos outros colegas, especialmente no Montefiore Health System, na Faculdade de Medicina Albert Einstein e no Montefiore Einstein Center for Bioethics. Todos eles enriqueceram meus conhecimentos e assumo inteiramente todos os possíveis erros.

Devo agradecer a outro grupo de especialistas ao qual devo imensamente, mas não vou revelar seus nomes. Eles são especialistas involuntários em demência, seja por ter a doença ou por cuidar de alguém que a tem, e por partilharam suas histórias comigo. Eu eliminei informações que poderiam revelar suas identidades e substituí alguns detalhes, mas sem macular a narrativa essencial sobre pessoas muito reais. Como médica, o conhecimento que partilho com outras pessoas está entremeado com o que aprendi com meus pacientes e seus familiares. Não posso dizer o que sei sem mencionar o que aprendi com eles, mas devo proteger sua privacidade e respeitar suas contribuições corajosas.

Agradeço à minha família. Ao partilhar histórias sobre meus pais e a infância, eu recorro às histórias de meus cinco irmãos e irmãs, e estou bem ciente de que eles talvez preferissem contá-las de outra forma ou de jeito nenhum. Sou grata por sua confiança. Meus dois filhos adultos me dão muita alegria desde o começo e são um grande estímulo para eu continuar tocando a vida. Por fim, agradeço ao meu marido, Jim Shapiro. Sua bondade, confiança inabalável em mim e suas piadas horríveis me dão uma grande alegria de viver.

Notas

CAPÍTULO 1. INTRODUÇÃO À DEMÊNCIA

1 Tia Powell, "Voice: Cognitive Impairment and Medical Decision Making". *Journal of Clinical Ethics* 16.4 (2005): 303-13.
2 *2017 Alzheimer's Disease Facts and Figures*. Alzheimer's Association, 2017. alz.org/documents_custom/2017-facts-and-figures.pdf.
3 Michael D. Hurd et al., "Monetary Costs of Dementia in the United States". *New England Journal Medicine* 368.14 (2013): 1326-34.
4 Ibid.
5 John Hancock, 2016 Cost of Care Survey; Long Term Care Insurance.ubs-net.com/assets/Uploads/Newspdf/2016-TC-costofCare-survey-results.pdf.
6 Tia Powell, "Life Imitates Work". *JAMA* 305.6 (2011): 542-43.

CAPÍTULO 2. INVISÍVEL

1 Citado em Leo Damrosch, *Jonathan Swift: His Life & His World*. New Haven: Yale University Press, 2013.
2 Ver, por exemplo, Will Durant e Ariel Durant, *The Story of Civilization: The Age of Reason Begins, 1558-1648*. Vol. VII. Nova York: Simon & Schuster, 1961.
3 Damrosch, *Jonathan Swift: His Life & His World*.
4 Jonathan Swift, carta para sra. Whiteaway, 26 de julho de 1740, citado em Damrosch, *Jonathan Swift: His Life & His World*, 466, nota 40.
5 Citado em Damrosch, *Jonathan Swift: His Life & His World*, 466, nota 41.

6 Ibid., 467, nota 43.
7 *Diagnostic and Statistical Manual of Mental Disorders*, 5a. ed. (*DSM5*). Arlington, VA: American Psychiatric Association, 2013.
8 "Global Aging", *National Institute on Aging*. U.S. Department of Health and Human Services; nia.nih.gov/research/dbsr/global aging.
9 Aretaeus, *The Extant Works of Aretæus, the Cappadocian*. Ed. e trad. de Francis Adams. Londres: Sydenham Society, 1856.
10 B. Mahendra, *Dementia: A Survey of the Syndrome of Dementia*. Lancaster, UK: MTP Press Limited; 1987, citado em N. C. Berchtold e C. W. Cotman, "Evolution in the Conceptualization of Dementia and Alzheimer's Disease: Greco-Roman Period to the 1960s". *Neurobiology of Aging* 19.3 (1998): 173-89.
11 Juvenal, 10.232-35, (trad. de P. Green), citado em Karen Cokayne, *Experiencing Old Age in Ancient Rome*. Londres e Nova York: Routledge, 2003, 70.
12 Cokayne, *Experiencing Old Age*, 192, nota 57.
13 Daniel Hack Tuke, *Chapters in the History of the Insane in the British Isle*. Londres: Kegan Paul, Trench & Co., 1882; reimpressão Whitefish, MT: Kessinger Publishing, 2009, 20.
14 Para uma discussão completa sobre essa época na história das doenças mentais, ver Gerald N. Grob, *Mental Illness and American Society, 1875-1940*. Princeton, NJ: Princeton University Press, 1983.
15 Museo Ebraico di Venezia [Museu Hebraico de Veneza], "O Gueto", museoebraico.it/en/ghetto/.
16 David J. Rothman, *The Discovery of the Asylum: Social Order and Disorder in the New Republic*, 2a. ed. Londres e Nova York: Routledge, 2002.
17 Edward A. Strecker, "Reminiscences from the Early Days of the Pennsylvania Hospital". *American Journal of Psychiatry* 88.5 (março de 1932): 972-79.
18 Ibid.
19 William L. Russell, "A Psychopathic Department of an American General Hospital in 1808". *American Journal of Psychiatry* 98.2 (setembro de 1941): 229-37.
20 Ibid.
21 Benjamin Rush, *Medical Inquiries and Observations Upon the Diseases of the Mind*. Philadelphia: Kimber and Richardson, 1812. U.S. National Library of Medicine Digital Collections, nlm.nih.gov/catalog/nlm:nlmuid- 2569036Rbk.
22 Ibid., 35, 372.
23 Ibid., 342.
24 Ibid., 296.

25 Jonathan Andrews, Asa Briggs, Roy Porter, Penny Tucker e Keir Waddington, *The History of Bethlem*. Londres e Nova York: Routledge, 1997, 421.
26 Resenha anônima sobre *Chapters in the History of the Insane in the British Isles*. *American Journal of Insanity* 39.2 (1882), 239.
27 Ibid. Ver p. 253.
28 Henry Viets, "A Note from Samuel Tuke to the New York Hospital (1811)". *American Journal of Psychiatry* 78.3 (1922): 425-32.
29 John B. Chapin, "Dr. Thomas Story Kirkbride: An Address on the Presentation of His Portrait to the College of Physicians, Philadelphia, January 5, 1898". *American Journal of Insanity* 55 (1898): 119-29.
30 Thomas Kirkbride, *Code of Rules and Regulations for the Government of Those Employed in the Care of the Patients of the Pennsylvania Hospital for the Insane, near Philadelphia*. Philadelphia: T. K. e P. G. Collins, 1850, 31. U.S. National Library of Medicine Digital Collections, resource.nlm.nih.gov/101560452.
31 Kirkbride, citado em Rothman, *The Discovery of the Asylum*, 148.
32 Orpheus Everts, "The American System of Public Provision for the Insane, and Despotism in Lunatic Asylums". *American Journal of Insanity* 38.2 (1881): 113-39.

CAPÍTULO 3. A ASCENSÃO E QUEDA DA CASA GRANDE

1 Dorothea Dix, *Memorial, to the Legislature of Massachusetts*, 1843. U.S. National Library of Medicine Digital Collections, resource.nlm.nih.gov/7703963.
2 Clarence O. Cheney, "Dorothea Lynde Dix: Servant of the Lord". *American Journal of Psychiatry* 100.6 (1944): 60-62.
3 Manon S. Parry, "Dorothea Dix (1802-1887)". *American Journal of Public Health* 96.4 (2006): 624-25.
4 Cheney, "Dorothea Dix".
5 New-York Hospital. "Address of the Governors of the New-York Hospital, to the public: relative to the Asylum for the Insane at Bloomingdale". Nova York, maio de 1821. U.S. National Library of Medicine Digital Collections, resource.nlm.nih.gov/68130900R.
6 Ibid.
7 Earl Bond, "A Mental Hospital in the 'Fabulous Forties'". *American Journal of Psychiatry* 81.3 (1925): 527-36.
8 "Address of the Governors of the New-York Hospital". 1821, 10.
9 *Report of the Commissioners Appointed under a Resolve of the Legislature of Massachusetts to Superintend the Erection of a Lunatic Hospital at Worcester and to Report a System of Discipline and Government for the Same*. Boston: Dutton and

Wentworth, 1832. Assinado pelos diretores Horace Mann, Bezaleel Taft Jr. e W. B. Calhoun.
10 *Report of the Commissioners*, 38.
11 Gerald N. Grob, *Mental Illness and American Society, 1875-1940*. Princeton, NJ: Princeton University Press, 1987, 76.
12 Worcester Insane Asylum, *Eleventh Annual Report of the Trustees of the Worcester Insane Asylum at Worcester, for the Year Ending September 30, 1888*, Forgotten Books, 2018, 47.
13 Grob, *Mental Illness and American Society*, 9, nota 3.
14 David Shenk, *The Forgetting: Alzheimer's: Portrait of an Epidemic*, reimpresso. Nova York: Anchor, 2003.
15 "Distinguished French Alienists on General Paralysis. From the Reports of Discussions by the Medico-Psychological Society of Paris, in the *Annales Medico-Psychologiques*, 1858-59". *American Journal of Insanity*, janeiro de 1860.
16 E. Salomon, "On the Pathological Elements of General Paresis or Paresifying Mental Disease". *American Journal of Insanity* 19.4 (abril de 1863): 416-42.
17 Ibid.
18 A. E. Macdonald, "General Paresis". *American Journal of Insanity* 33.4 (abril de 1877): 451-82.
19 Allan Brandt, *No Magic Bullet: A Social History of Venereal Disease in the United States Since 1880*, edição ampliada. Nova York: Oxford University Press, 1987, 9.
20 Macdonald, "General Paresis".
21 R. S. Dewey, "Differentiation in Institutions for the Insane". *American Journal of Insanity* 39.1 (julho de 1882): 1-21.
22 Grob, *Mental Illness and American Society*, 8.
23 Ibid., 89-90.
24 Ibid., 91-92.
25 David J. Rothman, *The Discovery of the Asylum: Social Order and Disorder in the New Republic*, 2a. ed. Londres e Nova York: Routledge, 2002.

CAPÍTULO 4. *EXITUS LETALIS*

1 Charles K. Mills e Mary A. Schively, "Preliminary Report, Clinical and Pathological, of a Case of Progressive Dementia". *American Journal of Insanity* 54.2 (1897): 201-11.
2 William L. Russell, "Senility and Senile Dementia". *American Journal of Insanity* 58.4 (1902): 625-33.

3 Richard H. Hutchings, "The President's Address". *American Journal of Psychiatry* 96.1 (1939): 1-15.
4 Mary Kaplan e Alfred R. Henderson, "Solomon Carter Fuller, M.D. (1872-1953): American Pioneer in Alzheimer's Disease Research". *Journal of the History of the Neurosciences* 9.3 (2000): 250-61.
5 Konrad Maurer, Stephan Volk e Hector Gerbaldo, "Auguste D: The History of Alois Alzheimer's First Case". Em Peter J. Whitehouse, Konrad Maurer e Jesse F. Ballenger, eds., *Concepts of Alzheimer Disease: Biological, Clinical and Cultural Perspectives*. Baltimore, MD: Johns Hopkins University Press, 2000, 5-29.
6 Solomon C. Fuller, "A Study of the Neurofibrils in Dementia Paralytica, Dementia Senilis, Chronic Alcoholism, Cerebral Lues and Microcephalic Idiocy". *American Journal of Insanity* 63.4 (1907): 415-68 (mais lâminas/figuras).
7 Dissertação de Robert Remak em Berlim, "Vide Bethe, Allg. Anat. u. Physiol. des Nervensystems", p. 13, citado em Fuller, "Study of Neurofibrils". ref. 2.
8 Maurer, Volk e Gerbaldo, "Auguste D". 13.
9 Alois Alzheimer, "Uber einen eigenartigen schweren Krankheitsprozess der Hirnrinde". *Zentralblatt für Nervenheilkunde und Psychiatrie* 30 (1907): 117-19.
10 Maurer, Volk e Gerbaldo, "Auguste D". 26.
11 C. Macfie Campbell, "Arterio-Sclerosis in Relation to Mental Disease". *American Journal of Insanity* 64.3 (1908): 553-61.
12 E. E. Southard, "Anatomical Findings in Senile Dementia: A Diagnostic Study Bearing Especially on the Group of Cerebral Atrophies". *American Journal of Insanity* 66.4 (1910): 673-708.
13 Solomon C. Fuller, "Alzheimer's Disease (Senium Præcox): The Report of a Case and Review of Published Cases". *The Journal of Nervous and Mental Disease* 39.7 (1912): 440-55.
14 Solomon C. Fuller e Henry I. Klopp, "Further Observations on Alzheimer's Disease". *American Journal of Insanity* 69.1 (1912): 17-29.
15 Fuller e Klopp, "Further Observations". 27.
16 Robert Katzman e Katherine L. Bick, "The Rediscovery of Alzheimer Disease During the 1960s and 1970s". Em Peter J. Whitehouse, Konrad Maurer e Jesse F. Ballenger, eds., *Concepts of Alzheimer Disease: Biological, Clinical and Cultural Perspectives*. Baltimore, MD: Johns Hopkins University Press, 2000, 104-14.
17 Solomon C. Fuller, "A Study of the Miliary Plaques Found in Brains of the Aged". *American Journal of Insanity* 68.2 (1911): 147-220.

18 Ibid.
19 Ibid., 212.
20 David A. Snowdon, "Healthy Aging and Dementia: Findings from the Nun Study". *Annals of Internal Medicine* 139.5, pt. 2 (2003): 450-54.
21 K. Blennow et al., "Clinical Utility of Cerebrospinal Fluid Biomarkers in the Diagnosis of Early Alzheimer's Disease". *Alzheimer's and Dementia* 11.1 (2015): 58-69.
22 Adolf Meyer, "Presidential Address: Thirty-Five Years of Psychiatry in the United States and Our Present Outlook". *American Journal of Psychiatry* 85.1 (1928): 1-31.
23 Obras de Meta Vaux Warrick Fuller, Schomburg Center for Research in Black Culture, New York Public Library, arquivo 16.
24 Mary Kaplan, *Solomon Carter Fuller: Where My Caravan Has Rested*. Lanham, MD: University Press of America, 2005.
25 Obras de Meta Vaux Warrick Fuller, Schomburg Center for Research in Black Culture, New York Public Library, arquivo 13.
26 Rose Upton Bascom, manuscrito datilografado e intitulado "The Most Interesting Person in Our Town". Obras de Meta Vaux Warrick Fuller, Schomburg Center for Research in Black Culture, New York Public Library, arquivo 12.
27 Mary Kaplan e Alfred R. Henderson, "Solomon Carter Fuller, M.D. (1872-1953): American Pioneer in Alzheimer's Disease Research". *Journal of the History of the Neurosciences* 9.3 (2000): 250-61.

CAPÍTULO 5. DA ESCURIDÃO PARA A LUZ

1 Siddhartha Mukherjee, *The Emperor of All Maladies: A Biography of Cancer*. Nova York: Scribner, 2010.
2 Barron H. Lerner, *The Breast Cancer Wars: Hope, Fear, and the Pursuit of a Cure in Twentieth-Century America*. Nova York: Oxford University Press, 2003.
3 Adolf Meyer, "The Problem of the State in the Care of the Insane". *American Journal of Insanity* 65.4 (1909): 689-705.
4 Charles P. Bancroft, "Presidential Address: Hopeful and Discouraging Aspects of the Psychiatric Outlook". *American Journal of Insanity* 65.1 (1908): 1-16.
5 Clarence J. Gamble, "The Sterilization of Psychotic Patients Under State Laws". *American Journal of Psychiatry* 105.1 (1948): 60-62.
6 Horatio M. Pollock, "Family Care of Mental Patients". *American Journal of Psychiatry* 91.2 (1934): 331-36.

7 Jeffrey A. Lieberman, com Ogi Ogas, *Shrinks: The Untold Story of Psychiatry*. Nova York: Little, Brown, 2015.
8 Sylvia Nasar, *A Beautiful Mind*. Nova York: Simon & Schuster, 1998.
9 Elliot S. Valenstein, *Great and Desperate Cures: The Rise and Decline of Psychosurgery and Other Radical Treatments for Mental Illness*. Nova York: Basic Books, 1986.
10 Joshua J. Wind e D. E. Anderson, "From Prefrontal Leucotomy to Deep Brain Stimulation: The Historical Transformation of Psychosurgery and the Emergence of Neuroethics". *Neurosurgical Focus*, 25.1 (2008): E10.
11 Gerald N. Grob, *From Asylum to Community: Mental Health Policy in Modern America*. Princeton, NJ: Princeton University Press, 2014, 28.
12 Ibid., 160.
13 Gerald N. Grob, *Mental Illness and American Society, 1875-1940*. Princeton, NJ: Princeton University Press, 1983.
14 Grob, *From Asylum to Community*, 75-77.
15 Ibid., 28.
16 Grob, *Mental Illness and American Society, 1875-1940*.
17 Para saber mais sobre desinstitucionalização, ver Richard H. Lamb e Linda E. Weinberger, *Deinstitutionalization: Promise and Problems*. Nova York: Jossey-Bass, 2001.
18 Grob, *Mental Illness and American Society, 1875-1940*, 317, nota 3.
19 Soo Borson et al., "Nursing Homes and the Mentally Ill Elderly". *A Report of the Task Force on Nursing Homes and the Mentally Ill Elderly*. Washington, DC: American Psychiatric Association, 1989.
20 Bruce C. Vladeck, *Unloving Care: The Nursing Home Tragedy*. A Twentieth Century Fund Study. Nova York: Basic Books, 1980.
21 Ibid., 43.
22 Ibid., 59.
23 Ibid., 56.
24 Ibid.
25 Embora houvesse operadoras virtuosas de casas de repouso com fins lucrativos, e outras fraudulentas sem fins lucrativos, as evidências mais fortes de transgressões nesse período emergiram no segmento com fins lucrativos. Charles Hynes, *Fourth Annual Report*, Medicaid Fraud Control, Nova York: Office of the Special Prosecutor, 1978, p. 1.
26 Ibid., 7.
27 Ibid., 12-13.
28 Ibid., 13.
29 Vladeck, *Unloving Care*, 177.

30 Ibid., 187.
31 Hynes, *Fourth Annual Report*, 53-55.
32 Ibid., 57.
33 Vladeck, *Unloving Care*, 57.
34 Jesse F. Ballenger, "Beyond the Characteristic Plaques and Tangles: Mid--Twentieth-Century U.S. Psychiatry and the Fight Against Senility". Em Peter J. Whitehouse, Konrad Maurer e Jesse F. Ballenger, eds., *Concepts of Alzheimer Disease: Biological, Clinical and Cultural Perspectives*. Baltimore, MD: Johns Hopkins University Press, 2000, 83-103.
35 Ballenger, "Beyond the Characteristic Plaques and Tangles".
36 Saul R. Korey Department of Neurology, "Remembering Saul R. Korey, M.D.: 50 Years, a Lasting Legacy". 2013; einstein.yu.edu/departments/neurology/saul-korey.aspx.
37 Robert Terry, "Neuropathologist, Electronmicroscopist, Close Collaborator: Saul Korey". einstein.yu.edu/docs/features/terry-robert-remembrance.pdf.
38 Robert Katzman e Katherine L. Bick. "The Rediscovery of Alzheimer Disease During the 1960s and 1970s". Em *Concepts of Alzheimer Disease: Biological, Clinical and Cultural Perspectives*, 107.
39 Isabelle Rapin, "A History of the Saul R. Korey Department of Neurology at the Albert Einstein College of Medicine, 1955-2001". *Einstein Quarterly Journal of Biology and Medicine* 19 (2003): 68-78.
40 Peter Davies, entrevista feita pela autora em um telefonema gravado, 10 de maio de 2015.
41 Robert Katzman, "Editorial: The Prevalence and Malignancy of Alzheimer Disease. A Major Killer". *Archives of Neurology* 33.4 (1976): 217-18.
42 Katzman, "The Prevalence and Malignancy of Alzheimer Disease".
43 Entrevista de Peter Davies.
44 Nancy Dubler, entrevista feita pela autora em um telefonema gravado, 4 de maio de 2016.
45 Ronald Sullivan, "Head of Montefiore Forced to Step Down in Hospital Dispute". *New York Times*, 9 de maio de 1985.

CAPÍTULO 6. PRINCESAS E PRESIDENTES: A DIVULGAÇÃO DA DEMÊNCIA

1 Judith Robinson, *Noble Conspirator: Florence S. Mahoney and the Rise of the National Institutes of Health*. Washington D.C.: Francis Press, 2001. Citado em

Carla Baranauckas, "Florence S. Mahoney, 103, Health Advocate". *New York Times*. 16 de dezembro de 2002.
2 Siddhartha Mukherjee, *The Emperor of All Maladies: A Biography of Cancer*. Nova York: Scribner, 2010.
3 Robinson, *Noble Conspirator*.
4 Ibid., 34.
5 Ibid.
6 Para testemunhos de Merlin K. DuVal em audiências do Subcomitê de Meio Ambiente e Saúde Pública da Câmara dos Representantes, ver "Institute of Aging", *CQ Almanac 1972*, 28ª. ed. Washington DC: Congressional Quarterly, 1973, 03425–03426; library.cqpress.com/cqalmanac/document.php?id=cqal72-1250829.
7 Para testemunho de H. R. Gross durante debate na Câmara dos Representantes, ver "Institute of Aging".
8 W. Andrew Achenbaum e Daniel M. Albert, *Profiles in Gerontology: A Biographical Dictionary*. Westport, CT: Greenwood Press, 1995. Citado em W. Andrew Achenbaum, *Robert N. Butler, MD: Visionary of Healthy Aging*. Nova York: Columbia University Press, 2013, 98.
9 R. L. Peck, "'A Rough Old Age' – Interview with Geriatrics Expert Robert Butler". *Nursing Homes: Long Term Management Care* (1996). Citado em Achenbaum, *Robert N. Butler*, 74.
10 Robert N. Butler, *Why Survive? Being Old in America*. Nova York: Harper & Row, 1975. Citado em Achenbaum, *Robert N. Butler*, 84.
11 Achenbaum, *Robert N. Butler*, 84.
12 Ibid., 71.
13 Butler, *Why Survive?*
14 Achenbaum, *Robert N. Butler*, 98, citando comunicação pessoal com Robert Butler, 2 de janeiro de 2010.
15 Patrick Fox, "From Senility to Alzheimer's Disease: The Rise of the Alzheimer's Disease Movement". *Milbank Quarterly* 67.1 (1989): 58-102; milbank.org/quarterly/articlesfrom-senilitytoalzheimers-disease-the-riseofthe-alzheimers-disease-movement.
16 Zaven Khachaturian, entrevista feita pela autora em um telefonema gravado, 28 de dezembro de 2015.
17 Ibid.
18 Fox, "From Senility to Alzheimer's Disease".
19 Dominic Ruscio, entrevista feita pela autora em Washington, DC, 15 de setembro de 2016.

20 Jerome Stone, comunicação pessoal para Patrick Fox, 30 de outubro de 1986; citado em Fox, "From Senility to Alzheimer's Disease", 80.
21 Robert Terry, carta para Jerome Stone. 15 de março de 1979. Katzman Archives, Special Collections and Archives, Universidade da Califórnia – San Diego.
22 Robert Katzman, carta para Jerome Stone, 23 de maio de 1979. Katzman Archives, Universidade da Califórnia – San Diego.
23 Ibid.
24 Estavam presentes na reunião, entre outros, Miriam Aronson da Einstein, Leopold Liss de Ohio, Anne Bashkiroff de San Francisco, Warren Easterly de Seattle, Hilda Pridgeon e Bobbie Glaze de Minnesota, e Marian Emr dos NIH. Bobbie Glaze, *History of Alzheimer's Disease and Related Disorders Association*, 1983. Manuscrito nos Katzman Archives, Universidade da Califórnia – San Diego.
25 Entrevista de Dominic Ruscio.
26 Ibid.
27 Dominic Ruscio e Nick Cavarocchi, *Alzheimer's Disease: Getting On the Political Agenda*, 1984. Manuscrito nos Katzman Archives, Universidade da Califórnia – San Diego.
28 Katzman Archives, Special Collections & Archives, Universidade da Califórnia – San Diego.
29 Abigail Van Buren, *Dear Abby*. Universal Press Syndicate, 23 de outubro de 1980. Artigo publicado nos veículos ligados a essa agência de notícias em todo o país.
30 *Life*, 7 de abril de 1958, 102-12.
31 "Dear Abby Creator Has Alzheimer's, Family Announces". *Chicago Tribune*, 7 de agosto de 2002.
32 Entrevista de Dominic Ruscio.
33 Ruscio e Cavarocchi. *Alzheimer's Disease: Getting On the Political Agenda*.
34 Entrevista de Dominic Ruscio.
35 Nancy L. Mace e Peter V. Rabins. *The 36Hour Day: A Family Guide to Caring for People Who Have Alzheimer Disease, Related Dementias, and Memory Loss*, 6a. ed. Baltimore, MD: Johns Hopkins University Press, 2017.
36 Lily Rothman, "Alzheimer's Awareness: What Ronald Reagan Told the World". *Time*, 1º de setembro de 2016.
37 Michael R. Gordon, "In Poignant Public Letter, Reagan Reveals That He Has Alzheimer's". *New York Times*, 6 de novembro de 1994.
38 Lawrence K. Altman, "Parsing Ronald Reagan's Words for Early Signs of Alzheimer's". *New York Times*, 30 de março de 2015.

39 International Medical News Service, "Marketing Is Reason for Rapid Rise in Alzheimer Research Funds". *Internal Medicine News* 18.9 (1984). Katzman Archives, Universidade da Califórnia – San Diego.
40 Robert N. Butler, "Is the National Institute on Aging Mission Out of Balance?". *The Gerontologist* 39.4 (1999): 389-91. Web, citado em Achenbaum, *Robert N. Butler, MD*, 98.
41 J. Grimley Evans, "Ageing and Disease". *Research and the Ageing Population: CIBA Foundation Symposium 134,* David Evered e Julie Whelan, eds. Nova York: John Wiley and Sons, 1988, 38-57. Citado em Jesse Ballenger, *Self, Senility, and Alzheimer's Disease in Modern America: A History.* Baltimore, MD: Johns Hopkins University Press, 2006, 110.
42 Ballenger, *Self, Senility, and Alzheimer's Disease in Modern America*, 110; Margaret M. Lock, *The Alzheimer Conundrum: Entanglements of Dementia and Aging.* Princeton, NJ: Princeton University Press, 2013.
43 Robert Katzman, comunicação pessoal, novembro de 1985, citado em Fox, "From Senility to Alzheimer's Disease", 71.
44 Para saber mais a respeito da sobreposição entre a doença de Alzheimer e o envelhecimento normal, ver Lock, *The Alzheimer Conundrum.*

CAPÍTULO 7. A PROGRESSÃO DA DEMÊNCIA

1 Resenha de A. F. Tredgold em *Eugenics Review* (19 de julho de 1927) 2.1: 34-35. Resenha de *Epilepsy: A Functional Illness*, de R. G. Rows e W. E. Bond.
2 Para um relato excelente sobre a evolução da neurociência, ver Eric Kandel, *In Search of Memory: The Emergence of a New Science of Mind.* Nova York: W. W. Norton, 2006.
3 Em geral, psicanalistas contemporâneos adotam as percepções da psiquiatria biológica e incorporam medicamentos e o conhecimento sobre o fardo genético em tratamentos analíticos para os pacientes. Para um longo relato de como a prática analítica integra as percepções da neurociência, ver Susan Vaughan, *The Talking Cure.* Nova York: G. P. Putnam's Sons, 1997.
4 Thomas Szasz, "The Myth of Mental Illness". *American Psychologist* 15.2 (1960): 113-18.
5 Para uma discussão útil sobre a história do TEPT, ver Jeffrey A. Lieberman, com Ogi Ogas, *Shrinks: The Untold Story of Psychiatry.* Nova York: Little, Brown, 2015.
6 VA/DoD Clinical Practice Guidelines, "Management of Posttraumatic Stress Disorder and Acute Stress Reaction". U.S. Department of Veterans Affairs; healthquality.va.gov/guidelines/MH/ptsd/.

7 Robert Katzman e Katherine L. Bick, "The Rediscovery of Alzheimer Disease During the 1960s and 1970s". Em Peter J. Whitehouse, Konrad Maurer e Jesse F. Ballenger, eds., *Concepts of Alzheimer Disease: Biological, Clinical and Cultural Perspectives*. Baltimore, MD: Johns Hopkins University Press, 2000, 104-14.

8 Katzman e Bick, "The Rediscovery of Alzheimer Disease During the 1960s and 1970s".

9 Stephanie J. B. Vos et al., "Modifiable Risk Factors for Prevention of Dementia in Midlife, Late Life and the Oldest-Old: Validation of the LIBRA Index". *Journal of Alzheimer's Disease* 58.2 (2017): 537-47.

10 Jesse F. Ballenger, "Beyond the Characteristic Plaques and Tangles: Mid--Twentieth Century US Psychiatry and the Fight Against Senility". *Concepts of Alzheimer Disease: Biological, Clinical, and Cultural Perspectives*, 83-103.

11 Ver, por exemplo, "Visiting the Psychiatrist", do capítulo em St. Louis da Alzheimer's Association, que inclui a citação "A doença de Alzheimer não é uma doença mental"; alz.org/documents/stl/Visiting_the_Psychiatrist.pdf. Ver também "One to One: Lou-Ellen Barkan, CEO and President of the Alzheimer's Association": youtube.com/watch?v=fI_6V968eZY. Entrevista em 2 de junho de 2011 com Sheryl McCarthy da Universidade da Cidade de Nova York, série *One to One*.

12 Lewis Thomas, *The Lives of a Cell: Notes of a Biology Watcher*. Nova York: Viking Press, 1974.

13 "A Timeline of HIV and AIDS", HIV.gov, atualizado em 2016; hiv.gov/hiv-basics/overview/history/hiv-and-Aids-timeline.

14 Ibid.

15 Ibid.

16 Richard L. Ernst e Joel W. Hay, "The US Economic and Social Costs of Alzheimer's Disease Revisited". *American Journal of Public Health* 84.8 (1994): 1261-64.

17 "Budget", HIV.gov, atualizado em 23 de maio de 2017. Aids.gov/federal-resources/funding-opportunities/how-were-spending. Isso mostra que os fundos dos NIH para pesquisas sobre HIV/Aids foram de US$ 2.569 bilhões em 2016. Comparar com a Alzheimer's Association, "Alzheimer's Research Funding on Path to Another Historic Milestone with Announcement of $400 million Increase", 2016, alz.org/documents_custom/funding_increase_release_060616.pdf. Esse documento cita um novo financiamento dos NIH para a doença de Alzheimer que ultrapassa US$ 1 bilhão.

18 Alzheimer's Association, "Congress Delivers Historic Alzheimer's Research Funding Increase for Second Consecutive Year", 1º de maio de 2017; alz.org/documents_custom/historic-funding-2017.pdf.
19 Entrevista de Dominic Ruscio.
20 Leah Klumph, "Alzheimer's: Mystery Disease of the Elderly". *CQ Editorial Research Reports* 11.18 (1983): 843.
21 Thomas, *Lives of a Cell*.
22 Meredith Wadman, "U.S. Aims for Effective Alzheimer's Treatment Strategy by 2020". *Scientific American*, 2012; scientificamerican.com/article/usaims-effective-alzheimers-treatment-strategy-2020/.
23 Geoffrey Cowley, "Medical Mystery Tour: What Causes Alzheimer's Disease, and How Does It Ruin the Brain?", *Newsweek*, 18 de dezembro de 1989: 18-89.
24 Thomas S. Kuhn, *The Structure of Scientific Revolutions*, 2a. ed. Chicago: University of Chicago Press, 1970.
25 Benjamin L. Wolozin et al., "A Neuronal Antigen in the Brains of Alzheimer Patients". *Science* 232.4750 (1986): 648-50.
26 Michael T. Heneka et al., "Neuroinflammation in Alzheimer's Disease". *The Lancet Neurology* 14.4 (2015): 388-405.
27 D. M. Bowen et al., "Neurotransmitter-Related Enzymes and Indices of Hypoxia in Senile Dementia and Other Abiotrophies". *Brain: A Journal of Neurology* 99.3 (1976): 459-96.
28 Peter Davies e A. J. Maloney, "Selective Loss of Central Cholinergic Neurons in Alzheimer's Disease". *The Lancet* 308.8000 (1976): 1403.
29 J. Wesson Ashford, "Treatment of Alzheimer's Disease: The Legacy of the Cholinergic Hypothesis, Neuroplasticity, and Future Directions". *Journal of Alzheimer's Disease* 47.1 (2015): 149-56.
30 Elaine K. Perry et al., "Necropsy Evidence of Central Cholinergic Deficits in Senile Dementia". *The Lancet* 309.8004 (1977): 189.
31 W. D. Boyd et al., "Clinical Effects of Choline in Alzheimer Senile Dementia". *The Lancet* 310.8040 (1977): 711.
32 Peter J. Whitehouse et al., "Alzheimer Disease: Evidence for Selective Loss of Cholinergic Neurons in the Nucleus Basalis". *Annals of Neurology* 10.2 (1981): 122-26.
33 William Koopmans Summers et al., "Oral Tetrahydroaminoacridine in Long-Term Treatment of Senile Dementia, Alzheimer Type". *New England Journal of Medicine* 315.20 (1986): 1241-45.
34 Kenneth L. Davis e Richard C. Mohs, "Cholinergic Drugs in Alzheimer's Disease". *New England Journal of Medicine* 315.20 (1986): 1286-87.

35 Há uma discussão excelente sobre os problemas da hipótese colinérgica e dos tratamentos baseados nela em Jesse F. Ballenger, *Self, Senility, and Alzheimer's Disease in Modern America*. Baltimore, MD: Johns Hopkins University Press, 2006, 92-101.

36 Lidia Blanco-Silvente et al., "Discontinuation, Efficacy, and Safety of Cholinesterase Inhibitors for Alzheimer's Disease: A Meta-Analysis and Meta-Regression of 43 Randomized Clinical Trials Enrolling 16,106 Patients". *International Journal of Neuropsychopharmacology* 20.7 (2017): 519-28.

37 Joe Verghese, entrevista feita pela autora no Bronx, Nova York, em 29 de janeiro de 2015.

CAPÍTULO 8. A HIPÓTESE DA AMILOIDE É REFUTADA

1 Jeffrey L. Cummings, Travis Morstorf e Kate Zhong, "Alzheimer's Disease Drug-Development Pipeline: Few Candidates, Frequent Failures". *Alzheimer's Research & Therapy* 6.4 (2014): 37.

2 Hannah Devlin, "Alzheimer's Treatment Within Reach After Successful Drug Trial". *The Guardian*, 2 de novembro de 2016.

3 Michael F. Egan, James Kost, Pierre Tariot, Paul S. Aisen et al. "Randomized Trial of Verubecestat for Mild-to-Moderate Alzheimer's Disease". *New England Journal of Medicine* 378(2018): 1691-1703.

4 "The Alzheimer's Laboratory", transmitido em 27 de novembro de 2016. cbsnews.com/news/60minutes-alzheimers-disease-medellin-colombia-lesley-stahl/.

5 T. Fagan, "Crenezumab Disappoints in Phase 2, Researchers Remain Hopeful". Alzforum, 22 de julho de 2014.

6 Reisa Sperling, entrevista feita pela autora em um telefonema gravado, 26 de março de 2015.

7 Ulrike C. Müller e Hui Zheng, "Physiological Functions of APP Family Proteins", *Cold Spring Harbor Perspectives in Medicine* 2.2 (2012). a006288.

8 William H. Stoothoff e Gail V. Johnson, "Tau Phosphorylation: Physiological and Pathological Consequences". *Biochimica et Biophysica Acta (BBA) – Molecular Basis of Disease* 1739.2-3 (2005): 280-97.

9 Reisa Sperling, Elizabeth Mormino e Keith Johnson, "The Evolution of Preclinical Alzheimer's Disease: Implications for Prevention Trials". *Neuron* 84.3 (2014): 608-22.

10 John Hardy e David Allsop, "Amyloid Deposition as the Central Event in the Aetiology of Alzheimer's Disease". *Trends in Pharmacological Science* 12.10 (1991): 383-88.

11 Donald Royall, "The 'Alzheimerization' of Dementia Research". *Journal of the American Geriatrics Society* 51.2 (2003): 277-78.
12 Daniel C. Aguirre-Acevedo et al., "Cognitive Decline in a Colombian Kindred with Autosomal Dominant Alzheimer Disease: A Retrospective Cohort Study". *JAMA Neurology* 73.4 (2016): 431-38.
13 Randall J. Bateman et al., "Autosomal Dominant Alzheimer's Disease: A Review and Proposal for the Prevention of Alzheimer's Disease". *Alzheimer's Research and Therapy* 3.1 (2011): 1.
14 Ibid.
15 Richard Mayeux, entrevista feita pela autora em Nova York em 11 de fevereiro de 2015.
16 Miguel Calero et al., "Additional Mechanisms Conferring Genetic Susceptibility to Alzheimer's Disease". *Frontiers in Cellular Neuroscience* 9 (2015): 138.
17 Guojun Bu, "Apolipoprotein E and Its Receptors in Alzheimer's Disease: Pathways, Pathogenesis and Therapy". *Nature Reviews in Neuroscience* 10.5 (maio de 2009): 333-44.
18 E. H. Corder et al., "Protective Effect of Apolipoprotein E Type 2 Allele for Late Onset Alzheimer Disease". *Nature Genetics* 7.2 (1994): 180-84.
19 Yun Freudenberg-Hua et al., "Disease Variants in Genomes of 44 Centenarians". *Molecular Genetics and Genomic Medicine* 2.5 (2014): 438-50.
20 Stephen Salloway et al., "Two Phase 3 Trials of Bapineuzumab in MildtoModerate Alzheimer's Disease". *New England Journal of Medicine* 370.4 (2014): 322-33; Rachelle S. Doody et al., "Phase 3 Trials of Solanezumab for MildtoModerate Alzheimer's Disease". *New England Journal of Medicine* 370.4 (2014): 311-21.
21 Salloway et al., "Two Phase 3 Trials of Bapineuzumab in MildtoModerate Alzheimer's Disease".
22 Doody et al., "Phase 3 Trials of Solanezumab for MildtoModerate Alzheimer's Disease".
23 K. Blennow et al., "Clinical Utility of Cerebrospinal Fluid Biomarkers in the Diagnosis of Early Alzheimer's Disease". *Alzheimer's & Dementia* 11.1 (2015): 58-69.
24 Michael Gold, "Phase II Clinical Trials of AntiBAmyloid Antibodies: When Is Enough, Enough?". *Alzheimer's & Dementia: Translational Research & Clinical Interventions* 3.3 (2017): 402-409.
25 Jason Karlawish, "Addressing the Ethical, Policy and Social Challenges of Preclinical Alzheimer Disease". *Neurology* 77.15 (2011): 1487-93.

26 Rong Wang et al., "Incidence and Effects of Polypharmacy on Clinical Outcome among Patients Aged 80+: A Five-Year FollowUp Study". *PLoS One* 10.11 (2015).

27 Reisa Sperling et al., "The A4 Study: Stopping AD Before Symptoms Begin?". *Science Translational Medicine* 6.228 (2014): 228.

28 Meg Tirrell, "Biogen Alzheimer's Drug Exceeds Expectations", CNBC, 20 de março de 2015. cnbc.com/2015/ 03/19/biogen-alzheimers-drug--exceeds-expectations.html.

29 Bailey Lipschultz e Rebecca Spalding. Biogen Drops After Alzheimer's Drug Trial Change Raises Concerns. *Bloomberg*, 14 de fevereiro de 2018. bloomberg.com/news/articles/20180214/biogen-drops-after- alzheimersdrug-trial-change-raises-concerns.

30 "Lilly Announces Top-Line Results of Solanezumab Phase 3 Clinical Trial". Eli Lilly and Company, 23 de novembro de 2016. investor.lilly.com/releasedetail.cfm?ReleaseID=1000871.

31 M. B. Rogers, "A4 Researchers Raise Solanezumab Dosage, Lengthen the Trial". Alzforum, 29 de junho de 2017. alzforum.org/news/research-news/a4researchers-raise-solanezumab-dosage-lengthen-trial.

32 J. Madeleine Nash, "The New Science of Alzheimer's". *Time*, 17 de julho de 2000.

33 Kristina Fiore e Randy Dotinga, "Aisen: Negative Anti-Amyloid Trial Confirms Amyloid Hypothesis". *MedPage Today*, 9 de dezembro de 2016. medpagetoday.com/neurology/alzheimersdisease/61959.

34 David Snowdon, "Healthy Aging and Dementia: Findings from the Nun Study". *Annals of Internal Medicine* 139.5, pt 2 (2003): 450-54.

35 Lorrie Moore, "People Like That Are the Only People Here: Canonical Babbling in Peed Onk". *Birds of America: Stories*. Nova York: Alfred A. Knopf, 1998.

36 Gordon W. Allport, "The Functional Autonomy of Motives". *American Journal of Psychology* 50.1/4 (1937): 141- 56.

37 Zaven Khachaturian, entrevista feita pela autora em um telefonema gravado, 28 de dezembro de 2016.

38 Yaakov Stern, "Cognitive Reserve in Ageing and Alzheimer's Disease". *Lancet Neurology* 11.11 (2012): 1106-12.

39 Kristine Yaffe, entrevista feita pela autora em um telefonema gravado, 21 de fevereiro de 2015.

40 Ver também Ezekiel J. Emanuel, "Alzheimer's Anxiety". *New York Times*, 16 de novembro de 2013.

41 Release para a imprensa da Conferência Internacional da Alzheimer's Association em 2017: Clinical Impact of Brain Amyloid PET Scans – Interim Results from the IDEAS Study, 20 de julho de 2017. ideas-study.org/2017/07/20/interim-results-from-the-ideas-study-reportedataaic-2017inlondon/.
42 Entrevista de Reisa Sperling.
43 Snowdon, "Healthy Aging and Dementia".
44 Diego Iacono et al., "APOε2 and Education in Cognitively Normal Older Subjects with High Levels of AD Pathology at Autopsy: Findings from the Nun Study". *Oncotarget* 6.16 (2015): 14082-91.
45 Yaakov Stern, entrevista feita pela autora em Nova York em 4 de março de 2015.
46 Casey N. Cook, Melissa E. Murray e Leonard Petrucelli, "Understanding Biomarkers of Neurodegeneration: Novel Approaches to Detecting Tau Pathology". *Nature Medicine* 21.3 (2015): 219-20.
47 Entrevista de Reisa Sperling.
48 Laura T. Haas et al., "Silent Allosteric Modulation of mGluR5 Maintains Glutamate Signaling While Rescuing Alzheimer's Mouse Phenotypes". *Cell Reports* 20.1 (5 de julho de 2017): 76-88.
49 Entrevista de Joe Verghese.
50 Entrevista de Kristine Yaffe.
51 Entrevista de Reisa Sperling.
52 Eric B. Larson, Kristine Yaffe e Kenneth M. Langa, "New Insights into the Dementia Epidemic". *New England Journal of Medicine* 369.24 (2013): 2275-77.

CAPÍTULO 9. DINHEIRO, SEMPRE O DINHEIRO

1 Amy Ehrlich, entrevista feita pela autora no Bronx, em Nova York, em 29 de julho de 2015.
2 *Olmstead v. L. C.* (98536) 527 U.S. 581 (1999) 138 F.3d 893, confirmado em parte, anulado em parte e devolvido a tribunal de instância inferior para complementação; law.cornell.edu/supct/html/ 98536.ZS.html.
3 Michael D. Hurd et al., "Monetary Costs of Dementia in the United States". *New England Journal of Medicine* 368 (2013): 1326-34.
4 The Scan Foundation, "Who Pays for Long-Term Care in the US?", janeiro de 2013. thescanfoundation.org/sites/default/files/who_pays_for_ltc_us_jan_2013_fs.pdf.

5 Ron Lieber, "One Woman's Slide from Middle Class to Medicaid". Coluna Your Money. *New York Times*, 7 de julho de 2017. nytimes.com/2017/07/07/your-money/one-womans-slide-from-the-upper-middle-classtomedicaid.html?mcubz=0.

6 Hurd et al., "Monetary Costs of Dementia in the United States", ver tabela 2.

7 Katherine Ornstein, Amy Kelley, Evan Bollens-Lund e Jennifer Wolff, "A National Profile of EndofLife Caregiving in the United States". *Health Affairs* 36.7 (2017): 1184-92.

8 Partnership Program, site do Federal Long Term Care Insurance Program. ltcfeds.com/help/faq/miscellaneous_ partnership.html.

9 Ballotpedia, New York State Budget and Finances, ballotpedia.org/New_York_state_budget_and_finances.

10 Bloomberg News, "Genworth Financial Struggling Under the Weight of Long-Term Care Costs". *Investment News*, 3 de março de 2015.

11 Ibid.

12 Suzanne K. Powell, "A Primer on Long-Term Care Insurance". *Professional Case Management* 18.3 (2013): 107- 109; P. Doty, M. A. Cohen, J. Miller e X. Shi, "Private Long-Term Care Insurance: Value to Claimants and Implications for Long-Term Care Financing". *Gerontologist* 50.5 (2010): 613-22; Anne T. Cramer e Gail A. Jensen, "Why Don't People Buy Long-Term Care Insurance?". *Journals of Gerontology, Series B* 61.4 (2006): S185-93; M. Meinert e P. Cole, "Should You Purchase Long-Term Care Insurance?". *Wall Street Journal*, 14 de maio de 2012.

13 H. Gleckman, "Requiem for the CLASS Act". Health Affairs 30.12 (2011): 2231-34.

14 *Site* do Health and Aging Policy Fellows: healthandagingpolicy.org.

15 PHI, "Paying the Price: How Poverty Wages Undermine Home Care in America". 16 de fevereiro de 2015. https://phinational.org/resource/paying-the-price-how-poverty-wages-undermine-home-careinamerica.

16 Ibid.

17 Para uma homenagem comovente a Siegal, ver chicagobears.com/news/article1/Oldest-livingexBear-passes-away/c664050e-a119-4e51-9f26-2d49a3116b67.

18 Tara Cortes, entrevista feita pela autora em Nova York, em 4 de outubro de 2015.

19 Maureen Conway, John Rodat e Anne Inserra, "Cooperative Home Care Associates: A Case Study of a Sectoral Employment Development Approach". Economic Opportunities Program, Aspen Institute, 1º de fevereiro de 2002.

20 Noam Scheiber, "US Court Reinstates Home Care Pay Rules". *New York Times*, 21 de agosto de 2015.
21 Aijen Poo, com Ariane Conrad, *The Age of Dignity: Preparing for the Elder Boom in a Changing America*. Nova York: New Press, 2015.
22 Paula Span, "Planning to Age in Place? Find a Contractor Now". The New Old Age. *New York Times*, 19 de maio de 2017. nytimes.com/2017/05/19/health/aginginplace-contractors.html.
23 Paula Span, "Begin the Bidet". The New Old Age. *New York Times*, 27 de março de 2012.
24 Fredda Vladeck, *A Good Place to Grow Old: New York's Model for NORC Supportive Service Programs*. Nova York: United Hospital Fund, 2004. Disponível em uhfnyc.org/publications/203833.
25 Emily A. Greenfield et al., "A Tale of Two Community Initiatives for Promoting Aging in Place: Similarities and Differences in the National Implementation of NORC Programs and Villages". *Gerontologist* 53.6 (2013): 928- 38.
26 Noelle Fields, K. A. Anderson e H. Dabelko-Schoeny, "Effectiveness of Adult Day Services for Older Adults: A Review of the Literature from 2000 to 2011". *Journal of Applied Gerontology* 33.2 (2014): 130-63.
27 Ibid.
28 *Site* On Lok, onlok.org.
29 M. D. Fretwell, J. S. Old, K. Zwan e K. Simhadri, "The Elderhaus Program of All-Inclusive Care for the Elderly in North Carolina: Improving Functional Outcomes and Reducing Cost of Care: Preliminary Data". *Journal of the American Geriatric Society* 63.3 (2015): 578-83.
30 PACE, *site* da National Pace Association, npaonline.org.
31 *Site* do NYS Money Follows the Person Demonstration (MFP), health.ny.gov/health_care/medicaid/redesign/ nys_money_follows_person_demonstration.htm.
32 *Site* do Money Follows the Person.
33 Joanne Lynn, entrevista feita pela autora em Washington, DC, em 14 de setembro de 2016.
34 Ibid.
35 Ibid.
36 Joanne Lynn e Center for Elder Care and Advanced Illness, *Medicaring Communities: Getting What We Want and Need in Frail Old Age at an Affordable Price*. Altarum Institute, 2016.
37 Elizabeth H. Bradley e Lauren A. Taylor, *The American Health Care Paradox: Why Spending More Is Getting Us Less*. Nova York: Public Affairs, 2013.

CAPÍTULO 10. OPERÁRIOS DO AMOR

1 Senhora S, entrevista feita pela autora em 20 de setembro de 2015.
2 Todd J. Richardson, S. J. Lee, M. Berg-Weger e G. T. Grossberg, "Caregiver Health: Health of Caregivers of Alzheimer's and Other Dementia Patients". *Current Psychiatry Reports* 15.7 (2013): 367; D. M. Gilden et al., "Using US Medicare Records to Evaluate the Indirect Health Effects on Spouses: A Case Study in Alzheimer's Disease Patients". *BMC Health Services Research* 14 (2014): 291; Caroline Sutliffe, Clarissa Giebel, David Jolley e David Challis, "Experience of Burden in Carers of People with Dementia on the Margins of Long-Term Care". *International Journal of Geriatric Psychiatry* (11 de maio de 2015). DOI: 10.1002/gps.4295.
3 Richard Schulz e S. Beach, "Caregiving as a Risk Factor for Mortality: The Caregiver Health Effects Study". *JAMA* 282.23 (1999): 2215-19.
4 Julie Bynum, "The Long Reach of Alzheimer's Disease: Patients, Practice, and Policy". *Health Affairs* 33.4 (2014): 534-40.
5 Bayley, John. *Elegy for Iris*. Nova York: St. Martin's Press, 1999.
6 Ibid., 266.
7 George Hodgman, *Bettyville: A Memoir*. Nova York: Penguin Group, 2015.
8 Carol Levine, "The Loneliness of the Long-Term Caregiver". *New England Journal of Medicine* 340.20 (1999): 1587-90.
9 Carol Levine, entrevista feita pela autora em Nova York em 28 de julho de 2015.
10 Ibid.
11 Para uma exceção, ver Hilde Lindemann Nelson e James Lindemann Nelson, *The Patient in the Family: An Ethics of Medicine and Families*. Nova York: Routledge, 1995.
12 Mary Mittelman, D. L. Roth, D. W. Coon e W. E. Haley, "Sustained Benefit of Supportive Intervention for Depressive Symptoms in Caregivers of Patients with Alzheimer's Disease". *American Journal of Psychiatry* 161.5 (2004): 850-56.
13 Mary Mittelman, entrevista feita pela autora em um telefonema gravado, em 16 de fevereiro de 2015.
14 Entrevista de Mary Mittelman discutindo esse trabalho: K. H. Long, J. P. Moriarity, M. S. Mittelman e S. S. Foldes, "Estimating the Potential Cost Savings from the New York University Caregiver Intervention in Minnesota". *Health Affairs* 33.4 (2014): 596-604.
15 Grupo de apoio, observação estimulada pela autora, CaringKind, Nova York, 15 de junho de 2015.

16 Senhora T, entrevista feita pela autora em 28 de setembro de 2015.
17 Ibid.
18 Senhor D, entrevista feita pela autora em um telefonema gravado, em 27 de janeiro de 2015.

CAPÍTULO 11. TENHA UM POUCO DE TERNURA

1 A *playlist* é baseada no programa pioneiro Music & Memory. Ver mais em seu *site*: musicandmemory.org/about/mission-and-vision.
2 Uma estimativa de 45% é citada em 2012 Alzheimer's Disease Facts and Figures, alz.org/downloads/facts_figures_ 2012.pdf. Há uma estimativa mais baixa de 32% aos 85 anos só para doença de Alzheimer, sem contar outros tipos de demência, em L. E. Hebert et al., "Alzheimer Disease in the United States (2010-2050) Estimated Using the 2010 Census". *Neurology* 80.19 (2013): 1778-83.
3 Marie-Christine Rousseau et al., "Quality of Life in Patients with LockedIn Syndrome: Evolution over a 6Year Period". *Orphanet Journal of Rare Diseases* 10.88 (2015). DOI: 10.1186/s13023-015-0304z.
4 Meet Me at MoMA, moma.org/meetme/index.
5 Kay Redfield Jamison, *Uma Mente Inquieta*. São Paulo: Martins Fontes, 1996.
6 G. Mitchell, B. McCormack e T. McCance, "Therapeutic Use of Dolls for People Living with Dementia: A Critical Review of the Literature". *Dementia* 15.5 (setembro de 2016): 976-1001.
7 H. Cioltan et al., "Variation in Use of Antipsychotic Medications in Nursing Homes in the US: A Systematic Review". *BMC Geriatrics* 17.1 (26 de janeiro de 2017): 32.
8 Anne Tergesen e Miho Inada, "It's Not a Stuffed Animal, It's a $6,000 Dollar Medical Device", *Wall Street Journal*, 21 de junho de 2010.
9 Jeremy D. Larson, "Letter of Recommendation: Hasbro Joy for All". *New York Times*, 24 de março de 2016. nytimes.com/2016/03/27/magazine/letterofrecommendation-hasbro-joy-for-all.html?mcubz=0.
10 *Site* do Music & Memory: musicandmemory.org/about/mission-and-vision.
11 Um clipe do documentário está disponível no YouTube em: youtube.com/watch?v=fyZQf0p73QM.
12 Singing for the Brain, Alzheimer's Society. alzheimers.org.uk/info/20172/your_support_services/765/ singing_for_the_brain.
13 Alzheimer's.net Blog, "5 Reasons Why Music Boosts Brain Activity", 21 de julho de 2014. alzheimers.net/ 20140721/why-music-boosts-brain-activityindementia-patients.

14 Joe Verghese et al., "Leisure Activities and the Risk of Dementia in the Elderly". *New England Journal of Medicine* 348 (2003): 2508-16.
15 Canada's National Ballet School e Baycrest Centre for Geriatric Care, "Movement to Music at Baycrest", nbs-enb.ca/Sharing-Dance/Sharing-Dance-Programs/MovementtoMusicatBaycrest.
16 Jed A. Levine, entrevista feita pela autora em Nova York, em 19 de outubro de 2015.
17 UK Design Council, "Living Well with Dementia", 18 de fevereiro de 2015. designcouncil.org.uk/resources/case-study/living-well-dementia.
18 Dementia Dog Project, dementiadog.org.
19 Stephen G. Post, *The Moral Challenge of Alzheimer Disease*. 2a ed. Baltimore, MD: Johns Hopkins University Press, 2000.
20 Tom Kitwood, *Dementia Reconsidered: The Person Comes First*. Glasgow: Open University Press, 1997.
21 Ibid., 5.
22 John Zeisel, *I'm Still Here: A New Philosophy of Alzheimer's Care*. Nova York: Avery, 2009.
23 John Zeisel e Paul Raia, "Non-Pharmacological Treatment for Alzheimer's Disease: A Mind-Brain Approach". *American Journal of Alzheimer's Disease and Other Dementias* 15.6 (2000): 331-40.
24 Ibid.
25 Ibid.
26 Jennifer Watson et al., "Obstacles and Opportunities in Alzheimer's Clinical Trial Recruitment". *Health Affairs* 33.4 (2014): 574-79.
27 Para saber mais sobre o Brain Health Registry, entre no *site* brainhealthregistry.org.
28 Há uma descrição completa do estudo MindCrowd no *site* mind crowd.org.
29 Henry K. Beecher, "Ethics and Clinical Research". *New England Journal of Medicine* 274.24 (1966): 1354-60.
30 Ver David J. Rothman, *Strangers at the Bedside: A History of How Law and Bioethics Transformed Medical Decision Making*. Nova York: Basic Books, 1991.
31 E. F. Scanlon, R. A. Hawkins, W. W. Fox e W. S. Smith, "Fatal Homotransplanted Melanoma: A Case Report". *Cancer* 18 (1965): 782-89. Citado em Rothman, *Strangers at the Bedside*, apêndice, 265.
32 Pam Belluck, "Sex, Dementia, and a Husband on Trial at 78". *New York Times*, 14 de abril de 2015.
33 Atul Gawande, *Mortais: nós, a medicina e o que realmente importa no final*. Rio de Janeiro: Objetiva, 2015.

34 D. Herbenick et al., "Women's Use and Perceptions of Commercial Lubricants: Prevalence and Characteristics in a Nationally Representative Sample of American Adults". *J Sex Med*. 11.3 (2014): 642-52.
35 M. Bauer et al., "'We Need to Know What's Going On': Views of Family Members Toward the Sexual Expression of People with Dementia in Residential Aged Care". *Dementia* 13.5 (2014): 571-85.
36 "Policies and Procedures Concerning Sexual Expression at the Hebrew Home at Riverdale". static1.squarespace.com/static/5520af09e-4b0c878b5733095/t/56328f20e4b04afbbe92827d/1446154016232/sexualexpressionpolicy.pdf. Revisado em abril de 2013.
37 James M. Wilkins, "More Than Capacity: Alternatives for Sexual Decision Making for Individuals with Dementia". *The Gerontologist* 55.5 (2015): 716-23.
38 Y. J. Kim et al., "An International Comparative Study on Driving Regulations on People with Dementia". *Journal of Alzheimer's Disease* 56.3 (2017): 1007-14.
39 D. B. Carr e B. R. Ott, "The Older Adult Driver with Cognitive Impairment: 'It's a Very Frustrating Life'". *JAMA* 303.16 (2010): 1632-42.
40 D. J. Cox et al., "Evaluating Driving Performance of Outpatients with Alzheimer Disease". *Journal of the American Board of Family Practice* 11.4 (1998): 264-71. Citado em Carr e Ott, "The Older Adult Driver with Cognitive Impairment".
41 Daniel C. Marson, "Clinical and Ethical Aspects of Financial Capacity in Dementia: A Commentary". *American Journal of Geriatric Psychiatry* 21.4 (2013): 382-90.
42 Eric Widera, Veronika Steenpass, Daniel Marson e Rebecca Sudore, "Finances in the Older Patient with Cognitive Impairment". *JAMA* 305.7 (2011): 698-706.
43 National Committee for the Prevention of Elder Abuse. *The Metlife Study of Elder Financial Abuse: Crimes of Occasion, Desperation, and Predation Against America's Elders*. Westport, CT: Virginia Tech Metlife Mature Market Institute, 2011. metlife.com/assets/cao/mmi/publications/studies/2011/mmi-elder-financial-abuse.pdf. Citado em R. N. Spreng, J. Karlawish e D. C. Marson, "Cognitive, Social and Neural Determinants of Diminished Decision-Making and Financial Exploitation Risk in Aging and Dementia: A Review and New Model". *Journal of Elder Abuse and Neglect* 28.4- 5 (2016): 320-44.
44 Spreng, Karlawish e Marson, "Cognitive, Social and Neural Determinants".

45 Geraldine Boyle, "She's Usually Quicker Than the Calculator: Financial Management and Decision-Making in Couples Living with Dementia". *Health and Social Care in the Community* 21.5 (2013): 554-62.
46 Marson, "Clinical and Ethical Aspects".
47 Spreng, Karlawish e Marson, "Cognitive, Social and Neural Determinants".
48 J. J. Arias, "A Time to Step In: Legal Mechanisms for Protecting Those with Declining Capacity". *American Journal of Law and Medicine* 39.1 (2013): 134-59.
49 Consumer Financial Protection Bureau, "Recommendations and Report for Financial Institutions on Preventing and Responding to Elder Financial Exploitation". files.consumerfinance.gov/f/201603_cfpb_recommenda-tions-and-report-for-financial-institutionsonpreventing-and-responding-toelder-financial-exploitation.pdf.
50 CFPB, "Recommendations".

CAPÍTULO 12. UM BOM FIM

1 James Hallenbeck et al., The Stanford Faculty Development Center EndofLife Care Curriculum for Medical Teachers. 2003. growthhouse.org/stanford/elc_handbook_v181.pdf.
2 National Center for Health Statistics, "Trends in Inpatient Hospital Deaths: National Hospital Discharge Survey, 2000-2010". Centros para Prevenção e Controle de Doenças. cdc.gov/nchs/products/databriefs/db118.htm.
3 Melissa Wachterman, Dan K. Kiely e Susan L. Mitchell, "Reporting Dementia on the Death Certificates of Nursing Home Residents Dying with End-Stage Dementia". *JAMA* 300.22 (2008): 2608-10.
4 B. Reisberg, S. H. Ferris, M. J. de Leon e T. Crook, "The Global Deterioration Scale for Assessment of Primary Degenerative Dementia". *American Journal of Psychiatry* 139.9 (1982): 1136-39.
5 Susan Mitchell et al., "The Clinical Course of Advanced Dementia". *New England Journal of Medicine* 361.16 (2009): 1529-38.
6 Ibid.
7 J. R. Lunney et al., "Patterns of Functional Decline at the End of Life". *Journal of the AMA* 289.18 (2003): 2387- 92.
8 Melissa Aldridge e Elizabeth Bradley, "Epidemiology and Patterns of Care at the End of Life: Rising Complexity, Shifts in Care Patterns, and Sites of Death". *Health Affairs* 36.7 (2017): 1175-83.

9 Julia Driessen e Turner West, "Variation in EndofLife Care Is an Open Invitation for Accountable Care Organization Innovation". Blog Health Affairs, 25 de agosto de 2017; healthaffairs.org/blog/2017/08/25/variationinendoflife-careisanopen-invitation-for-accountable-care-organization-innovation.

10 Terri R. Fried et al., "Understanding the Treatment Preferences of Seriously Ill Patients". *New England Journal of Medicine* 346.14 (2002): 1061-66.

11 Henry S. Perkins, "Controlling Death: The False Promise of Advance Directives". *Annals of Internal Medicine* 147.1 (2007): 51-57.

12 Aqui faço um breve resumo de centenas de artigos e 35 anos de trabalhos acadêmicos. Para leituras-chave sobre esse assunto, ver Ronald Dworkin, *Life's Dominion: An Argument About Abortion, Euthanasia, and Individual Freedom*. Nova York: Alfred A. Knopf, 1993; e Rebecca Dresser e P. Whitehouse, "The Incompetent Patient on the Slippery Slope". *Hastings Center Report* 24.4 (1994): 6-12.

13 Pedro Gozalo et al., "EndofLife Transitions Among Nursing Home Residents with Cognitive Issues". *New England Journal of Medicine* 365 (2011): 1212-21.

14 J. A. Tulsky et al., "A Research Agenda for Communication Between Health Care Professionals and Patients Living with Serious Illness". *JAMA Internal Medicine* 177.9 (2017): 1361-66.

15 Susan L. Mitchell, "Advanced Dementia". *New England Journal of Medicine* 376.26 (2015): 2533-40. E. L. Sampson, B. Candy e L. Jones, "Enteral Tube Feeding for Older People with Advanced Dementia". *Cochrane Database of Systematic Reviews* 2 (2009): CD007209.

16 American Geriatrics Society, "Choosing Wisely", uma iniciativa da ABIM Foundation. choosingwisely.org/societies/american-geriatrics-society/.

17 Paul T. Menzel e Colette Chandler-Cramer, "Advance Directives, Dementia and Withholding Food and Water by Mouth". *Hastings Center Report* 44.3 (2014): 23-37.

18 D. R. Cooley, "A Kantian Moral Duty for the SoontoBe Demented to Commit Suicide". *American Journal of Bioethics* 7.6 (2007): 37-44.

19 Tia Powell e Adrienne Asch, "A Modest Proposal for Reducing Imperfection and Resolving World Hunger". *American Journal of Bioethics* 7.6 (2007): 53-55.

20 Robin Marantz Henig, "The Last Day of Her Life". *New York Times*, 14 de maio de 2015; nytimes.com/2015/05/17/magazine/the-last-dayofher-life.html?mcubz=0.

21 C. O. Long, "Pain Management Education in Long-Term Care: It Can Make a Difference". *Pain Management Nursing* 14.4 (dezembro de 2013): 220-27.
22 CaringKind, "Palliative Care for People with Dementia", CaringKind, 2016.
23 Ibid., exemplo nas p. 20-21.
24 Stephen G. Post, *The Moral Challenge of Alzheimer Disease: Ethical Issues from Diagnosis to Dying*. Baltimore, MD: Johns Hopkins University Press, 2000.
25 A Place for Mom: Connecting Families to Senior Living, aplaceformom.com/senior-care-resources/costofcare.
26 Paula Span, *When the Time Comes: Families with Aging Parents Share Their Struggles and Solutions*. Nova York: Grand Central Life and Style, 2009.